# 의료기술직
# 기출문제
# 정복하기

## 의료기술직
## 기출문제 정복하기

| 개정2판 | 발행 | 2024년 01월 10일 |
| --- | --- | --- |
| 개정3판 | 발행 | 2025년 01월 15일 |

편 저 자 | 공무원시험연구소

발 행 처 | ㈜서원각

등록번호 | 1999-1A-107호

주     소 | 경기도 고양시 일산서구 덕산로 88-45(가좌동)

교재주문 | 031-923-2051

팩     스 | 031-923-3815

교재문의 | 카카오톡 플러스 친구[서원각]

홈페이지 | goseowon.com

모든 시험에 앞서 가장 중요한 것은 출제되었던 문제를 풀어봄으로써 그 시험의 유형 및 출제 경향, 난도 등을 파악하는 데에 있다. 즉, 최단시간 내 최대의 학습효과를 거두기 위해서는 기출문제의 분석이 무엇보다도 중요하다는 것이다.

9급 공무원 기출문제 정복하기 – 의료기술직'은 이를 주지하고 그동안 시행된 기출문제를 과목별로, 시행처와 시행연도별로 깔끔하게 정리하여 담고 문제마다 상세한 해설과 함께 관련 이론을 수록한 군더더기 없는 구성으로 기출문제집 본연의 의미를 살리고자 하였다.

수험생은 본서를 통해 변화하는 출제경향을 파악하고 학습의 방향을 잡아 단기간에 최대의 학습효과를 거둘 수 있을 것이다.

9급 공무원 시험의 경쟁률이 해마다 점점 더 치열해지고 있다. 이럴 때일수록 기본적인 내용에 대한 탄탄한 학습이 빛을 발한다. 수험생 모두가 자신을 믿고 본서와 함께 끝까지 노력하여 합격의 결실을 맺기를 희망한다.

# STRUCTURE
## 이 책의 특징 및 구성

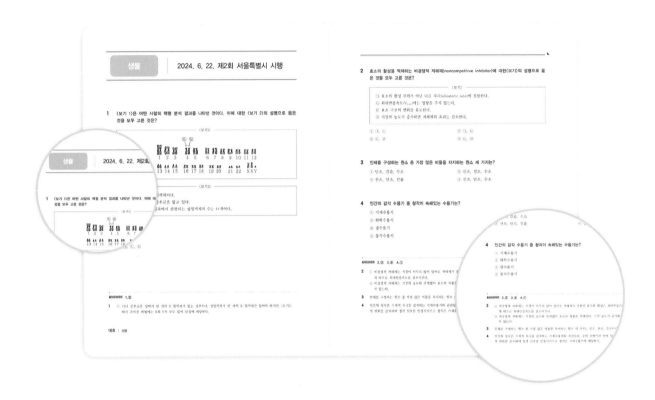

## 최신 기출문제분석

최신의 최다 기출문제를 수록하여 기출 동향을 파악하고, 학습한 이론을 정리할 수 있습니다. 기출문제들을 반복하여 풀어봄으로써 이전 학습에서 확실하게 깨닫지 못했던 세세한 부분까지 철저하게 파악, 대비하여 실전대비 최종 마무리를 완성하고, 스스로의 학습상태를 점검할 수 있습니다.

## 상세한 해설

상세한 해설을 통해 한 문제 한 문제에 대한 완전학습을 가능하도록 하였습니다. 정답을 맞힌 문제라도 꼼꼼한 해설을 통해 다시 한 번 내용을 확인할 수 있습니다. 틀린 문제를 체크하여 내가 취약한 부분을 파악할 수 있습니다.

# CONTENT
이 책 의 차 례

# 01

# 생물

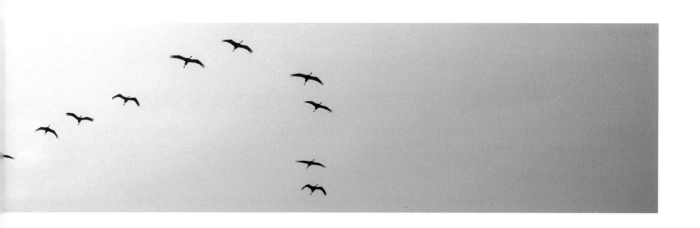

**1** 그림은 혈당량 조절 과정의 일부를 나타낸 것이다. A~C는 각각 글루카곤, 에피네프린, 인슐린 중 하나이다. 이에 대한 설명으로 옳은 것은?

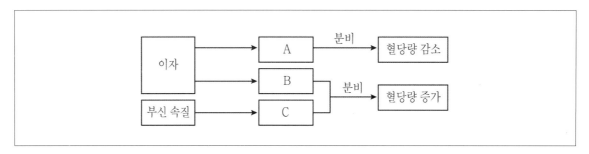

① A는 이자의 $\beta$ 세포에서 분비된다.

② B의 분비량이 증가하면 포도당이 글리코젠으로 합성된다.

③ C의 분비량이 정상보다 낮을 경우 혈당량이 증가한다.

④ B와 C는 서로 길항적으로 작용한다.

---------------------------------------------------------------

**ANSWER** 1.①

**1** ① A는 이자의 $\beta$ 세포에서 분비되는 인슐린으로 간에서 포도당이 글리코젠으로 합성되어 혈당이 낮아지도록 조절하는 호르몬이다.

② B는 이자의 $\alpha$ 세포에서 분비되는 글루카곤으로 간에서 글리코젠을 포도당으로 분해해 혈당이 높아지도록 조절하는 호르몬이다.

③ C는 부신 속질에서 분비되는 에피네프린으로 글루카곤과 마찬가지로 혈당을 높여주는 작용을 하므로 C의 분비량이 정상보다 낮을 경우 혈당량이 감소한다.

④ 길항 작용이란 한 기관에 작용하며 서로 반대되는 역할을 하는 것을 뜻하므로 글루카곤과 에피네프린은 길항 작용을 하지 않는다.

**2** 다음은 생명 현상의 특성에 대한 예이다. ㉠과 ㉡에 해당하는 생명 현상의 특성을 옳게 짝지은 것은?

> ㉠ 나비는 애벌레 시기와 번데기를 거쳐 형성된다.
> ㉡ 식충 식물인 파리지옥의 잎에 파리가 앉으면 잎이 접힌다.

| | ㉠ | ㉡ |
|---|---|---|
| ① | 발생과 생장 | 자극에 대한 반응 |
| ② | 적응과 진화 | 생식과 유전 |
| ③ | 생식과 유전 | 자극에 대한 반응 |
| ④ | 발생과 생장 | 항상성 유지 |

---

**ANSWER** 2.①

**2** ㉠은 생명 현상의 특성 중 수정란이 어린 개체가 되고, 어린 개체가 자라나는 과정이 포함되어 있는 발생과 생장에 관련된 내용이고, ㉡은 외부에서 온 자극에 대해 생명이 반응하는 것으로 보아 자극에 대한 반응에 대한 내용이다.

**3** 그림은 세포 분열 과정에 있는 동물 세포(2n = 4) ㈎와 ㈏를 나타낸 것이다. 이에 대한 설명으로 옳은 것만을 〈보기〉에서 모두 고르면? (단, 돌연변이는 고려하지 않는다)

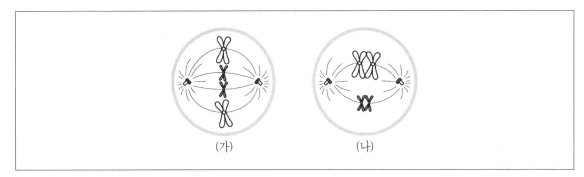

(가)                    (나)

〈보기〉

㉠ ㈎는 감수 1분열 중기 세포이다.
㉡ ㈏에서는 상동 염색체 쌍이 적도면에 배열된다.
㉢ ㈎와 ㈏의 핵상은 같다.
㉣ ㈎는 생식 세포 형성 시 주로 일어난다.

① ㉠, ㉡                                    ② ㉠, ㉢
③ ㉡, ㉢                                    ④ ㉡, ㉣

**3** ㈎는 체세포 분열 중기 세포이며 ㈏는 상동 염색체가 접합해 형성된 2가 염색체가 중앙 배열한 것으로 보아 감수 1분열 중기 세포이다. ㈎와 ㈏ 모두 핵상은 2n=4로 동일하다.

**4** 다음은 어떤 과학자가 수행한 탐구 과정의 일부이다. 이에 대한 설명으로 옳지 않은 것은?

---

⊙ 포도상 구균을 배양하던 중 푸른곰팡이가 자라는 곳에서는 포도상 구균이 자라지 않는 것을 발견하였다.

ⓛ '푸른곰팡이는 포도상 구균 증식을 억제할 것이다.'라고 생각하였다.

ⓒ 조건이 동일한 두 개의 포도상 구균 배양 접시 중 하나에는 푸른곰팡이를 넣고, 나머지 하나에는 푸른곰팡이를 넣지 않았다.

ⓔ 푸른곰팡이를 넣은 배양 접시에서는 포도상 구균이 증식하지 못했고, 푸른곰팡이를 넣지 않은 배양 접시에서는 포도상 구균이 증식하였다.

---

① ⓛ은 가설 설정 단계이다.

② 이 과학자는 연역적 방법으로 탐구를 수행하였다.

③ 이 실험에는 실험군과 대조군이 모두 설정되어 있다.

④ 이 실험을 통해 푸른곰팡이와 포도상 구균 간의 상리 공생 관계를 규명하였다.

---

**ANSWER** 4.④

**4** 연역적 탐구 과정에 대한 문제로 연역적 탐구는 가설을 설정해 탐구를 수행함으로써 결론을 도출하는 탐구 과정이다. 연역적 탐구 과정의 순서로는 '문제 인식 → 가설 설정 → 탐구 설계 및 수행 → 결과 분석 → 결론 도출 → 일반화'의 과정을 거치며 가설과 결론이 일치하지 않을 경우에는 가설을 재설정하여 같은 과정을 반복한다. 이 실험에서는 조건이 동일한 두 개의 포도상 구균 배양 접시 중 푸른 곰팡이를 넣은 것을 실험군, 푸른곰팡이를 넣지 않은 것을 대조군으로 설정하였다.

④ 이 실험을 통해서 '푸른곰팡이는 포도상 구균의 증식을 억제하는 물질을 만든다.'라는 결론을 도출할 수 있으므로 둘 간의 상리 공생의 관계를 규명한 것과는 거리가 멀다고 볼 수 있다.

**5** 유전병 A를 결정하는 유전자 B는 상염색체에 존재하고, 유전자 B는 정상 유전자에 대해 우성이다. 유전병 A를 앓는 이형 접합인 남성이 정상 여성과 결혼하여 아이를 낳았을 때, 그 아이에게 유전병 A가 나타날 확률은? (단, 돌연변이와 교차는 고려하지 않는다)

① 0

② $\frac{1}{4}$

③ $\frac{1}{2}$

④ 1

**6** 생물 다양성을 보전하는 방법으로 가장 적절한 것은?

① 경제적 가치가 있는 종만을 대상으로 보전 계획을 세운다.

② 서식지를 작은 단위로 개발한다.

③ 종 다양성이 감소한 지역에 새로운 외래종을 도입한다.

④ 생태적으로 가치가 있는 지역에 대해서는 안식년 등을 두어 보호한다.

---

**ANSWER** 5.③  6.④

**5** 유전병 A에 대한 대립유전자를 정리해 보면 B(유전병A) > b(정상)으로 정리할 수 있다. 유전자 B는 상염색체에 존재하므로 성별과 관계없이 유전병에 대한 빈도를 계산할 수 있음을 알 수 있다. 유전병 A를 앓는 이형 접합인 남성의 유전자형은 Bb이고 정상 여성의 유전자형은 bb이므로 둘 사이에서 아이가 태어났을 때 아이의 유전자형은 Bb 또는 bb이다.

즉 그 아이에게 유전병 A가 나타날 확률은 Bb에 해당하므로 $\frac{1}{2}$의 확률을 가진다.

**6** ① 경제적 가치가 없는 종도 그 자체만으로 중요한 자원이 될 수 있으므로 보전해야 한다.

② 서식지를 작은 단위로 개발하는 서식지 단편화의 경우 생물 다양성을 가장 크게 위협하는 서식지 파괴의 원인이 되므로 생물 다양성을 보전하는 방법으로 옳지 않다.

③ 외래종 도입이 되면 원래의 자생종을 밀어내기도 하므로 생물 다양성 보전 방법으로 옳지 않다.

**7** 다음은 염증 반응이 일어나는 과정을 나타낸 것이다. ㉠~㉢에 들어갈 용어를 옳게 짝지은 것은?

> 우리 몸에서 조직이 손상되거나, 감염이 일어나면 염증 반응이 시작된다. 상처 부위에 있는 비만 세포는 ( ㉠ )을 분비하여 주변의 모세 혈관을 ( ㉡ )시키고 혈관의 투과성을 증가시킨다. 이때 백혈구와 ( ㉢ )가 모세 혈관을 빠져나가 손상된 조직으로 이동한 후 식균 작용을 통하여 세균과 손상된 세포를 제거한다.

|   | ㉠ | ㉡ | ㉢ |
|---|------|------|---------|
| ① | 아세틸콜린 | 수축 | 형질 세포 |
| ② | 히스타민 | 확장 | 형질 세포 |
| ③ | 아세틸콜린 | 수축 | 대식 세포 |
| ④ | 히스타민 | 확장 | 대식 세포 |

**8** 뇌에 대한 설명으로 옳은 것은?

① 간뇌는 자율 신경의 중추로서 항상성 유지에 관여한다.
② 중뇌는 심장 박동, 호흡 운동, 소화 운동에 관여한다.
③ 대뇌는 수의 운동을 조절하고, 몸의 평형을 유지한다.
④ 식물인간의 경우 연수의 기능이 정상적으로 작동하지 않는다.

---

**ANSWER** 7.④ 8.①

**7** 우리 몸에서 일어나는 1차 방어 작용 중 염증 반응에 대한 설명이다. 우리 몸에서 조직이 손상되거나 감염이 일어나면 상처 부위에 있는 비만 세포는 <u>히스타민</u>을 분비하여 모세 혈관을 <u>확장</u>시켜 혈관의 투과성을 증가시키며 이때 백혈구와 <u>대식 세포</u>가 식균 작용을 통해 세균과 손상 세포를 제거한다.

**8** ② 심장 박동, 호흡 운동, 소화 운동에 관여하는 곳은 연수이다.
③ 수의 운동을 조절하고, 몸의 평형을 유지하는 곳은 소뇌이다.
④ 식물인간의 경우 대뇌의 기능이 정상적으로 작동하지 않는다.

**9** 그림은 여러 가지 영양소의 세포 호흡 결과 생성된 최종 산물의 배설 과정을 나타낸 것이다. A ~ C 는 각각 물, 이산화탄소, 요소 중 하나이다. 이에 대한 설명으로 옳은 것은?

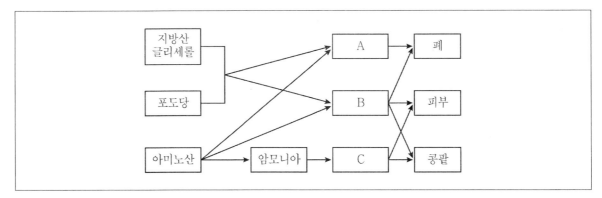

① A는 생명체를 구성하는 성분 중 가장 많은 양을 차지하는 물질이다.

② B는 이산화탄소이다.

③ 암모니아를 C로 전환하는 기관은 소화계에 포함된다.

④ A, B, C 모두 질소(N)로 구성되어 있다.

**9** A는 폐를 통해서만 배설되므로 이산화탄소이고 B는 폐, 피부, 콩팥을 통해 배설되므로 물, C는 암모니아가 전환되어 피부와 콩팥을 통해서만 배설되므로 요소에 해당한다. 암모니아를 요소로 전환하는 기관은 간으로 간은 소화계에 포함된다.

① 생명체를 구성하는 성분 중 약 70%에 해당하는 물질은 물이다.

② B는 물이다.

④ C에만 질소가 포함되어 있다.

**10** 날씨가 추워졌을 때 우리 몸에서 일어날 수 있는 조절 작용에 대한 설명으로 옳은 것만을 모두 고르면?

> ㉠ 피부의 모세 혈관이 이완된다.
> ㉡ 무의식적인 몸 떨기와 같은 근육 운동이 일어난다.
> ㉢ 부신 속질에서 에피네프린이 분비되어 물질 대사량이 증가한다.

① ㉡
② ㉠, ㉡
③ ㉠, ㉢
④ ㉡, ㉢

**11** 그림은 세 종류의 뉴런이 연결된 상태를 나타낸 것이다. 이에 대한 설명으로 옳은 것은?

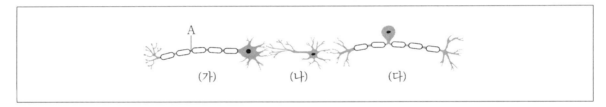

① 흥분은 (가)→(나)→(다)의 순서로 전달된다.
② (나)는 뇌와 척수에 존재한다.
③ (다)의 가지돌기는 근육과 같은 반응기에 분포한다.
④ A에 역치 이상의 자극을 주면 (나)에서 활동 전위가 발생한다.

----

**ANSWER** 10.④ 11.②

**10** 저온 자극 시 골격근의 운동에 따라 몸 떨기와 같은 근육 운동이 일어나 열 발생량이 증가한다. 부신 속질에서 에피네 프린이 분비되어 물질 대사량도 증가한다.
㉠ 저온 자극 시 피부의 모세 혈관이 수축되어 피부가 창백해진다.

**11** (가)는 운동 뉴런, (나)는 연합 뉴런, (다)는 감각 뉴런이다.
① 자극의 이동 방향은 (다)→(나)→(가)이다.
③ 감각 뉴런의 가지돌기는 피부와 같은 감각기에 분포한다.
④ 자극은 시냅스 전 뉴런의 축삭돌기 말단에서 시냅스 후 뉴런의 가지돌기 방향으로만 전달되므로 A에 역치 이상의 자극을 가했을 때 (나)로는 자극의 전달이 되지 않으므로 (나)에서 활동 전위가 발생하지 못한다.

**12** 그림은 ABO식 혈액형이 B형인 ㈎와 AB형인 ㈏의 혈액을 원심 분리한 결과이다. ㉠과 ㉢에서는 적혈구가 관찰되지 않았고, ㉡과 ㉣에서만 적혈구가 관찰되었다. 이에 대한 설명으로 옳지 않은 것은? (단, ABO식 혈액형만 고려하고 돌연변이는 고려하지 않는다)

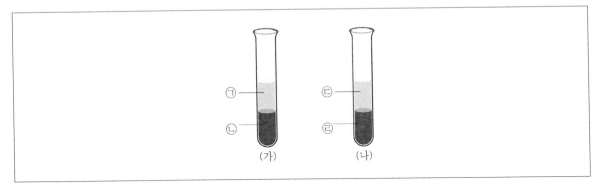

① ㉠에는 응집소 α가 있다.

② ㉠과 ㉣을 섞으면 응집 반응이 일어난다.

③ ㉡과 ㉢을 섞으면 응집 반응이 일어난다.

④ ㉢에는 응집소가 없다.

**12** 혈액을 원심 분리하면 밀도가 큰 아래층은 혈구, 밀도가 작은 위층은 혈장이 차지하게 되는데 혈구 중 적혈구 막에는 응집원이 들어있고, 혈장에는 응집소가 들어있다. ㈎는 B형이므로 ㉠에 응집소 α가 있고 ㉡에는 응집원 B가 있다. ㈏는 AB형이므로 ㉢에 응집소는 없고 ㉣에 응집원 A, B가 들어 있다. ABO식 혈액형에서 응집 반응(항원-항체 반응의 일종)은 응집원 A와 응집소 α, 응집원 B와 응집소 β에서만 일어난다.

**13** 그림 (가)~(다)는 에너지원이 될 수 있는 녹말, 단백질, 중성 지방의 분해 과정과 이의 산물을 나타낸 것이다. 이에 대한 설명으로 옳은 것은?

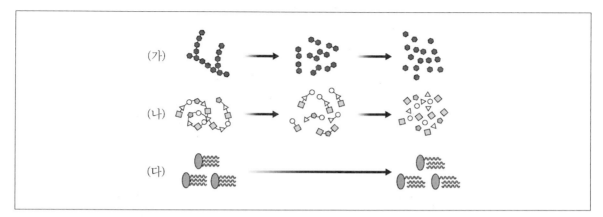

① (가)의 분해 산물은 소장 융털의 암죽관으로 흡수된다.
② (나)의 세포 호흡 결과로 질소노폐물이 발생된다.
③ (나)는 세 에너지원 중 1g당 가장 높은 에너지를 발생시킨다.
④ (다)의 분해 산물은 소장 융털의 모세혈관으로 흡수되어 림프관을 따라 이동한다.

--------

**ANSWER** 13.②

**13** (가)는 녹말, (나)는 단백질, (다)는 지방의 소화과정을 나타낸 것이다.
　① 소장 융털의 암죽관으로 흡수되는 것은 지용성 영양소로 (다)에 해당한다.
　③ 세 에너지원 중 녹말과 단백질은 1g당 4kcal의 에너지를 내지만 지방은 1g당 9kcal의 에너지를 낸다.
　④ 소장 융털의 모세혈관으로 흡수되어 이동하는 영양소는 수용성 영양소로 녹말과 단백질의 분해산물인 포도당과 아미노산이지만 이들은 림프관을 통해 이동하지 않고 모세혈관을 통해 간으로 이동한다.

**14** 그림은 세 가지 질병을 구분하는 과정을 나타낸 것이다. 이에 대한 설명으로 옳은 것은?

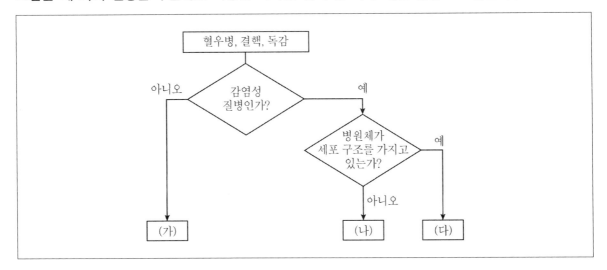

① (가)는 생활 방식이나 환경의 영향으로 발병한다.

② (나)를 일으키는 병원체는 스스로 물질대사를 하여 증식할 수 있다.

③ (다)는 항생제를 이용하여 치료하지만 내성이 있는 병원체가 생길 수 있다.

④ (가), (나), (다)는 모두 외부에서 침입한 병원체에 의해 나타나는 질병이다.

........................................................................................................................................

**ANSWER** 14.③

**14** (가)는 비감염성 질병인 혈우병, (나)는 바이러스에 의해 발병되는 독감, (다)는 세균에 의해 발병되는 결핵이다.
　① 혈우병은 유전적인 영향으로 발병한다.
　② 독감을 유발하는 병원체는 바이러스로, 바이러스는 숙주세포 내에서 숙주세포의 효소를 이용해 증식하고 독자적인
　　효소가 없어 스스로 물질대사를 하지 못한다.
　④ (나), (다)만 외부에서 침입한 병원체에 의해 나타나는 질병이다.

**15** 그림은 생태계에서 일어나는 물질과 에너지의 이동을 나타낸 것이다. 이에 대한 설명으로 옳은 것은?

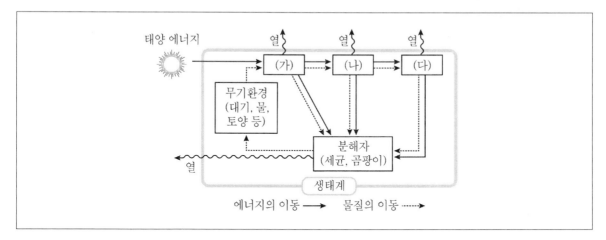

① (가)에서 (나)로 이동하는 에너지양과 (나)에서 (다)로 이동하는 에너지양은 같다.

② 태양 에너지는 (가)의 광합성에 의해 화학 에너지로 전환된다.

③ (나)가 (다)에 비해 에너지 효율이 더 높다.

④ 생태계에서 물질과 에너지는 모두 순환하지 못하고 한쪽으로만 흐른다.

---

**ANSWER** 15.②

**15**  ① 상위 영양 단계로 갈수록 에너지 이동량은 감소하고, 에너지 효율은 증가한다. 즉 (가)에서 (나)로 이동하는 에너지양이 (나)에서 (다)로 이동하는 에너지양보다 많다.

③ 에너지 효율은 더 상위 영양 단계에 있는 (다)가 (나)보다 더 높다.

④ 생태계 내에서 물질은 순환하지만 에너지는 순환하지 못하고 한쪽으로만 흐른다.

**16** 표는 상수네 가족에서 어떤 유전병의 발현 여부와 이 유전병 발현에 관여하는 대립 유전자 A와 A'의 DNA 상대량을 나타낸 것이다. 이에 대한 설명으로 옳지 않은 것은? (단, 돌연변이와 교차는 고려하지 않는다)

| 가족 | 유전병 발현 여부 | DNA 상대량 | |
|---|---|---|---|
| | | A | A' |
| 아버지 | 정상 | 1 | 0 |
| 어머니 | 정상 | 1 | 1 |
| 상수 | 유전병 | 0 | 1 |
| 누나 | 정상 | 1 | 1 |

① 유전병 유전자는 X 염색체상에 존재한다.

② 유전병 유전자는 정상 유전자에 대해 열성이다.

③ 상수는 어머니로부터 X 염색체상에 있는 대립 유전자 A'를 받았다.

④ 누나는 아버지로부터 X 염색체상에 있는 대립 유전자 A'를 받았다.

.....................................................................................................................

**ANSWER** 16.④

**16** 가족 구성원에서 대립유전자 A와 A'의 DNA 상대량의 합을 구해보면 남자인 아버지와 상수는 1, 여자인 어머니와 누나는 2라는 것을 알 수 있다. 즉 이를 통해 유전병 유전자가 성염색체 중 X 염색체에 있음을 알 수 있다. 가족 구성원의 유전자 구성을 보면 아버지는 $X^A Y$, 어머니는 $X^A X^{A'}$, 상수는 $X^{A'} Y$, 누나는 $X^A X^{A'}$임을 알 수 있다. 그런데 누나와 어머니의 경우 A'을 가지고 있지만 유전병에 걸리지 않은 것으로 보아 A는 우성, A'은 열성 유전자라는 것을 알 수 있다. 또한 아버지와 상수의 유전병 발현 여부를 통해 A는 정상, A'은 유전병 유전자라는 것도 알 수 있다.

④ 누나는 아버지로부터 $X^A$를 받았음을 알 수 있다.

**17** 다음은 어느 지역에서 관찰된 군집의 천이 과정이다. 이에 대한 설명으로 옳은 것만을 〈보기〉에서 모두 고르면?

> 지의류 → 산쑥 등의 초본 → 진달래 등의 관목 → 소나무 등의 양수림 → 혼합림 → 떡갈나무 등의 음수림

───────── 〈보기〉 ─────────
ㄱ 이 지역의 개척자는 지의류이다.
ㄴ 호수나 늪지에서 진행되는 2차 천이 과정이다.
ㄷ 이 지역은 안정된 군집을 형성해 극상을 이루고 있다.

① ㄱ                             ② ㄴ
③ ㄱ, ㄷ                       ④ ㄴ, ㄷ

⋯⋯⋯⋯⋯⋯⋯⋯⋯⋯⋯⋯⋯⋯⋯⋯⋯⋯⋯⋯⋯⋯⋯⋯⋯⋯⋯⋯⋯⋯⋯⋯⋯⋯⋯⋯⋯⋯⋯⋯⋯⋯⋯⋯⋯⋯⋯⋯⋯⋯⋯⋯⋯

**ANSWER** 17.③

**17** 지의류를 개척자로 시작되는 것으로 보아 1차 천이라는 것을 알 수 있다. 또한 빈영양호나 부영양호가 포함되어 있지 않으므로 건성천이라는 것을 알 수 있다. 음수림에 도달했으므로 이 지역은 극상을 이루고 있다.

**18** 그림 (개)와 (내)는 생물에서 일어나는 두 가지 반응을 나타낸 것이다. 이에 대한 설명으로 옳은 것은?

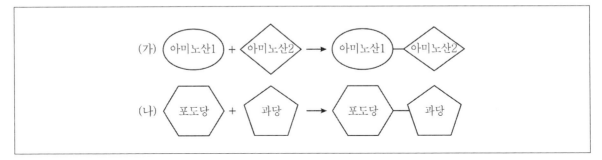

① (개)의 반응물로 사용될 수 있는 아미노산의 종류는 총 4가지이다.

② (개)는 물이 첨가되는 반응이다.

③ (내)에서 생성물은 펩타이드 결합을 가진다.

④ (내)는 에너지를 필요로 하는 반응이다.

---

**ANSWER** 18.④

**18**  ④ (내)는 동화작용에 해당하므로 에너지를 흡수하는 흡열반응에 해당한다.

① (개)의 반응물로 사용될 수 있는 아미노산의 종류는 아미노산1에서 20가지, 아미노산 2에서도 20가지로 총 $20^2$가지이다.

② (개)는 펩타이드 결합으로 펩타이드 결합은 물이 빠져나오는 탈수 축합 반응의 일종이다.

③ (내)에서 생성물은 글리코사이드 결합을 가지며 (개)에서 생성물이 펩타이드 결합을 가진다.

**19** 그림은 한 바퀴벌레 개체군에 살충제를 살포하기 전과 후에 이 개체군에 일어난 변화를 나타낸 것이다. 이에 대한 설명으로 옳지 않은 것은? (단, 돌연변이는 고려하지 않는다)

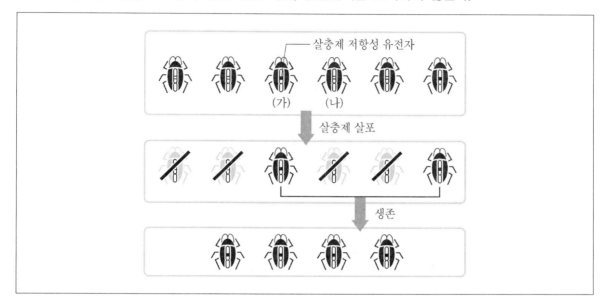

① (가)와 (나)의 유전적 구성은 동일하다.

② (가)와 (나)는 같은 종이다.

③ 살충제가 살포되면 (가)가 (나)보다 생존에 더 유리하다.

④ 살충제 살포가 이 바퀴벌레 개체군에 일종의 선택으로 작용했다.

**ANSWER** 19.①

**19** 살충제 살포가 이 바퀴벌레 개체군에 선택으로 작용했으며 살충제가 살포될 경우 (가)가 살충제 저항성 유전자를 가지므로 (나)보다 생존에 유리하다. (가)와 (나)는 한 개체군에 속하므로 같은 종이다.
① (가)와 (나)는 같은 종이지만 무성생식을 통해 생성된 개체는 아니므로 유전적 구성이 100% 동일할 수 없다.

**20** 그림은 어떤 동물의 세포 소기관을 나타낸 것이다. A ∼ D는 각각 리보솜, 골지체, 중심립, 미토콘드리아 중 하나이다. 이에 대한 설명으로 옳은 것은?

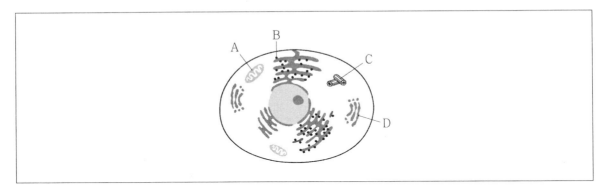

① A는 단백질의 합성이 일어나는 장소이다.

② B에서 세포 호흡이 일어난다.

③ C는 세포 분열 시 방추사 형성에 관여한다.

④ D는 ATP 생성을 담당한다.

.......................................................................................................................................................................

**ANSWER** 20.③

**20** A는 미토콘드리아, B는 리보솜, C는 중심립, D는 골지체이다. C는 세포 분열 시 방추사 형성에 관여한다.
　① 단백질 합성이 일어나는 장소는 리보솜이다.
　② 세포 호흡을 통해 ATP 생성이 일어나는 장소는 2중막 구조를 가지고 있는 미토콘드리아이다.
　④ 골지체는 물질의 포장 및 분비 역할을 주로 하는 단일막 구조를 가지는 세포소기관이다.

**1** 〈보기〉는 인체에 존재하는 효소 X의 일부 아미노산 배열이다. 효소 X를 구성하는 아미노산 중 세린에 대한 염기 서열에 돌연변이가 발생하여 다른 아미노산으로 치환되었을 때, 효소 X의 활성에 가장 영향을 미치지 않는 아미노산은?

---

〈보기〉

효소 X : 메티오닌(Met) – 발린(Val) – 세린(Ser) – 류신(Leu) – 프롤린(Pro)

---

① 아르기닌(Arg)

② 알라닌(Ala)

③ 트레오닌(Thr)

④ 글리신(Gly)


**2** 인간의 대사에 대한 설명으로 가장 옳지 않은 것은?

① 호흡은 산소, 발효는 무기물이 전자수용체이다.

② 인체에서도 발효가 일어난다.

③ 해당 과정은 세포질에서 일어난다.

④ 탄수화물이 아닌 아미노산도 TCA회로(시트르산 회로)를 거쳐 분해될 수 있다.

---

**ANSWER** 1.③ 2.①

**1** 세린은 친수성 아미노산으로 트레오닌도 같은 친수성 아미노산이므로 효소 X의 활성에 가장 영향을 미치지 않는다. 아르기닌은 친수성이며 양전하를 띠는 염기성 아미노산이며 알라닌과 글리신은 지방족 아미노산이다.

**2** ① 호흡의 전자수용체는 산소이고, 발효의 전자수용체는 피루브산 등의 유기물이다.

**3** 효소에 대한 〈보기〉의 설명 중 옳은 것을 모두 고른 것은?

---
〈보기〉

㉠ 기질과 결합하여 대사의 반응 속도를 높인다.

㉡ RNA가 효소작용을 하기도 한다.

㉢ 생화학적 경로의 마지막 산물이 앞쪽 반응의 억제제로 작용하는 경우를 피드백 억제(feedback inhibition)라 한다.

㉣ 효소-기질 복합체 형성을 위해 기질이 효소에 결합하는 부위를 조절부위라고 한다.

㉤ 반응의 필요 활성화에너지를 높여 반응이 잘 일어나게 한다.

---

① ㉠, ㉡                                    ② ㉠, ㉡, ㉢

③ ㉠, ㉡, ㉢, ㉣                          ④ ㉠, ㉡, ㉢, ㉣, ㉤


**4** 동물의 세포외기질(extracellular matrix)에 해당하지 않는 것은?

① 콜라겐(collagen)                        ② 피브로넥틴(fibronectin)

③ 프로테오글리칸(proteoglycan)          ④ 인테그린(integrin)


**5** 유전자 발현 조절에 대한 설명으로 가장 옳지 않은 것은?

① 염색체 구조와 화학적 변형은 유전자 발현에 영향을 준다.

② 진핵생물의 전사는 복잡한 단백질 복합체에 의해 조절된다.

③ 진핵생물의 mRNA는 한 가지 이상의 방법으로 스플라이싱(splicing)된다.

④ 진핵생물의 mRNA가 완전히 가공되어 세포질로 이동된 후에는 유전자 발현이 조절될 기회가 없다.

---

**ANSWER** 3.② 4.④ 5.④

**3** ㉣ 효소-기질 복합체 형성을 위해 기질이 효소에 결합하는 부위를 활성 부위라고 한다.
㉤ 효소는 반응의 필요 활성화에너지를 낮추어 반응에 필요한 최소한의 에너지를 줄여줌으로써 반응이 잘 일어나게 한다.

**4** 동물세포의 세포외기질은 주요 성분이 콜라겐섬유로 구성되어 있다. 세포막 바깥에 당단백질인 프로테오글리칸이 망처럼 있고 그 사이 콜라겐섬유가 묻혀 있다. 피브로넥틴은 인테그린과 세포외 기질을 연결시켜준다.
인테그린은 세포외기질에 세포를 부착, 세포외기질에서 세포로의 신호전달 등의 역할을 하는 단백질이다.

**5** 진핵생물의 mRNA가 완전히 가공되어 세포질로 이동하여도 대체짜집기(alternative splicine), 번역 조절 및 번역 후 조절에서도 유전자 발현이 조절된다.

**6** 생명체를 구성하고 있는 핵산(nucleic acid) 거대분자에 대한 〈보기〉의 설명으로 옳은 것을 모두 고른 것은?

─────── 〈보기〉 ───────

㉠ 염기, 당, 인산으로 구성된 뉴클레오시드가 기본 단위이다.
㉡ DNA와 RNA 모두 구성 당은 5탄당인 리보오스이다.
㉢ 핵산의 기본단위는 NAD 혹은 NADH의 일부를 구성하기도 한다.
㉣ 유전정보를 저장, 전달, 조절하는 기능을 한다.

① ㉠, ㉡
② ㉡, ㉢
③ ㉢, ㉣
④ ㉠, ㉢, ㉣

**7** 생명공학 관련 DNA 재조합 기술 관련 용어에 대한 설명으로 가장 옳지 않은 것은?

① 플라스미드(plasmid) – 목표 DNA 단편을 운반하는 벡터(vector)로 사용
② DNA 리가제(DNA ligase) – 점착성 말단(sticky end)을 지닌 두 DNA 단편을 연결
③ RNA 중합효소(RNA polymerase) – RNA 합성 시 프라이머(primer)를 요구
④ 역전사효소(reverse transcriptase) – mRNA로부터 cDNA(complementary DNA)의 형성

--------------------------------------------------------------------------------

**ANSWER** 6.③  7.③

**6** ㉠ 염기, 당, 인산으로 구성된 기본 단위를 뉴클레오타이드라고 한다.
㉡ DNA의 구성 당은 5탄당인 디옥시리보오스이고 RNA의 구성 당은 5탄당인 리보오스당이다.

**7** RNA 중합효소는 RNA 합성 시 프라이머가 필요하지 않다.

**8** 멘델(Mendel)의 법칙 중에서 분리의 법칙(Law of segregation)에 대한 설명으로 가장 옳은 것은?

① 모든 생명체에 적용된다.

② 유성생식을 하는 이배체 생명체에 적용된다.

③ 무성생식을 하는 이배체 생명체에 적용된다.

④ 모든 단세포 생물에 적용된다.


**9** 사람의 염색체(chromosome) 수 이상에 대한 설명으로 가장 옳은 것은?

① 클라인펠터 증후군은 XXYY, XXXY, XXXXY처럼 성염색체가 3개 이상인 사람에게서는 나타날 수 없다.

② 터너 증후군이 있는 여성들은 대부분 지능이 정상이다.

③ 터너 증후군 여성의 핵형(karyotype)에서는 총 45개의 상염색체(autosome)를 볼 수 있다.

④ 성염색체가 XXY인 남성은 터너 증후군을 유발한다.


**ANSWER** 8.② 9.②

**8** 멘델의 분리의 법칙은 생식세포 형성 시 대립유전자가 나뉘어 들어간다는 내용인데 단일 형질 유전 관련 법칙으로 유성생식을 하는 이배체 생명체에서 적용된다.

**9** 터너 증후군은 성염색체 비분리현상에 의해 일어나는 유전병으로, 상염색체는 정상인 44개를 가지나 성염색체를 X 하나만 가지는 경우에 해당한다. 터너 증후군 여성은 대부분 지능이 정상이다.
①④ 클라인펠터 증후군은 XXY뿐만 아니라 XXYY, XXXY, XXXXY처럼 성염색체가 3개 이상인 사람들에게도 나타난다.
③ 터너 증후군의 핵형에서는 총 상염색체 44개가 관찰된다.

**10** DNA가 유전물질임을 밝힌 1952년 허시와 체이스의 실험에 대한 설명으로 가장 옳지 않은 것은?

① 방사성 동위원소인 $^{35}$S(황)와 $^{32}$P(인)로 표지된 T2 파지들을 혼합한 뒤, 아무 표지가 안 된 대장균에 감염시켰다.

② 단백질이 표지된 T2 파지로 대장균을 감염시킨 경우 대부분의 방사능이 파지만 들어있는 액체 부분에 남아있었다.

③ DNA가 표지된 T2 파지로 대장균을 감염시킨 경우 대부분의 방사능이 대장균이 존재하는 침전물에서 발견되었다.

④ 주방용 믹서기(블렌더)로 배양액을 뒤섞어주면 대장균 바깥에 붙은 T2 파지를 떼어낼 수 있었다.

**11** 겨울에 동면하는 포유류의 갈색 지방(brown fat)의 세포에서 산소를 이용한 세포 호흡 시, 1분자의 포도당이 산화되면서 생성되는 ATP의 분자 수는?

① 38

② 34

③ 8

④ 4

---

**ANSWER** 10.① 11.④

**10** 방사성 동위원소 $^{32}$P와 $^{35}$S가 포함된 배지에서 각각 파지를 배양하여 DNA가 $^{32}$P로 표지된 파지와 단백질이 $^{35}$S로 표지된 파지를 얻은 후 방사성 동위원소로 표지된 각각의 파지를 보통 배지에서 배양한 대장균에 감염시킨다. 즉 각 파지를 혼합해 대장균에 감염시키지 않는다.

**11** 포유류의 갈색 지방의 세포의 미토콘드리아는 특이하게도 ATP 생성을 하지 않고 짝풀림 반응을 통해 열을 만든다. 즉 미토콘드리아 내막에서의 산화적 인산화를 통한 ATP 생성이 일어나지 않으므로 1분자의 포도당이 산화될 때 해당작용(과정)에 의해 2ATP가 생성되고 피루브산의 산화(기질수준 인산화)에 의해 2ATP가 생성되므로 총 4ATP가 만들어진다.

**12** 초파리의 검은색 몸통, 흔적 날개, 막대 모양의 눈을 나타내는 열성대립유전자를 a, b, c라 한다. 세 가지의 열성대립유전자가 모두 동형접합형인 초파리를 정상 초파리와 교배하였을 때, 자손 F1은 모두 정상 수컷과 정상 암컷 초파리로 관찰되었다. 자손 F1의 수컷 초파리와 암컷 초파리를 교배하여 얻은 자손 F2 초파리 1600마리를 표현형에 따라 〈보기〉와 같이 분류하였다. 초파리의 몸통 색, 날개 모양, 눈 모양을 나타내는 유전 현상에 대한 설명으로 가장 옳지 않은 것은? (단, 제시한 형질들은 각각 한 쌍의 대립유전자에 의해 결정되며 정상대립유전자는 열성대립유전자에 대해 완전 우성이다. 또한 돌연변이와 교차는 고려하지 않는다.)

〈보기〉

| 개체수(F2) | 표현형 |
|---|---|
| 600 | 정상 색 몸통, 정상 날개, 정상 눈을 가진 암컷 |
| 300 | 정상 색 몸통, 정상 날개, 정상 눈을 가진 수컷 |
| 300 | 검은색 몸통, 정상 날개, 막대모양의 눈을 가진 수컷 |
| 200 | 정상 색 몸통, 흔적 날개, 정상 눈을 가진 암컷 |
| 100 | 정상 색 몸통, 흔적 날개, 정상 눈을 가진 수컷 |
| 100 | 검은색 몸통, 흔적 날개, 막대 모양의 눈을 가진 수컷 |

① 몸통 색과 눈 모양을 결정하는 유전자는 연관되어 있다.

② 몸통 색과 눈 모양을 결정하는 유전자는 반성유전을 한다.

③ 날개 모양을 결정하는 유전자는 상염색체 유전을 한다.

④ 몸통 색과 날개 모양을 결정하는 유전자는 연관되어 있다.

**ANSWER** 12.④

**12** '정상 색 몸통(A) > 검은색 몸통(a)', '정상 날개(B) > 흔적 날개(b)', '정상 눈(D) > 막대 모양의 눈(d)' 이라고 각 형질에
대한 유전자를 지정했다고 가정하자. P에서 세 가지의 열성대립유전자가 모두 동형접합형인 초파리를 정상 초파리와
교배했을 때 F1에서 모두 정상 수컷과 정상 암컷 초파리로 관찰되었으므로 F1의 암컷은 XBDXbd, 수컷은 XBDY 유전
자형을 가졌다고 볼 수 있다. 이 암수를 교배해서 얻은 F2의 유전자형을 살펴보면 XBDXBD, XBDXbd, XBDY, XbdY
네 가지 표현형을 가지는 개체가 태어난다는 것을 알 수 있다. 즉 정상 날개-정상 눈 암컷 : 정상 날개-정상 눈 수컷 :
흔적 날개-막대 모양의 눈 수컷 = 2 : 1 : 1의 비로 태어난다. 이때 몸통 색에 대한 유전자는 상염색체에 독립되어 있으
므로 정상 색 몸통 : 검은색 몸통 = 3 : 1의 비로 나타나므로 날개와 눈의 표현형에 각각 3 : 1의 비를 독립적인 경우의 수
로 곱해주게 되면 정상 날개 - 정상 눈 - 정상 색 몸통 : 정상 날개 - 정상 눈 - 검은색 몸통 : 정상 날개 - 정상눈 - 정상
색 몸통 : 정상 날개 - 정상눈 - 검은색 몸통 : 흔적 날개 - 막대 모양 눈 - 정상 색 몸통 : 흔적 날개 - 막대 모양 눈 - 검
정색 몸통 = 6 : 2 : 3 : 1 : 3 : 1의 비를 갖는다. 즉 문제에 제시된 표의 개체수 비와 동일하다는 것을 알 수 있다.
④ 몸통 색과 날개 모양을 결정하는 유전자는 독립되어 있다.

**13** 인체에서 기생생활을 하는 동물 중 다른 문(門, Phylum)에 해당하는 것은?

① 회충

② 촌충

③ 간디스토마

④ 주혈흡충

**14** 가상의 유전자 X에 대한 열성대립유전자 p와 우성대립유전자 P를 가진 150명의 사람들이 풍랑 때문에 섬에 표류하여 정착하게 되었다. 150명의 사람 중 30명은 유전자형이 열성대립유전자 p의 동형접합자이고, 54명은 우성대립유전자 P에 대하여 동형접합자이며, 나머지 66명은 이형접합자 이다. 하디-바인베르크 평형(Hardy-Weinberg equilibrium)을 만족하는 조건에서 이들 개체군의 숫자가 15,000명까지 증가하였을 때 집단 내에서 열성대립유전자 p의 빈도는?

① 0.24

② 0.42

③ 0.48

④ 0.58

---

**ANSWER** 13.① 14.②

**13** 회충은 선형동물문에 속한다.
촌충, 간디스토마, 주혈흡충은 모두 편형동물문에 속한다.

**14** 하디-바인베르크 법칙에 따르면 유전적 평형 상태가 유지되는 멘델 집단에서는 대립 유전자의 종류와 빈도가 대를 거듭하더라도 변하지 않는다. 즉 어버이 세대의 대립 유전자 빈도가 다음 세대의 대립 유전자의 빈도와 일치한다. 문제에서 P2의 개체가 54명, p2의 개체는 30명, 2Pp는 66명으로 나타났으며 총 150명이었다. 열성대립유전자 p의 빈도는 $\frac{(2 \times 30) + 66}{2 \times 150}$ = 0.42이며 이들 개체군의 수가 15,000명까지 증가해도 빈도는 0.42로 동일하다.

**15** 원핵생물인 세균에 대한 설명으로 가장 옳지 않은 것은?

① 편모는 튜불린 단백질로 구성되어 있다.

② 외막에는 특이적인 O-항원이 존재하며 미생물의 혈청학적 구분에 이용된다.

③ 세포벽은 펩티도글리칸이 주성분이다.

④ 막으로 둘러싸인 핵과 세포 소기관이 없다.

**16** 속씨식물의 배(embryo), 배젖(endosperm), 포자체의 핵형을 옳게 짝지은 것은?

| | 배 | 배젖 | 포자체 |
|---|---|---|---|
| ① | n | 2n | 2n |
| ② | 2n | 3n | n |
| ③ | 2n | 3n | 2n |
| ④ | 2n | n | 3n |

---

**ANSWER** 15.① 16.③

**15** 세균은 외막에 특이적 O-항원이 존재하며 펩티도글리칸 성분의 세포벽을 가지며 핵막과 막성 세포소기관이 없다.
① 원핵생물인 세균의 편모는 플라젤린 단백질 11가닥으로 구성되어 있다.

**16** 속씨식물의 배는 밑씨와 정핵이 결합한 것으로 2n, 배젖은 극핵 2개와 정핵이 결합한 것으로 3n이고 포자체는 2n의 핵상을 가진다.

**17** 신경전달물질인 아세틸콜린에 대한 설명으로 가장 옳지 않은 것은?

① 보툴리누스균 독소(상품명 보톡스)는 시냅스 말단에서의 아세틸콜린 방출을 촉진시킨다.

② 아세틸콜린은 심장에서 심장박동수를 감소시킨다.

③ 아세틸콜린은 운동뉴런에서 방출되어 골격근을 수축시킨다.

④ 노르에피네프린은 말초신경계에 있는 흥분성 신경 전달물질이다.


**18** 수용성 비타민이 아닌 것은?

① 티아민(thiamin)

② 레티놀(retinol)

③ 니아신(niacin)

④ 엽산(folate)

---

**ANSWER** 17.① 18.②

**17** ① 보톡스는 시냅스 말단에서의 아세틸콜린 방출을 감소시켜 신경근 차단 효과를 유발한다.

② 아세틸콜린은 부교감신경의 절후 뉴런 말단에서 분비되는 신경 전달 물질로 심장박동수를 감소시킨다.

③ 운동뉴런에서 방출되어 골격근 수축을 통해 근수축이 일어나도록 유발한다.

④ 노르에피네프린은 말초신경계 중 교감신경의 절후 뉴런 말단에서 분비되는 신경 전달 물질로, 흥분성 신경 전달물질이다.

**18** 티아민은 비타민 B1이며 니아신, 엽산 모두 수용성이다.

② 레티놀은 비타민 A이며 지용성이다.

**19** 대부분의 세포 내 대사 작용은 각 단계마다 하나의 효소가 촉매로 작용하여 최종 생성물이 만들어진다. 최종 생성물이 세포가 필요로 하는 양보다 많은 경우, 이 생성물은 대사 경로의 초반에 있는 효소들 중 하나의 활성을 억제함으로써 대사과정을 조절할 수 있다. 이러한 조절기전은 호르몬 작용에서도 관찰된다. 〈보기〉에서 이러한 조절기전으로 옳지 않은 것을 모두 고른 것은?

---
〈보기〉
---

ⓐ 여성의 배란 직전 증가된 에스트로겐(estrogen)에 의한 시상하부 자극
ⓑ 부갑상샘 호르몬(parathyroid hormone, PTH)에 의한 혈중 칼슘농도 조절
ⓒ 옥시토신(oxytocin)에 의한 분만 조절
ⓓ 가스트린(gastrin)에 의한 위액 분비 조절

① ㉠, ㉡
② ㉠, ㉢
③ ㉡, ㉢
④ ㉢, ㉣

**20** 종간 상호작용은 군집구조의 기본요소이다. 상리공생(mutualism)의 예로 가장 옳지 않은 것은?

① 식물과 균근(mycorrhizae)
② 초식동물과 셀룰로오스-분해 미생물
③ 산호와 광합성 쌍편모조류
④ 시계풀포도나무(Passiflora)와 헬리코니우스 유충

························································································································································

**ANSWER** 19.② 20.④

**19** ㉡, ㉣은 음성 피드백 원리로 조절되는 기전에 대한 설명이다.
 ㉠ 에스트로겐은 FSH와는 음성 피드백 관계, LH와는 양성 피드백 관계이다. 하지만 배란 직전에는 이 호르몬의 분비 조절에 주기적 변이가 나타난다. 배란 직전 시기에 에스트로겐은 FSH와 LH 분비에 양성 피드백 효과를 나타낸다. 최대로 성숙한 성숙 여포에서 많은 양의 에스트로겐이 분비되어 역치 이상에 도달 시 FSH와 LH 분비를 최대로 유도해 배란(황체 형성)이 일어나도록 한다.
 ㉢ 옥시토신은 양성 피드백 작용을 통해 출산 시 자궁 수축이 잘 일어나도록 유도해 분만을 조절한다.

**20** 상리공생은 서로에게 이익이 되는 경우를 뜻한다. 헬리코니우스 유충은 시계풀포도나무의 잎을 먹으며 살아가며 시계풀 포도나무를 숙주로 여기므로 기생에 해당한다.

**1** 헤모글로빈과 미오글로빈 단백질에 대한 설명으로 옳은 것을 〈보기〉에서 모두 고른 것은?

─────── 〈보기〉 ───────

㉠ 헤모글로빈은 적혈구에, 미오글로빈은 근육세포에 존재한다.
㉡ 산소압에 따른 헤모글로빈의 산소결합곡선은 S자형이다.
㉢ 헤모글로빈과 미오글로빈 모두 보결분자로 헴 구조를 가지고 있다.
㉣ 헤모글로빈과 미오글로빈 모두 $\alpha$와 $\beta$ 단백질을 각각 2개씩 4개의 단량체 단백질을 포함한다.

① ㉠, ㉡                          ② ㉢, ㉣
③ ㉠, ㉡, ㉢                     ④ ㉠, ㉡, ㉣

·····································································································································································

**ANSWER** 1.③

**1** ㉣ [×] 헤모글로빈은 $\alpha$ 사슬 2개, $\beta$ 사슬 2개가 모인 폴리펩타이드사슬로 구성되어 있다. 미오글로빈은 단일 폴리펩타이드 사슬로 존재한다.

**2** 개구리의 수정란은 분할(난할, cleavage)을 계속하여 포배를 형성한다. 분할에 대한 설명으로 가장 옳지 않은 것은?

① 분할은 발생의 초기 단계로서 다세포를 만들어내는 빠른 세포분열을 말한다.

② DNA 복제, 유사분열, 세포질 분열이 매우 빠르게 일어난다.

③ 개구리에서는 단단한 세포구를 만드는 분할과정이 4일 정도 걸린다.

④ 유전자 전사는 실제적으로 일어나지 않아 새로운 단백질이 거의 합성되지 않는다.

**3** 세포호흡을 담당하는 미토콘드리아(mitochondria)와 광합성에 관여하는 틸라코이드(thylakoid)에 대한 설명 중 옳은 것을 〈보기〉에서 모두 고른 것은?

─────── 〈보기〉 ───────

㉠ 틸라코이드의 스트로마와 미토콘드리아의 기질에서 ATP가 생성된다.

㉡ 산화적 인산화 시 수소이온은 미토콘드리아 기질에서 미토콘드리아의 내막과 외막 사이의 공간으로 이동한다.

㉢ 틸라코이드의 스트로마에서 수소이온 농도는 틸라코이드 내부의 수소이온 농도보다 낮다.

㉣ 미토콘드리아 내막과 외막 사이의 공간에서 전자가 산소로 전달된다.

① ㉠, ㉡          ② ㉡, ㉢

③ ㉢, ㉣          ④ ㉠, ㉢

**ANSWER** 2.③ 3.정답없음

**2** 조류와 포유류의 경우 외배엽 전구체가 증식하여 난황을 감싸 이동하는 데 대략 4일이 소요된다.

**3** ㉠ [×] 미토콘드리아 기질과 엽록체의 스트로마에서 ATP가 생성된다(틸라코이드의 스트로마라는 말은 알맞지 않음).

㉡ [×] 산화적 인산화시 수소이온은 미토콘드리아 막간 공간에서 기질로 이동한다.

㉢ [×] 수소 이온 농도는 틸라코이드 내부가 스트로마보다 높다(틸라코이드의 스트로마라는 말은 알맞지 않음).

㉣ [×] 미토콘드리아 내막의 전자 전달 효소를 통해 전자가 산소로 전달된다.

**4** 호수 바닥에서 살고 있는 메탄생성균(methanogen)과 프로테오박테리아에 속하는 니트로조모나스 (*Nitrosomonas*), 광합성을 하는 시아노박테리아(cyanobacteria)에 대한 설명으로 가장 옳은 것은?

① 메탄생성균과 니트로조모나스는 진핵생물과 유사한 rRNA 염기서열을 갖는다.

② 메탄생성균과 시아노박테리아는 DNA에 결합하는 히스톤을 갖는다.

③ 니트로조모나스와 시아노박테리아는 한 종류의 RNA 중합효소를 갖는다.

④ 메탄생성균과 니트로조모나스와 시아노박테리아는 모두 펩티도글리칸으로 만들어진 세포벽을 갖는다.

**5** 생물체의 RNA 종류 중 그 양이 특정 단백질의 생산량에 영향을 줄 수 있는 것으로 옳게 짝지은 것은?

① mRNA – rRNA

② rRNA – tRNA

③ tRNA – 마이크로RNA(miRNA)

④ mRNA – 마이크로RNA(miRNA)

--------------------------------------------------------------------------------

**ANSWER** 4.③  5.④

**4** 메탄생성균은 고세균에 속하고 니트로조모나스와 시아노박테리아는 세균에 속한다. 고세균의 경우 원핵생물인 세균과 분류학적으로 매우 큰 차이가 있으며 오히려 진핵생물 세포와 가깝다. 세포벽의 경우 세균은 펩티도글리칸층을, 고세균은 슈도펩티도글리칸층을 갖는다. 또한 고세균은 DNA에 히스톤 단백질을 포함하지만 세균은 히스톤 단백질을 가지지 않는다.

**5** rRNA는 리보솜을 구성하는 RNA이다. tRNA는 mRNA의 코돈에 대응하는 안티코돈을 가지고 있으며, 꼬리 쪽에는 해당하는 안티코돈에 맞추어 tRNA와 특정한 아미노산을 연결해 주는 효소에 의해 안티코돈에 대응하는 아미노산을 단다. miRNA는 mRNA와 상보적으로 결합해 세포 내 유전자 발현과정에서 중추적 조절인자로 작용한다.

**6** 세포매개 면역반응(cell-mediated immune response)에 대한 설명으로 옳은 것을 〈보기〉에서 모두 고른 것은?

─── 〈보기〉 ───

㉠ 항원제시세포는 보조 T 림프구에게 자기 단백질(self protein)과 외래항원을 제시한다.
㉡ 보조 T 림프구는 인터루킨 2(IL-2)를 분비하여 B 림프구를 활성화한다.
㉢ 보조 T 림프구는 인터루킨 2(IL-2)를 분비하여 세포독성 T 림프구를 활성화한다.
㉣ 항원제시세포는 인터루킨 1(IL-1)을 분비하여 보조 T 림프구를 활성화한다.

① ㉡, ㉢
② ㉠, ㉡, ㉣
③ ㉠, ㉢, ㉣
④ ㉠, ㉡, ㉢, ㉣

ANSWER 6.③

**6** 2차 방어 작용에 대한 내용으로 특이적 방어 작용이라고도 한다. 대식세포가 항원을 제거하면서 항원 조각을 제시하면서 인터루킨Ⅰ을 분비한다. 인터루킨Ⅰ이 보조 T림프구를 활성화시켜 인터루킨Ⅱ가 분비된다. 인터루킨Ⅱ가 세포독성 T림프구를 활성화시킨다. 보조 T림프구는 B세포에 결합하고 항체 생성을 촉진시키는 인터루킨Ⅱ를 분비해 B세포를 활성화한다. 그 이후 세포성 면역의 경우 항원에 감염된 세포가 항원 조각을 제시하면 세포 독성 T 림프구와 만나면서 제거된다. 체액성 면역의 경우 B림프구가 보조 T림프구로 인해 형질세포와 기억세포로 분화되고 형질세포는 항체를 생성해 항원항체반응을 통해 항원을 제거하며 기억세포는 다음에 동일한 항원이 들어왔을 때 빠르게 반응할 수 있게 한다. 보조 T 림프구가 B세포를 인식하기 위해서는 B세포 표면에 부착된 항체가 대식세포에 의해 제시되었던 항원 단백질의 일부분과 결합하고 있어야 한다. 인터루킨은 B세포를 간접적으로 자극할 수 있다.

**7** 어떤 콩의 껍질의 색이 독립적으로 유전되는 두 개의 유전자에 의해 조절되는 다인자유전의 결과라고 가정하자. 같은 정도의 검은 색을 나타내는 유전자 A와 B는 대립유전자 a와 b에 대해 불완전우성이다. 가장 검은 콩(AABB)과 가장 흰 콩(aabb)의 교배로 얻은 F1세대의 색깔과 동일한 색의 콩을 F1끼리 교배한 F2 세대에서 얻을 확률은?

① 1/16

② 4/16

③ 5/16

④ 6/16

**8** 양인자이형접합자(양성잡종, dihybrid)에 대한 설명으로 옳지 않은 것을 〈보기〉에서 모두 고른 것은?

---〈보기〉---

ㄱ 두 쌍 중 한 쌍의 유전자의 각 대립인자가 서로 다르다.
ㄴ 이배체 단일 유전자의 대립인자에 대한 표현이다.
ㄷ 서로 교배하면 9종류의 서로 다른 유전자형이 나온다.
ㄹ 검정교배를 하면 4종류의 표현형이 동일한 비로 나온다.
ㅁ 표현형은 우성형질의 것으로 나타난다.

① ㄱ, ㄴ

② ㄴ, ㄷ

③ ㄷ, ㄹ

④ ㄹ, ㅁ

---

**7** AABB와 aabb의 교배로 얻은 F1세대의 유전자형은 AaBb이다. F1을 자가교배했을 때 다인자유전의 경우 나타날 수 있는 경우의 수는 $_4C_2/2^4$으로 구할 수 있다.

**8** ㄱ [×] 양성잡종은 두 쌍의 유전자의 각 대립인자가 다르다.
ㄴ [×] 이배체의 두 가지 유전자의 대립인자에 대한 표현이다.

**9** 식물의 수송에 대한 설명으로 가장 옳지 않은 것은?

① 카스파리안선(casparian strip)은 아포플라스트(apoplast)를 통한 물의 이동을 막는다.
② 물관부에서 증산-응집력-장력의 기작이 물의 수송을 일어나게 한다.
③ 공변세포는 빛이 없으면 양성자를 밖으로 퍼내고 대신 $K^+$과 $Cl^-$을 세포 내로 끌어들인다.
④ 동반세포(companion cell)는 체관요소의 생명유지에 필요한 기능을 제공한다.

**10** 질소는 단백질과 핵산의 주 원소이다. 대기 중의 질소를 직접 이용할 수 없는 식물은 미생물의 대사산물을 이용한다. 식물이 이용하는 질소대사산물을 생산하는 미생물을 〈보기〉에서 모두 고른 것은?

───────────── 〈보기〉 ─────────────

㉠ 질화세균(nitrifying bacteria)
㉡ 탈질화세균(denitrifying bacteria)
㉢ 남세균(시아노박테리아, cyanobacteria)
㉣ 뿌리혹박테리아(근립균, leguminous bacteria)

① ㉠, ㉡, ㉢
② ㉠, ㉡, ㉣
③ ㉠, ㉢, ㉣
④ ㉡, ㉢, ㉣

..................................................................................................

**ANSWER** 9.③ 10.③

**9** 빛이 있을 때 공변세포의 원형질막에 있는 색소에 의해 흡수된 청색광에 의해 양성자가 양성자 펌프를 통해 공변세포에서 주변 표피세포로 나가게 된다. 이 결과로 양성자 기울기가 형성되어 공변세포 내에 칼륨 이온이 흡수된다.

**10** ㉡ 탈질화세균은 혐기적 조건에서 산소 대신 질산을 사용하는 질산호흡 또는 이화적 질산환원을 한다. 즉, 산소가 부족한 환경에서 질산이나 아질산을 환원하여 질소가스로 방출하는 세균으로, 식물이 이용하는 질소대사산물을 생산하지 않는다.

**11** 4명의 학생이 동일한 식물을 관찰하고 그 모양을 기록하였다. 올바르게 관찰하여 기록한 학생의 것은?

① 잎맥이 서로 평행 - 원형 배열의 관다발 - 꽃잎이 5개 - 원뿌리

② 잎맥이 갈라짐 - 관다발이 산발적 - 꽃잎이 5개 - 수염뿌리

③ 잎맥이 서로 평행 - 관다발이 산발적 - 꽃잎이 6개 - 수염뿌리

④ 잎맥이 갈라짐 - 원형 배열의 관다발 - 꽃잎이 6개 - 원뿌리

**12** 세포 호흡은 전자전달계를 통한 산화적 인산화로 ATP를 얻기 위해 해당 과정과 시트르산 회로에서 얻은 환원력을 이용한다. 다음 중 환원력을 제공하는 탈수소효소의 기질로 옳게 짝지은 것은?

① 1,3-이인산글리세르산(BPG) — 아이소시트르산(isocitric acid)

② 3-인산글리세르산(3-PG) — 알파케토글루타르산($\alpha$-ketoglutaric acid)

③ 포스포에놀피루브산(PEP) — 숙신산(succinic acid)

④ 글리세르알데히드-3인산(G3P) — 말산(malic acid)

........................................................................................

**ANSWER** 11.③ 12.④

11 외떡잎식물은 꽃잎이 3배수, 쌍떡잎식물은 꽃잎이 4또는 5배수이며 잎맥은 외떡잎식물이 나란히맥, 쌍떡잎식물은 그물맥이며 외떡잎식물은 관다발이 산발적이며 쌍떡잎식물은 관다발이 규칙적이다. 뿌리모양은 외떡잎식물이 수염뿌리, 쌍떡잎식물은 원뿌리와 곁뿌리로 구분된다.

12 해당과정에서 탈수소효소가 작용하는 곳은 글리세르알데히드-3인산이 1, 3-이인산글리세르산이 될 때이다. 시트르산 회로에서 탈수소효소가 작용하는 곳은 피루브산이 아세틸CoA가 될 때, 시트르산이 알파케토글루타르산이 될 때, 알파케토글루타르산이 숙신산이 될 때, 말산이 옥살로아세트산이 될 때이다. 즉 탈수소효소의 기질이 될 수 있는 물질은 글리세르알데히드-3인산, 피루브산, 시트르산, 알파케토글루타르산, 말산이 있다.

**13** 〈보기 1〉은 뉴런의 휴지전위 및 활동전위에 대한 그래프이다. 각 단계별 나트륨 이온통로와 칼륨 이온 통로에 대한 설명 중 옳은 것을 〈보기 2〉에서 모두 고른 것은?

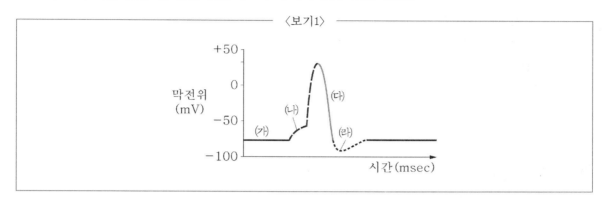

〈보기2〉

⑺ 전압 개폐성이 아닌 칼륨 통로가 전압 개폐성이 아닌 나트륨 통로에 비해 상대적으로 많이 열려 있다.

⑷ 전압 개폐성 나트륨 통로가 열리면서 막전위가 변화한다.

⑸ 전압 개폐성 칼륨 통로가 열리고 칼륨 이온이 세포 내부로 이동한다.

⑺ 전압 개폐성 칼륨 통로가 빠르게 닫혀 휴지전위 이하로 막전위가 내려간다.

① ⑺, ⑷

② ⑸, ⑺

③ ⑺, ⑷, ⑺

④ ⑷, ⑸, ⑺

**13** ⑸ [×] 전압 개폐성 칼륨 통로가 열리고 칼륨 이온이 세포 외부로 이동한다.
⑺ [×] 전압 개폐성 칼륨 통로는 닫히는 속도가 느려 휴지전위 이하로 막전위가 내려간다.

**14** 유전체학(genomics)에 대한 설명으로 가장 옳지 않은 것은?

① 효모(*S. cerevisiae*)는 염기서열이 완전히 결정된 최초의 진핵생물이다.

② 염기서열이 완전히 결정된 최초의 다세포생물은 꼬마선충(*C. elegans*)이다.

③ 유전체의 크기는 생물 개체의 크기, 복잡성, 외형 등과 연관성이 크다.

④ 인간 유전체 사업(human genome project)에 의해 인간 유전체의 대부분이 유전자로 이뤄져 있지 않다는 것이 밝혀졌다.

**15** 사람의 수정란에서 45개의 염색체가 발견되었다. 이에 대한 설명으로 가장 옳은 것은?

① 난자 또는 정자의 감수분열 후기에 오류가 일어났다.

② 제1감수분열 전기에 키아즈마(chiasma)가 생기지 않았다.

③ 제2감수분열 중기에 염색체의 정렬이 일어나지 않았다.

④ 23개의 염색체를 가진 난자와 22개의 염색체를 가진 정자의 수정이 일어났다.

**16** 낫모양적혈구빈혈(sickle-cell anemia)은 베타-헤모글로빈을 구성하는 유전자에 돌연변이가 일어나 글루탐산이 발린으로 치환된 질환이다. 변이가 일어난 발린의 특징에 해당하는 것은?

① 단백질의 표면에 있어 물과 직접 접한다.

② 단백질의 내부를 구성할 것이다.

③ 산소와 결합하는 활성부위를 구성한다.

④ 헴(heme)과 결합하는 부위를 구성한다.

---

**ANSWER** 14.③ 15.① 16.②

**14** 유전체의 크기는 생물 개체의 크기, 복잡성, 외형 등과는 연관성이 멀다.

**15** 염색체 수 이상으로 감수분열 시기에 제대로 분열이 일어나지 않을 경우 발생된다.
② 키아즈마는 유전적 다양성을 높여주는 것으로 염색체 수와는 관련 없다.
③ 염색체 정렬과 염색체 수 이상과는 관련이 없다.
④ 정자, 난자 관계없이 n, n−1의 생식세포 결합 시 45개 염색체를 가진 수정란 생성이 가능하다.

**16** 발린은 소수성 아미노산으로 단백질의 내부를 구성한다.

**17** 〈보기〉는 뇌구조를 나타낸 것이다. 이 중 반사 중추로서 소화운동 조절, 호흡, 순환 등의 역할을 하는 곳은?

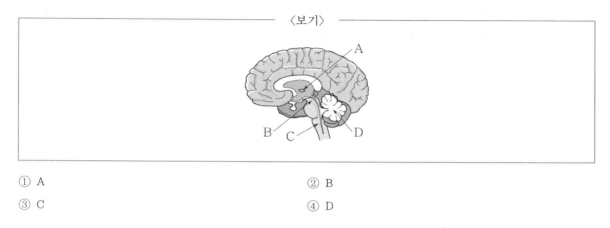

〈보기〉

① A

② B

③ C

④ D

**18** 화합물 A는 칼슘의 세포막 이동을 차단시키는 킬레이트 제제이다. 화합물 A가 신경세포의 시냅스에 미치는 영향에 대한 설명으로 가장 옳은 것은?

① 시냅스전뉴런(presynaptic neuron)의 신경전달물질 방출을 증가한다.

② 시냅스전뉴런(presynaptic neuron)의 신경전달물질 방출을 감소시킨다.

③ 신경전달물질은 방출되나 시냅스후뉴런(postsynaptic neuron)의 수용체와는 결합할 수 없다.

④ 시냅스후뉴런(postsynaptic neuron)의 리간드 개폐성(ligand-gated) 이온채널을 열어 놓아 칼슘이온이 결핍된다.

---

**ANSWER** 17.③ 18.②

**17** A는 간뇌, B는 중간뇌, C는 연수, D는 소뇌이다. 반사중추로서 소화운동 조절, 호흡, 순환과 관련된 뇌는 연수이다.

**18** 칼슘이온은 흥분 전달 과정에서 시냅스 소포가 세포막과 융합하는 과정을 촉진한다. 시냅스 소포가 세포막과 융합하게 되면 신경전달물질이 시냅스 틈으로 확산되어 시냅스 이후 뉴런의 세포막의 수용체에 결합 시 나트륨통로가 열리면서 시냅스 후 뉴런에서 탈분극을 야기한다. 즉 칼슘의 세포막 이동을 차단시키는 킬레이트 제제의 물질을 처리했을 경우 시냅스전뉴런에서 신경전달물질 방출이 감소된다.

**19** 3가지의 다른 유전자 A, B, C가 3종의 유전자 좌위(loci)에 위치한다. 각각 두 가지의 표현형을 나타내는데 그 중 하나는 야생 표현형과는 다르다. A의 비정상 대립유전자인 a의 표현형은 B 또는 C의 표현형과 50% 정도 함께 유전이 된다. 또 다른 경우, b와 c 유전자는 약 14.4% 정도 함께 유전되는 것으로 보인다. 이에 대한 설명으로 가장 옳은 것은?

① 각각의 유전자는 독립적으로 분리된다.

② 세 유전자는 서로 연관된 유전자이다.

③ A는 연관유전자이나 B와 C는 아니다.

④ B와 C는 연관유전자이며 A와는 독립적으로 분리된다.

**20** 〈보기〉의 DNA 시료를 제한효소 1과 2로 처리한 후 젤 전기영동으로 분리하여 A, B, C 세 개의 절편을 얻었다. 젤 전기영동으로 얻어진 DNA 절편의 순서로 가장 옳은 것은?

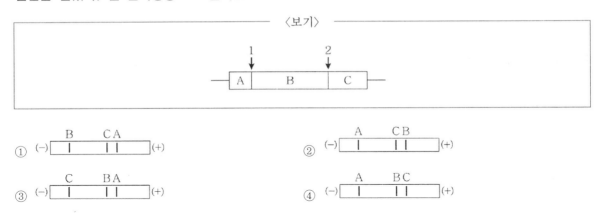

**19** 독립일 경우 교차율이 50%, 상인 완전 연관과 상반 완전 연관일 경우 교차율이 0%이다. 또한 상인 불완전 연관, 상반 불완전 연관이 일어나 교차가 일어날 경우 교차율이 0%보다 크고 50% 미만이다. 즉 B와 C는 교차가 일어난 연관유전자이며 A와는 독립적으로 분리된다.

**20** DNA는 (−)극을 띠는 물질로 전기영동을 통해 얻어진 절편 중 크기가 작은 것이 (+)극으로 가장 많이 이동하고 크기가 클수록 (+)극으로 이동을 적게 하므로 절편의 크기가 'B > C > A'이므로 가장 (+)쪽으로 이동한 절편은 A, (−)극 쪽에 가장 가깝게 있는 절편은 B이다.

**1** 〈보기〉가 공통적으로 설명하는 호르몬에 해당하는 것은?

─────── 〈보기〉 ───────
- 곰팡이가 합성하여 벼에서 키다리병을 유발한다.
- 보리 등 곡물 종자의 배에 존재하며 발아를 촉진한다.
- 톰슨의 씨 없는 포도를 생산하는 데 이용된다.
- 키 작은 완두에 처리하면 정상적인 키를 갖는다.

① 옥신
② 사이토키닌
③ 지베렐린
④ 앱시스산

ANSWER 1.③

**1** ① 옥신은 식물의 생장 조절 물질의 하나로, 성장을 촉진하며 낙과를 방지하고 착과를 조절한다.
② 사이토키닌은 잎의 노화를 저해, 세포분열을 촉진하며 곁가지 생장을 촉진한다.
④ 앱시스산은 종자 휴면 유지, 기공 닫기, 스트레스 저항성을 촉진한다.

**2** 시아노박테리아의 하나인 아나베나(Anabaena)에서 일어나는 질소고정에 대한 설명으로 가장 옳지 않은 것은?

① 대기 중의 질소를 암모니아로 전환한다.

② 산소는 질소고정효소를 활성화시킨다.

③ 광합성 세포와 이형세포 사이에는 세포 간 연접이 형성되어 있다.

④ 이형세포에 질소고정효소가 있다.

**3** 〈보기〉에서 설명하고 있는 세포현상은?

─────── 〈보기〉 ───────

손상된 세포 내 소기관(예, 미토콘드리아)은 막에 의해 둘러싸여 소낭을 형성하게 된다. 그 후 소낭은 리소좀과 융합하고, 리소좀에 존재하는 가수분해효소들이 소기관 성분을 소화한다.

① 식세포작용(phagocytosis)

② 자기소화작용(autophagy)

③ 아폽토시스(apoptosis)

④ 음세포작용(pinocytosis)

────────────────────────────────────

**ANSWER** 2.② 3.②

**2** 질소 고정효소는 산소에 노출될 경우 빠르게 불활성화 된다. 그러나 남조류나 아조토박터와 같은 세균의 경우 혐기 조건에서는 살 수 없으므로 아예 내부에서 산소를 생성한다. 따라서 이런 세균들의 경우 각각의 영양세포와는 별개로 질소 고정을 위해 특수하게 분화된 세포들이 사이사이에 존재하는데 이것을 이형세포라고 한다.

**3** 손상된 세포 내 소기관이 분해될 때 일어나는 자기소화작용 과정이다.

**4** 생체에는 다양한 고분자 물질들이 존재한다. 생체분자의 구조 및 형성 원리에 대한 설명으로 가장 옳은 것은?

① 다당류에 해당하는 글리코겐(glycogen)은 셀룰로오스(cellulose)와 달리 당의 연결 형태에 가지 친 구조가 나타나지 않는다.

② 인지질(phospholipid) 분자는 소수성의 탄화수소 꼬리를 두 개 가지며, 지방산은 세 개의 소수성 탄화수소 꼬리를 갖는다.

③ 단백질이 가지는 구조적 도메인(domain)은 고유의 3차 구조를 가짐으로써 독립적인 기능 단위로 작용할 수 있다.

④ 데옥시리보오스(deoxyribose)의 5′ 탄소에 인산이 결합되고 3′ 탄소에 염기(base)가 결합하여 뉴클레오타이드 분자가 만들어진다.

**5** 내피 세포에 위치하는 카스파리안선(casparian strip)에 존재하는 물질로 물과 물에 녹은 무기질의 투과를 막는 것은?

① 리그닌
② 수베린
③ 셀룰로오스
④ 미세섬유소원

......................................................................................................................

**ANSWER** 4.③ 5.②

**4**  ① 글리코겐은 가지 친 구조이고 셀룰로오스의 경우 포도당 단량체가 서로 다른 방향으로 결합하고 가지가 없는 막대형이다.
② 소수성 탄화수소 꼬리를 두 개 가지는 것은 인지질이고, 세 개 가지는 것은 중성지방이다.
④ 데옥시리보오스의 5′ 탄소에 인산이 결합하고 1′ 탄소에 염기가 결합해 뉴클레오타이드 분자가 만들어진다.

**5**  리그닌은 식물의 2차벽으로 성숙한 세포에서만 발견되며, 셀룰로오스는 1차벽을 구성한다.

**6** 〈보기〉에서 설명하는 유전병에 해당하는 것은?

---
〈보기〉
---

이 병을 갖는 아기의 뇌세포는 결정적인 효소가 제대로 작동하지 않기 때문에 특정 지질을 대사하지 못한다. 이 지질이 뇌세포에 축적되면서 유아는 경련, 시력 상실, 운동 및 지적 능력의 퇴화를 겪게 된다. 이 질환에 걸린 아이는 출생 후 수 년 이내에 사망한다.

① 테이-삭스병(Tay-Sachs disease)
② 낭성섬유증(cystic fibrosis)
③ 헌팅턴병(Huntington's disease)
④ 연골발육부전증(achondroplasia)

**7** 동물의 발생에 대한 설명으로 가장 옳지 않은 것은?
① 새로운 배아 형성에 필요한 성분들은 난자의 세포질에 고르게 분포되어 있다.
② 양서류 난모 세포는 수정 후에 회색신월환을 동등하게 나누면 2개의 할구로부터 2개의 정상적인 유충이 발달한다.
③ 난황의 양이 많은 물고기 알의 경우 난할이 난황 꼭대기에 있는 세포질 층에 한정되어 일어난다.
④ 한 배아의 등쪽 입술 세포를 다른 배아에 이식하면 새로운 신체부분이 형성된다.

• · · · · · · · · · · · · · · · · · · · · · · · · · · · · · · · · · · · · · · · · · · · · · · · · · · · · · · · · · · · · · · · · · · · · · · · · · · · · · · · · · · · · · · · · · · · · · · · · · · · · · · · · · · · · · · · · · · · · · · ·

**ANSWER** 6.① 7.①

**6** 낭성섬유증은 유전자 이상으로 인해 점액물질의 점성이 제대로 조절되지 못해 발생되는 병이며 헌팅턴병도 유전자 이상으로 인한 병으로, 뇌손상으로 인해 운동 증상에 문제가 생기는 병이다. 연골발육부전증은 염색체 이상으로 인한 병으로, 키가 작고 어깨와 엉덩이 관절에 의해 팔다리가 짧으며 비균형적으로 몸통이 길며 돌출된 앞이마 등이 나타난다.

**7** 새로운 배아 형성에 필요한 성분들은 난자 세포질의 뒤쪽 극에 분포한다.

**8** 가을에 단일식물인 국화를 생육시키는 온실의 관리자가 밤 동안에 실수로 660nm 파장 빛을 잠깐 동안 켰다가 껐고, 그 다음에 730nm의 파장 빛을 잠깐 동안 켰다가 껐다. 이 과정 후 일어난 사건에 대해 옳은 것을 모두 고른 것은?

---〈보기〉---

ㄱ 생육 중인 국화의 꽃이 피지 않는다.

ㄴ 결국은 Pr형의 피토크롬(phytochrome)으로 전환된다.

ㄷ 생육 중인 국화의 꽃이 핀다.

ㄹ 결국은 Pfr형의 피토크롬(phytochrome)으로 전환된다.

① ㄱ, ㄴ

② ㄴ, ㄷ

③ ㄱ, ㄹ

④ ㄷ, ㄹ

**9** 두 개의 중쇄(heavy chain)와 두 개의 경쇄(light chain)로 구성되어 있는 일반적인 면역글로불린 G(IgG) 항체의 구조에 대한 설명으로 가장 옳지 않은 것은?

① 두 개의 중쇄는 서로 결합되어 있지만 두 개의 경쇄는 서로 직접적인 결합 상호작용을 하지 않는다.

② 중쇄와 경쇄 모두 가변(V, variable) 영역과 불변(C, constant) 영역을 가지고 있다.

③ 두 개의 중쇄는 불변 영역에서 서로 결합한다.

④ 중쇄와 경쇄의 가변 영역은 각각 독립된 항원결합 부위를 형성한다.

**ANSWER** 8.② 9.④

**8** 식물이 빛에 노출되면 피토크롬이 분해되어 이것이 활성화되면 Pfr[원적색광(730nm) 흡수 피토크롬]의 양이 증가하고 밤 동안에는 Pfr의 농도가 서서히 감소한다. 만약 원적색광이 많게 되면 Pfr이 Pr[적색광(660nm) 흡수 피토크롬]로 전환하며 이때 피토크롬은 합성되어 활성화되지 않는다. 660nm 및 이후 730nm의 빛을 비추었으므로 결국 Pfr가 Pr로 전환하여 국화꽃이 피게 된다.

**9** 중쇄와 경쇄의 가변 영역은 같은 항원결합부위를 형성한다.

**10** 〈보기 1〉 실험 결과의 해석으로 옳은 것을 〈보기 2〉에서 모두 고른 것은?

---

〈보기1〉

미생물학자인 광전(Kwang Jeon) 박사는 단세포성 원생생물인 아메바(Amoeba proteus)에 대한 연구를 수행하던 중에 실수로 아메바 배양세포의 일부가 간균에 의해 오염이 되었다. 몇몇 전염된 아메바는 금방 죽었지만, 일부 아메바는 생장은 느렸지만 살아남았다. 광전 박사는 호기심에 오염된 배양세포를 5년 동안 유지한 후에 관찰을 해보니 오염된 아메바 자손들은 간균의 숙주세포가 되었고, 생장 상태도 양호하였다. 그러나 감염되지 않은 아메바의 핵을 제거한 후, 감염된 아메바의 핵을 이식하면 감염되지 않은 아메바는 모두 죽고 말았다.

---

〈보기2〉

㉠ 이 실험은 엽록체나 미토콘드리아와 같은 세포 내 소기관이 내부 공생의 결과라는 증거이다.
㉡ 간균의 숙주세포가 된 아메바는 일부 유전자를 상실하였다.
㉢ 간균의 일부 유전자가 숙주세포가 된 아메바의 핵으로 이동하였다.
㉣ 숙주세포인 아메바의 생존을 위해 간균이 필요하다는 것을 보여준다.

---

① ㉠, ㉡                                         ② ㉡, ㉢

③ ㉠, ㉡, ㉣                                   ④ ㉡, ㉢, ㉣

---

**ANSWER** 10.③

**10** 숙주세포인 아메바의 생존을 위해 간균이 필요함을 보여주는 실험으로, 간균의 숙주세포가 된 아메바는 일부 유전자를 상실하더라도 살아갈 수 있었다. 간균의 일부 유전자가 아메바의 핵으로 이동하지는 않는다. 엽록체나 미토콘드리아처럼 외부에 있던 물질이 세포 내 소기관에 들어와 공생한다는 증거가 된다.

**11** 시트르산 회로(또는 크렙스 회로)에서 기질 수준 인산화 반응에 의해 ATP가 생성되는 단계로 가장 옳은 것은?

① 시트르산 → $\alpha$-케토글루타르산

② 숙신산 → 말산

③ $\alpha$-케토글루타르산 → 숙신산

④ 옥살아세트산 → 시트르산


**12** 바이러스(virus) 중에서 이중가닥 RNA를 유전체로 가지고 있는 것은?

① 아데노바이러스(adenovirus)

② 파보바이러스(parvovirus)

③ 코로나바이러스(coronavirus)

④ 레오바이러스(reovirus)


**ANSWER** 11.③  12.④

**11** $\alpha$-케토글루타르산에서 숙신산이 될 때 기질수준인산화를 통해 ATP가 합성되며 시트르산에서 $\alpha$-케토글루타르산이 될 때는 NADH가 형성되어 전자전달계를 거쳐 산화적 인산화를 통한 ATP가 합성된다. 숙신산에서 말산이 될 때 FADH2 생성 후 산화적 인산화를 거치고 옥살아세트산이 시트르산이 될 때는 별도의 인산화 과정이 일어나지 않는다.

**12** 아데노바이러스는 이중가닥 DNA 바이러스, 파보바이러스는 단일가닥 DNA 바이러스, 코로나바이러스는 단일가닥 RNA 바이러스이다.

**13** 〈보기〉가 설명하는 생식적 격리에 기여하는 생식적 장벽 중 접합 전 장벽에 해당하는 것은?

---
〈보기〉
---

*Bradybaena*속의 달팽이 두 종의 껍데기가 다른 방향으로 꼬여 있다. 가운데로 모여들 때 한 종은 반시계 방향으로, 다른 종은 시계 방향으로 꼬여 들어간다. 따라서 달팽이의 생식공이 정렬되지 못하여 짝짓기를 완성할 수 없다.

① 시간적 격리　　　　　　　　　② 행동적 격리
③ 기계적 격리　　　　　　　　　④ 생식세포 격리

**14** 단백질을 소포체로 이동시키는 일련의 신호기작에 대한 설명으로 가장 옳지 않은 것은?

① 세포 밖으로 분비될 운명의 폴리펩타이드 합성은 소포체의 세포질 쪽 면에 붙어 있는 부착리보솜에서 시작된다.
② 세포 밖으로 분비될 운명의 폴리펩타이드의 서열은 신호펩타이드(signal peptide)라고 불리는 소포체로 이동하게 하는 일련의 아미노산 서열로 시작된다.
③ 신호인식입자(signal recognition particle)가 신호펩타이드에 부착하면 폴리펩타이드 합성이 일시적으로 중단된다.
④ 소포체의 막에 존재하는 신호절단효소가 신호펩타이드를 자른다.

........................................................................................................................................................

**ANSWER** 13.③　14.①

**13** 접합 전 장벽에는 크게 짝짓기 시도의 실패, 수정의 실패로 나누어지는데 짝짓기 시도의 실패에 서식지 격리, 시간적 격리, 행동적 격리가 포함되고 수정의 실패에 기계적 격리, 생식세포 격리가 포함된다.

**14** 전사과정은 핵에서 일어나며 전사과정 결과 생성된 mRNA는 세포질로 이동한다. RNA에서 단백질이 합성되고 단백질이 폴리펩타이드로의 합성이 일어나는 장소는 모두 세포질이다.

**15** 〈보기〉 아미노산 구조의 성질로 가장 옳은 것은?

┌─────────────────── 〈보기〉 ───────────────────┐

$$CH_3$$
$$|$$
$$H_3N^+ - C - COO^-$$
$$|$$
$$H$$

└──────────────────────────────────────────────┘

① 극성                    ② 산성
③ 염기성                  ④ 소수성


**16** 지질학적 기록을 바탕으로 지구 생물 역사를 설명한 내용으로 가장 옳지 않은 것은?

① 신생대에 이족 보행 인간의 조상이 출현하였다.
② 곤충은 중생대에 출현하였다.
③ 현화식물은 중생대에 출현하였다.
④ 종자식물은 고생대에 출현하였다.

........................................................................................................................

**ANSWER** 15.④  16.②

**15** 곁사슬에 H를 가지는 글리신으로 이는 소수성 아미노산에 속한다.

**16** 곤충은 지금으로부터 4억 년 전인 고생대에 최초로 출현했으며 처음으로 유사 곤충이 나타난 것은 3억 5천만 년 전인 석탄기라 할 수 있다. 신생대에 인류가 출현했고 중생대에 겉씨식물이 우세했고 고생대에 종자식물이 출현하였다.

**17** 〈보기〉에서 암세포에 대한 설명으로 옳은 것을 모두 고른 것은?

> ──────── 〈보기〉 ────────
>
> ㉠ 비정상적으로 자라고 분열하여 조직 내에서 매우 높은 밀도로 자라게 된다.
> ㉡ ATP 생성이 발효과정보다는 유기호흡에 의존하게 된다.
> ㉢ 주변에 작은 혈관이나 모세혈관이 비정상적으로 증가한다.
> ㉣ 세포 막 단백질에 변형이 생겨 조직 내에서 세포 간의 부착능력이 강해진다.

① ㉠, ㉡                                    ② ㉠, ㉢

③ ㉠, ㉡, ㉣                                ④ ㉡, ㉢, ㉣


**18** 〈보기〉처럼 유전적 질환이나 암 발생과 관계될 수 있는 염색체 구조변화의 예로 옳지 않은 것은?

> ──────── 〈보기〉 ────────
>
> 다운증후군과 같이 염색체 수의 변화에 따른 유전적 질환 외에도, 염색체에서의 여러 구조적 변화는 헌팅턴병, 불임, 림프종과 같은 다양한 질병 또는 질환을 일으킬 수 있다.

① 감수분열 중에 두 개의 상동염색체가 서로 상응하는 유전자를 교환하는 교차(crossing over)

② 염색체 일부가 상동 염색체로 옮겨감으로 인해 특정 DNA 염기서열이 두 번 이상 반복되는 중복 (duplication)

③ 염색체 일부가 반전되어 반대 방향이 되는 역위(inversion)

④ 비상동성 염색체 간에 염색체의 일부가 교환되는 전좌(translocation)

---

**ANSWER** 17.② 18.①

**17** 암세포는 비정상적으로 빨리 자라는 세포로 많은 양의 ATP가 필요한데, 미토콘드리아에서 얻는 에너지의 양은 많을 수 있지만 속도가 느리므로 세포질에서 에너지를 만든다. 세포 간 부착능력을 떨어뜨려 암세포는 기질에 침투하고 이동하며 전이가 일어난다.

**18** 교차는 유전적 다양성을 높이는 대표적인 예이다. 중복, 역위, 전좌는 염색체 구조의 변화로 인해 유전적 질환을 일으킬 수 있다.

**19** 평소 신장 질환을 겪고 있는 환자의 소변을 채취하여 알부민 함량을 측정하였더니 정상인보다 높은 함량의 알부민이 검출되었다. 소변이 생성되는 여러 과정 중 소변의 알부민 함량과 가장 관련이 깊은 것은?

① 사구체 여과
② 세뇨관 재흡수
③ 세뇨관 분비
④ 소변의 농축

**20** 이산화탄소 수송에 대한 설명으로 옳은 것을 〈보기〉에서 모두 고른 것은?

───── 〈보기〉 ─────

ⓒ 이산화탄소는 대부분 중탄산염($HCO_3^-$)의 형태로 폐로 수송된다.
ⓒ 이산화탄소는 대부분 카바미노헤모글로빈($HbCO_2$)의 형태로 폐로 수송된다.
ⓒ 적혈구에서 형성된 중탄산염($HCO_3^-$)은 헤모글로빈에 결합한다.
ⓒ 폐포 모세혈관에서 중탄산염($HCO_3^-$)은 수소이온($H^+$)과 결합하여 이산화탄소를 형성한다.

① ㉠, ㉣
② ㉡, ㉢
③ ㉠, ㉢, ㉣
④ ㉡, ㉢, ㉣

────────────────────────────────

**ANSWER** 19.① 20.①

**19** 알부민은 단백질인데, 고분자인 단백질이 오줌에서 발견되었다는 것은 사구체에서 보먼주머니로 여과되지 말아야 할 물질이 여과되었음을 뜻한다.

**20** 이산화탄소의 23%는 카바미노헤모글로빈($HbCO_2$) 형태로 폐로 수송되고, 77%는 혈장에 녹아 중탄산염($HCO_3^-$)형태로 폐로 수송되었다가 폐포 모세혈관에서 수소이온($H^+$)과 결합하여 이산화탄소를 형성한다.

**1** 그림은 생물이 세포 호흡을 통해 포도당으로부터 최종 생성물과 에너지를 만들고, 이 에너지를 생명활동에 이용하는 과정을 나타낸 것이다. 이에 대한 설명으로 옳은 것만을 모두 고르면?

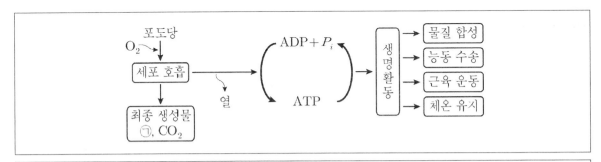

(가) ㉠은 $H_2O$이다.
(나) ATP가 $ADP + P_i$로 되는 과정에서 에너지가 흡수된다.
(다) 세포 호흡에서 발생한 에너지는 모두 ATP를 합성하는 데 이용된다.

① (가)
② (가), (나)
③ (나), (다)
④ (가), (나), (다)

---

**ANSWER** 1.①

**1** 세포 호흡은 포도당과 같은 기질이 산소와 반응해 에너지를 만들고 물($H_2O$)과 이산화탄소($CO_2$)를 생성하는 반응이다.
(나) [×] ATP가 ADP와 $P_i$로 되는 과정은 에너지가 발생하는 반응으로 고에너지 인산결합이 하나 끊어질 때마다 7.3kcal의 에너지가 발생된다.
(다) [×] 세포 호흡에서 발생한 에너지는 ATP뿐만 아니라 열에너지로도 다량 방출된다.

**2** 그림은 유전자형이 Hh인 대립 유전자가 포함된 한 쌍의 상동 염색체로, 이들 중 한 염색체의 구조를 점차 확대하여 나타낸 것이다. 이에 대한 설명으로 옳지 않은 것은? (단, 돌연변이와 교차는 고려하지 않는다)

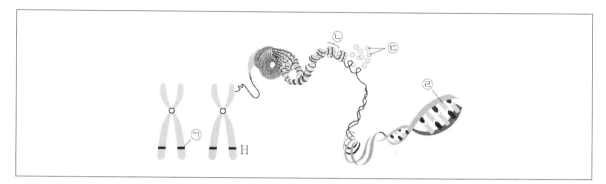

① ㉠은 대립 유전자 H이다.

② ㉡은 뉴클레오솜이다.

③ ㉢은 히스톤 단백질이다.

④ ㉣의 구성 성분으로 디옥시리보오스가 있다.

**ANSWER** 2.①

**2**  ㉡은 히스톤 단백질과 DNA가 결합된 뉴클레오솜이고 ㉢은 히스톤 단백질, ㉣은 이중 나선 구조를 가지고 있는 DNA로 DNA의 단위체인 뉴클레오타이드는 디옥시리보스당과 인산, 염기(A, G, C, T)로 구성되어 있다.
　① 유전자형이 Hh인 상동염색체이므로 H를 모계로부터 받았다고 가정했을 때 부계로부터는 h를 물려받았음을 알 수 있다.

**3** 그림의 개구리와 하마는 눈과 코가 물 위로 동시에 나올 수 있는 공통점이 있다. 이에 해당하는 생명 현상의 특성과 가장 관련 있는 것은?

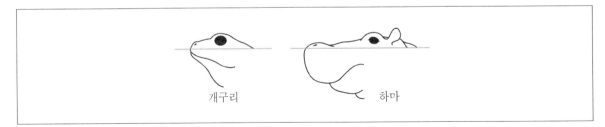

① 거미는 진동을 감지하여 먹이에게 다가간다.
② 장구벌레는 변태 과정을 거쳐 모기가 된다.
③ 크고 단단한 종자를 먹는 서로 다른 종의 새들은 대부분 부리가 크고 두껍다.
④ 수생 식물의 잎에서 광합성이 일어나면 공기 방울이 생성된다.

**4** 생물의 물질대사를 나타낸 다음 사례 중 동화작용에 해당하는 것만을 모두 고르면?

> ㉠ 빛에너지를 흡수하여 이산화탄소와 물로부터 포도당이 합성된다.
> ㉡ 지방은 소화효소에 의해 지방산과 글리세롤로 분해된다.
> ㉢ 세포 호흡 과정에서 나온 에너지에 의해 ADP와 무기인산이 ATP로 합성된다.
> ㉣ 단백질이 에너지원으로 사용되면 이산화탄소, 물, 암모니아로 분해된다.

① ㉠, ㉡                    ② ㉠, ㉢
③ ㉡, ㉣                    ④ ㉢, ㉣

........................................................................................................................

**ANSWER** 3.③  4.②

**3** 생명현상의 특성 중 적응과 진화에 해당하는 그림이다.
   ① '자극에 대한 반응'의 예이다.
   ② '발생과 생장'에 대한 예이다.
   ④ '물질대사'에 해당하는 예이다.

**4** 동화 작용은 저분자 물질이 에너지를 흡수해 고분자 물질로 합성되며 흡열반응이 일어난다. 이화 작용은 고분자 물질이 에너지를 방출하며 저분자 물질로 분해되며 발열반응이 일어난다. ㉡과 ㉣은 이화작용에 해당한다.

**5** 다음은 어떤 바이러스가 인체에 감염되어 발생하는 병과 관련한 약품 A를 제조하는 과정을 나타낸 것이다. 이에 대한 설명으로 옳은 것은?

> ㈎ 바이러스를 수집하고 선택하여 유정란에 넣어 배양한다.
>
> ㈏ 증식된 바이러스를 모아 농축하고 정제시킨다.
>
> ㈐ 바이러스의 단백질 껍질을 분쇄시킨다.
>
> ㈑ 바이러스의 특이 항원만 순수 분리하여 약품 A로 사용한다.

① 약품 A에는 이 바이러스에 대한 항체가 들어 있다.

② 약품 A를 이용하여 현재 감염된 바이러스 질병을 치료할 수 있다.

③ 약품 A를 접종한 사람은 체내에 이 항원에 대한 기억 세포가 생성된다.

④ 약품 A는 이 바이러스 외의 다른 바이러스에 의한 감염을 예방할 수 있다.

......

**ANSWER** 5.③

**5** 이 약품 A는 바이러스 특이 항원이 순수 분리되어 있는 것으로 예방접종(백신) 약품이라고 볼 수 있다. 약품 A가 체내로 처음 유입되었을 때 형질세포는 소량의 항체를 만들어 면역 작용에 관여하고, 기억세포가 생성되어 같은 항원이 재침입했을 때 기억세포가 빠르게 형질세포로 전환되어 다량의 항체를 신속하게 생산한다.

① 약품 A에는 이 바이러스 항원이 들어 있다.

② 백신은 병에 걸리기 전 예방 목적으로 쓰이므로 바이러스에 감염되었을 경우 치료 목적으로는 부적합하다.

④ 항원-항체 반응은 특이성이 있으므로 특정 항원은 특정 항체와만 반응해 약품 A는 이 바이러스에 대한 감염만 예방 가능하다.

**6** 표는 건강한 사람에게서 관찰되는 혈장, 원뇨, 오줌의 성분을 나타낸 것으로 A~C는 각각 단백질, 요소, 아미노산 중 하나이다. 이에 대한 설명으로 옳은 것은?

| 성분 | 포도당(%) | A(%) | B(%) | C(%) |
|------|-----------|------|------|------|
| 혈장 | 0.10 | 0.05 | 8.00 | 0.03 |
| 원뇨 | 0.10 | 0.05 | 0.00 | 0.03 |
| 오줌 | 0.00 | 0.00 | 0.00 | 2.00 |

① A는 세뇨관에서 모세혈관으로 재흡수 된다.

② B의 양은 사구체보다 세뇨관에서 더 많다.

③ C는 분자량이 커서 여과되지 못한다.

④ 포도당은 분자량이 커서 세뇨관에서 모세혈관으로 재흡수되지 못한다.

---

**ANSWER** 6.①

**6** 혈장의 성분이 콩팥 겉질의 사구체의 높은 혈압에 의해 저분자 물질만 걸러지게 되는데 그 물질을 원뇨라고 하고, 원뇨는 세뇨관과 모세혈관 사이의 재흡수 및 분비 과정을 거쳐 오줌이 된다. A는 여과는 100% 되었지만 100% 재흡수 된 걸로 보아 아미노산이라고 볼 수 있다. B는 여과 자체가 안 되는 크기가 큰 분자로, 단백질이나 혈구라고 볼 수 있다. C는 오줌에서 농도가 진해지므로 요소라고 볼 수 있다.

② B는 사구체에서 보먼주머니로 통과하지 못하므로 세뇨관에서는 관찰되지 않는다.

③ C는 원뇨에도 존재하므로 여과가능하다.

④ 포도당은 분자량이 작고 세뇨관에서 모세혈관으로 100% 재흡수 된다.

**7** 그림 ㈎는 사람 눈의 동공 크기를 조절하는 자율신경 A와 B를, ㈏는 A와 B 중 한 신경의 활동 전위 발생 빈도가 증가할 때 시간에 따른 동공 크기를 나타낸 것이다. 이에 대한 설명으로 옳은 것은?

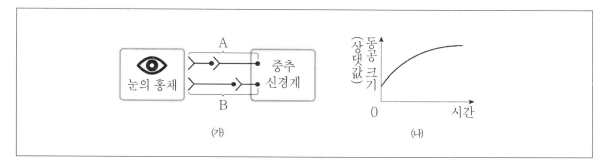

① A는 중추 신경계에 속한다.

② ㈏ 반응의 중추는 대뇌이다.

③ B의 신경절 이후 축삭돌기 말단에서 아세틸콜린이 분비된다.

④ ㈏는 B에서 활동 전위 발생 빈도가 증가할 때 나타난 변화이다.

........................................................................................................................................

**ANSWER** 7.④

**7**  A는 절전 뉴런이 길고 절후 뉴런이 짧은 부교감신경이고, B는 교감신경이다. 동공 크기가 커지는 것은 교감 신경에 의한 작용이므로 B에서 활동 전위 발생 빈도 증가 시 나타나는 변화이다.
   ① 교감, 부교감 신경은 말초 신경계에 속한다.
   ② 동공 크기를 조절하는 중추는 중(간)뇌이다.
   ③ B의 신경절 이후 축삭돌기 말단에서는 에피네프린(노르에피네프린)이 분비되며 A의 절전신경 말단과 절후 신경 말단, B의 절전신경 말단에서는 모두 아세틸콜린이 분비된다.

**8**   그림은 어떤 식물 군집에 불이 난 후의 천이 과정에서 측정된 총생산량과 호흡량의 변화를 나타낸 것으로 A와 B는 각각 총생산량과 호흡량 중 하나이다. 이에 대한 설명으로 옳은 것은?

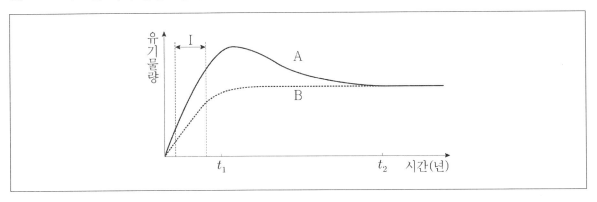

① 불이 난 후의 천이 과정에서 개척자는 지의류이다.

② A는 호흡량이다.

③ I 구간에서 순생산량은 점차 증가한다.

④ 지표면에 도달하는 빛의 세기는 $t_1$일 때가 $t_2$일 때보다 더 약하다.

---

**ANSWER**  8.③

**8**   불이 난 후 일어나는 2차 천이 과정으로 I 구간에서는 광합성량이 활발해 순생산량이 증가한다.
　　① 2차 천이에서 개척자는 초본이다.
　　② A는 총생산량이다. 총생산량은 호흡량과 순생산량을 더한 것으로 호흡량이 총생산량보다 값이 더 클 수 없다.
　　④ $t_1$일 때보다 $t_2$일 때 현존량이 많아져 지표로 도달하는 빛의 세기는 약해진다.

**9** 다음 분꽃 꽃잎 색깔의 유전을 알아보기 위한 실험에 대한 설명으로 옳은 것은? (단, 돌연변이와 교차는 고려하지 않는다)

---

- 붉은색 분꽃과 흰색 분꽃은 모두 순종이다.
- 붉은색 분꽃과 흰색 분꽃을 교배하여 잡종 1대($F_1$)를 얻었더니 모두 분홍색 분꽃의 개체만 나왔다.
- $F_1$을 자가 수분하여 잡종 2대($F_2$)를 얻었다.

---

① 복대립 유전에 해당한다.

② 붉은색 꽃 형질은 흰색 꽃 형질에 대해 우성이다.

③ $F_2$에서 붉은색 분꽃 : 흰색 분꽃 = 3 : 1이다.

④ $F_2$에서는 표현형의 분리비와 유전자형의 분리비가 같게 나타난다.

---

**ANSWER** 9.④

**9** 중간유전 결과 $F_2$에서 표현형의 분리비와 유전자형의 분리비는 같다.

① 대립유전자간 우열 관계가 불분명한 중간유전이다.

② 붉은 꽃 형질과 흰색 꽃 형질의 우열 관계는 불분명하다.

③ $F_2$에서 붉은색 : 분홍색 : 흰색 = 1 : 2 : 1이다.

**10** 다음 효모를 이용한 실험에 대한 설명으로 옳지 않은 것은?

---

〈과정〉

(가) 발효관 A~C에 각각의 용액을 표와 같이 넣는다.

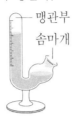
맹관부
솜마개

| 발효관 | 용액 |
|---|---|
| A | 10% 포도당 용액 20mL + 효모액 15mL |
| B | 10% 설탕 용액 20mL + 효모액 15mL |
| C | 증류수 20mL + 효모액 15mL |

(나) 각 발효관의 입구를 솜으로 막은 후 2시간 후에 맹관부에 모인 기체의 부피를 측정한다.

〈결과〉

| 구분 | A | B | C |
|---|---|---|---|
| 기체의 부피 | + + + + | + + | 없음 |

(+가 많을수록 기체 발생량이 많음)

---

① 맹관부에 모인 기체는 $CO_2$이다.

② 이 실험의 종속변인은 맹관부에 모인 기체의 부피이다.

③ 실험 종료 후 발효관에 수산화칼륨(KOH) 수용액을 넣으면 맹관부에 모인 기체의 부피가 증가한다.

④ 효모는 산소가 공급되지 않으면 무기 호흡을 한다.

**11** 표는 어떤 식물 종에서 유전자형이 AaBb인 개체 P1과 P2를 각각 검정 교배하여 얻은 자손(F1)의 표현형에 따른 개체수를 나타낸 것으로 A는 a, B는 b와 각각 대립 유전자이며 완전 우성이다. 이에 대한 설명으로 옳은 것은? (단, 돌연변이와 교차는 고려하지 않는다)

| 구분 | 자손(F₁)의 표현형 | | | |
|---|---|---|---|---|
| | A_B_ | A_bb | aaB_ | aabb |
| P1 검정 교배 | 0 | 100 | 100 | 0 |
| P2 검정 교배 | 100 | 0 | 0 | 100 |

① P1에서 A와 B는 같은 염색체에 위치한다.

② P2에서 유전자형 aB를 가지는 생식 세포가 만들어진다.

③ P1을 자가 교배하면 자손(F₁)의 표현형의 비는 A_B_ : A_bb : aaB_ : aabb = 1 : 1 : 1 : 1이다.

④ P2를 자가 교배하면 자손(F₁)의 표현형의 비는 A_B_ : A_bb : aaB_ : aabb = 3 : 0 : 0 : 1이다.

**ANSWER** 11.④

**11** 검정교배는 열성 순종 개체와 교배시키는 것으로, 생식세포 유전자형을 알 수 있다. P1은 상반연관으로 Ab, aB가 연관되어 있고 P2는 상인연관으로 AB와 ab가 연관되어 있다. P2를 자가교배하면 자손의 표현형의 비는 A_B_ : A_bb : aaB_ : aabb = 2 : 1 : 1 : 0이 나온다.

① P1에서는 A와 b가 같은 염색체에 위치한다.

② P2에서는 aB를 가지는 생식세포는 형성할 수 없다.

③ P1을 자가교배하면 자손의 표현형의 비는 A_B_ : A_bb : aaB_ : aabb = 3 : 0 : 0 : 1로 나온다.

**12** 그림은 생태계를 구성하는 요소 사이의 상호 관계를 나타낸 것이다. 이에 대한 설명으로 옳지 않은 것은?

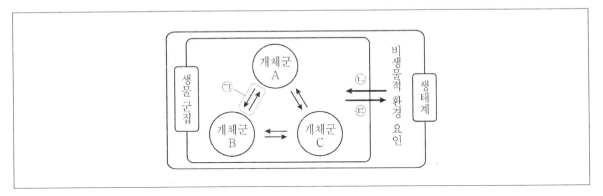

① 기러기가 집단으로 이동할 때 한 마리의 리더를 따라 이동하는 현상은 ㉠이다.

② 일조 시간이 식물의 개화에 영향을 미치는 현상은 ㉡이다.

③ 지렁이가 토양 속에 틈을 만들어 통기성을 증가시키는 현상은 ㉢이다.

④ 온도는 비생물적 환경 요인이고, 분해자는 생물적 요인이다.

**12** ㉠은 상호 작용, ㉡은 작용, ㉢은 반작용이다. 기러기의 리더제는 같은 종 내 상호작용에 해당하므로 ㉠에 속하지 않는다.

**13** 그림 (개)와 (내)는 담배 모자이크 바이러스와 메뚜기를 각각 나타낸 것이다. 이에 대한 설명으로 옳은 것은?

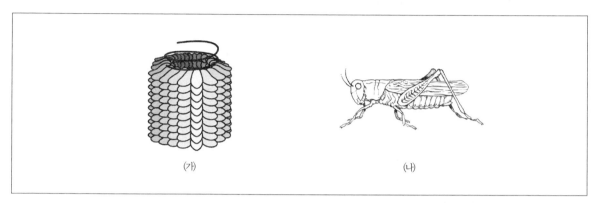

(개)                    (내)

① (개)는 스스로 물질대사를 할 수 있다.
② (개)는 미토콘드리아와 같은 세포소기관을 가진다.
③ (내)는 DNA와 단백질로만 이루어진 간단한 형태이다.
④ (개)와 (내)는 모두 유전 물질로 핵산을 가지고 있다.

**14** 그림은 뇌하수체에서 분비되는 항이뇨 호르몬(ADH)과 갑상샘 자극 호르몬(TSH)의 작용을 나타낸 것으로 A와 B는 각각 뇌하수체 전엽과 뇌하수체 후엽 중 하나이다. 이에 대한 설명으로 옳은 것은?

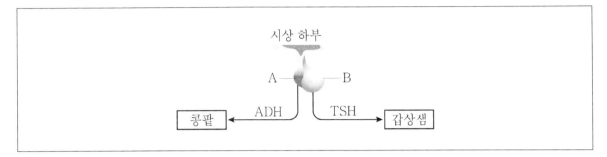

① A는 뇌하수체 전엽이다.

② ADH는 콩팥에 작용하여 수분의 재흡수를 촉진한다.

③ TSH의 분비량이 증가하면 티록신의 분비가 억제된다.

④ ADH와 TSH는 별도의 분비관을 갖는 외분비샘에서 분비된다.

**14** A는 ADH를 분비하는 것으로 보아 뇌하수체 후엽이고, B는 뇌하수체 전엽이다.
③ TSH는 갑상샘을 자극시키는 호르몬으로 TSH 분비량이 증가하면 티록신 분비도 증가한다.
④ ADH와 TSH는 모두 내분비샘에서 생성 및 분비된다.

**15** 그림은 개체군의 생장 곡선을 나타낸 것으로 A와 B는 각각 '이론적 생장 곡선'과 '실제 생장 곡선'
이다. 이에 대한 설명으로 옳은 것은?

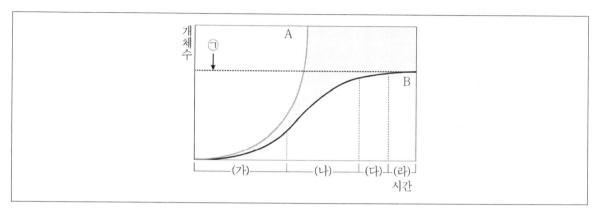

① ㉠은 개체군의 생장을 억제하는 요인인 환경 저항을 나타낸다.

② 실제 생장 곡선에서 (가)구간일 때보다 (나)구간일 때 개체 간의 경쟁이 더 심하다.

③ 이론적 생장 곡선에서 (나)구간의 단위 시간당 개체 수 증가율은 0이다.

④ 실제 생장 곡선의 경우 (라)구간에서는 환경 저항이 작용하지 않는다.

**15** 개체군의 생장 곡선에서 J자형은 '이론상 생장곡선'으로, 시간이 지날수록 개체수가 급증하는 형태를 띠고 있고, S자형
은 '실제 생장곡선'이다. 실제 생장 곡선에서는 개체수가 증가하다가 일정해지는데 그것에 영향을 미치는 것으로는 환경
저항이 있다.
① ㉠은 환경 수용력으로 환경이 수용할 수 있는 범위이다.
③ 이론적 생장 곡선에서 (나)구간의 단위시간당 개체 수 증가율은 점점 감소하지만 0은 아니다.
④ 실제 생장 곡선의 경우 (라)구간에서도 환경 저항은 작용한다.

**16** 표는 승호네 가족에서 어떤 유전 질환의 발현에 관여하는 대립유전자 A와 A'의 DNA 상대량을 나타낸 것이다. 이에 대한 설명으로 옳은 것만을 모두 고르면? (단, 승호는 남자이고, 돌연변이와 교차는 고려하지 않는다)

| 구성원 | DNA 상대량 | |
|---|---|---|
| | A | A' |
| 아버지 | ⓐ | 1 |
| 어머니 | ⓑ | ⓒ |
| 누나 | 1 | 1 |
| 형 | 1 | 0 |
| 승호 | ⓓ | 1 |

㉠ ⓐ + ⓑ = ⓒ + ⓓ이다.

㉡ A는 성염색체 X에 존재한다.

㉢ 만약 승호의 동생이 태어난다면, 동생과 어머니의 유전자형이 같을 확률은 $\frac{1}{2}$이다.

① ㉠, ㉡

② ㉠, ㉢

③ ㉡, ㉢

④ ㉠, ㉡, ㉢

**16** A와 A'의 합이 성별에 따라 다르므로 X 염색체상에 유전자가 있음을 알 수 있다. 형과 승호가 각각 A와 A'을 하나씩 가지므로 어머니는 AA'의 유전자형을 가짐을 알 수 있다. 아버지는 남자이므로 A와 A'의 합이 1이 되어야 하므로 A 유전자를 가지지 않는다. 즉 ⓐ = 0, ⓑ = 1, ⓒ = 1, ⓓ = 0이다.

㉢ [×] $X^AY × X^AX^{A'} → X^AX^A$, $X^AX^{A'}$, $X^AY$, $X^{A'}Y$이므로 동생과 어머니의 유전자형이 같을 확률은 $\frac{1}{4}$이다.

**17** 그래프는 어떤 신경 세포에 역치 이상의 자극을 주었을 때 막전위 변화를 나타낸 것이다. 이에 대한 설명으로 옳은 것은?

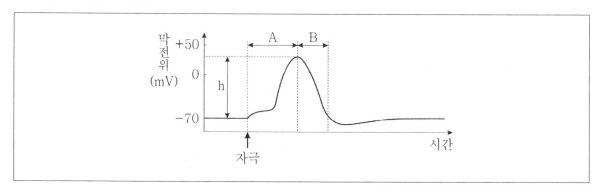

① A구간에서는 $K^+$통로를 통해 $K^+$이 세포 내로 유입된다.

② B구간에서는 막을 통한 이온의 이동이 없다.

③ 이 자극보다 세기가 더 큰 자극을 주면 h값이 커진다.

④ 휴지막 전위는 $-70mV$이다.

-----

**ANSWER** 17.④

**17** ① A구간은 탈분극이 진행되는 구간으로 $Na^+$ 통로를 통해 $Na^+$이 세포 내로 유입된다.
② B구간에서는 $K^+$ 통로를 통해 $K^+$이 세포 밖으로 유출된다.
③ 자극이 더 커져도 활동전위 값은 그대로이고 활동 전위 빈도만 증가한다.

**18** 다음 완두의 꽃 색깔 유전 현상에 대한 설명으로 옳은 것은? (단, 돌연변이와 교차는 고려하지 않는다)

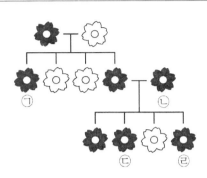

- ✿은 보라색 꽃, ❀은 흰색 꽃이다.
- 꽃 색은 한 쌍의 대립 유전자 T와 t에 의해 결정된다.
- 대립 유전자 T는 t에 대해 완전 우성이다.
- ㉣의 자손은 모두 보라색 꽃만 나타낸다.

① 대립 유전자 T는 흰색 표현형을 나타낸다.

② ㉠과 ㉡의 유전자형은 같다.

③ ㉢의 유전자형이 이형접합일 확률은 $\frac{1}{4}$ 이다.

④ ㉣을 검정 교배할 시 태어나는 자손들의 유전자형은 모두 동형접합이다.

**ANSWER** 18.②

**18** 보라색 꽃끼리 교배했을 때 흰색 꽃이 나오는 것으로 보아 흰색 유전자가 열성임을 알 수 있다. 즉 T는 보라색, t는 흰색
유전자이다. ㉣의 자손은 모두 보라색 꽃만 나타나는 것으로 보아 ㉣은 동형 접합인 TT이다.
① T는 보라색 표현형을 나타낸다.
③ ㉢의 유전자형이 이형접합일 확률은 $\frac{1}{2}$ 이다.
④ ㉣은 TT이므로 검정교배 시 자손은 모두 Tt로 모두 이형접합이다.

**19** 다음은 두 집안의 색맹 유전을 나타낸 가계도이다. 이에 대한 설명으로 옳지 않은 것은? (단, 돌연변이와 교차는 고려하지 않는다)

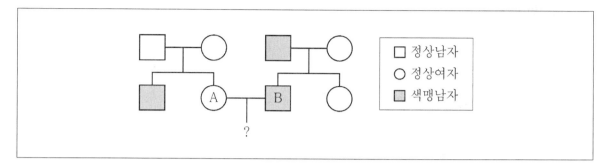

① A의 어머니는 보인자이다.

② 색맹은 정상에 대해 열성이다.

③ B의 색맹 유전자는 아버지로부터 물려받은 것이다.

④ A와 B 사이에서 색맹인 자손이 태어날 확률은 $\frac{1}{4}$이다.

· · · · · · · · · · · · · · · · · · · · · · · · · · · · · · · · · · · · · · · · · · · · · · · · · · · · · · · · · · · · · · · · · · · · · · · · · · · · · · · · · · · · · · · · · · · · · · · · · · · · ·

**ANSWER** 19.③

**19** A의 오빠가 색맹이므로 A의 어머니는 보인자이다. 또한 A의 부모는 정상이지만 색맹 아들이 태어났으므로 색맹은 열성 유전이라는 것을 알 수 있다. A와 B 사이에서 색맹인 자손이 태어날 확률은 $\frac{1}{2}$이다.

③ B의 색맹 유전자는 X염색체 위에 있으므로 어머니로부터 물려받았다.

**20** 그림 ㈎는 어떤 동물의 세포 주기를, ㈏는 이 동물의 난자와 그 안에 들어 있는 염색체를 나타낸 것으로 $M_1$기와 $M_2$기는 각각 감수 1분열과 감수 2분열이다. 이에 대한 설명으로 옳은 것은? (단, 돌연변이는 고려하지 않는다)

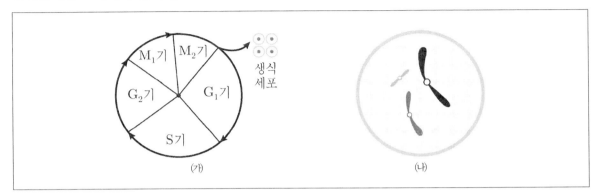

① ㈏는 $M_1$기의 세포이다.

② $M_2$기에 2가 염색체가 관찰된다.

③ 이 동물의 체세포에는 6개의 염색체가 있다.

④ $G_1$기 세포의 핵 1개당 DNA양은 ㈏의 DNA양의 4배이다.

**20** ㈏의 핵상이 $n = 3$이므로 이 동물의 체세포(2n)에는 6개의 염색체가 있다.

　① ㈏는 감수 2분열이 끝난 상태의 세포이다.

　② 2가 염색체는 $M_1$기에 관찰된다.

　④ $G_1$기 세포의 핵 1개당 DNA양은 복제되기 전이므로 ㈏의 2배이다.

**1** 세포 표면의 막관통 수용체인 G단백질 결합수용체(GPCR)와 상호작용하여 활성화된 G단백질의 2차 신호전달자(second messenger)로 옳은 것을 〈보기〉에서 모두 고른 것은?

---
〈보기〉
---

  ㉠ $P_{fr}$             ㉡ DAG

  ㉢ GTP             ㉣ cAMP

---

① ㉠, ㉡             ② ㉠, ㉢

③ ㉡, ㉢             ④ ㉡, ㉣

---

**ANSWER** 1.④

**1** 2차 신호전달자는 세포가 외부에서 신호 수용 시 내부로 신호를 전달 및 증폭하기 위해 만드는 작은 물질이다. 대표적인 예로 cAMP, cGMP, $Ca^{2+}$, DAG, $IP_3$가 있다.

**2** 어떤 단백질의 아미노산 조성을 조사하였더니 특정 부위에 알라닌(Ala), 발린(Val), 류신(Leu), 이소류신(Ile), 프롤린(Pro)이 풍부하였다. 이 부위에서 예상되는 특징으로 가장 옳은 것은?

① 이 부위는 단백질의 아미노 말단에 위치할 것이다.

② 이 부위의 아미노산들 때문에 단백질은 친수성일 것이다.

③ 이 부위는 다른 단백질과 결합하는 부위일 것이다.

④ 이 부위는 수용액에서 전체 단백질 구조의 안쪽에 위치할 것이다.


**3** 생명체는 다양한 원소로 이루어져 있으며, 이 중에서 탄소(C), 수소(H), 산소(O), 질소(N)는 생명체의 95% 이상을 차지한다. 이 4가지 원소들을 인간의 체중에서 차지하는 비율이 높은 순서대로 바르게 나열한 것은?

① O > C > H > N

② C > H > O > N

③ H > C > O > N

④ N > O > C > H

----

**ANSWER** 2.④ 3.①

**2** 제시된 아미노산들은 모두 non-polar(hydrophobic)(비극성(소수성))으로 물과 친화도가 떨어져 전체 단백질 구조의 안쪽에 위치할 것이다.

**3** 생명체에는 산소 65%, 탄소 18%, 수소 10%, 질소 3%, 칼슘 2% 기타 등등으로 구성되어 있다.

**4** 〈보기〉는 기질의 농도에 따른 효소의 반응 속도 그래프이다. 이를 설명할 수 있는 것으로 가장 옳은 것은?

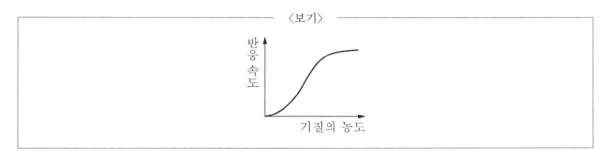

① 활성화 에너지 장벽(activation energy barrier)

② 되먹임 조절(feedback regulation)

③ 경쟁적 억제(competitive inhibition)

④ 다른자리 입체성 조절(allosteric regulation)

**4** 효소의 활성 부위가 아닌 비활성 부위에 작용해 반응을 억제시키는 물질을 다른 자리성 저해제라고 한다. 알로스테릭 또는 협동결합은 하나 이상의 기질결합부위를 가지고 있는 효소가, 기질이 효소와 결합 시 다른 기질 분자의 결합을 촉진하는 현상으로 조절효소(regulatory enzyme)가 이 현상을 따른다.

속도식 $v = \dfrac{d[S]}{dt} = \dfrac{V_m[S]^n}{k''_m + [S]^n}$ 이고 n > 1은 양성협동상태를 나타낸다.

알로스테릭 효소의 협동 계수는 $\ln\dfrac{v}{V_m - v} = n\ln[S] - \ln K''m$ 이고 그래프는 $\ln\dfrac{v}{V_m - v}$ 과 $\ln[S]$ 를 도식화한 것이다.

**5** 〈보기 1〉은 사람면역결핍바이러스(HIV)의 모식도이다. 〈보기 2〉에서 옳은 것을 모두 고른 것은?

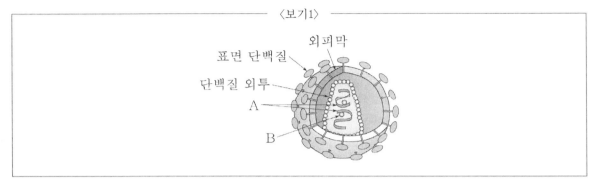

---〈보기1〉---

---〈보기2〉---

    ㉠ A는 RNA이다.

    ㉡ B는 숙주세포에 침투 시 필요한 단백질분해효소이다.

    ㉢ HIV는 주로 CD8 T세포를 감염시켜 면역력을 약화시킨다.

    ㉣ HIV는 아데노바이러스에 속한다.

① ㉠                         ② ㉠, ㉡

③ ㉠, ㉢                     ④ ㉠, ㉣

...................................................................................................................................................

**ANSWER** 5.①

**5**    HIV는 RNA바이러스로 주로 헬퍼T세포(T세포의 $CD4^+$부위), 대식세포, 수지상 세포등의 살아있는 면역 세포들을 감염시킨다. CD8세포독성 림프구가 감염된 $CD4^+$T 세포를 인지하여 파괴하면 $CD4^+$T세포수가 급감하여 세포매개성 면역이 상실되어 기회감염에 쉽게 노출된다. 아데노바이러스는 감기를 유발하는 바이러스로 HIV와는 관계가 없다. A는 RNA이고 B는 역전사효소(reverse transcriptase)이다.

**6** 부모 중 어느 쪽으로부터 대립유전자를 받았는가에 따라 표현형이 달라지는 현상은?

① 불완전 우성(incomplete dominance)

② 비분리(nondisjunction)

③ 상위(epistasis)

④ 유전체 각인(genomic imprinting)

**7** 사성잡종 교배에서 $F_1$ 개체의 유전자형은 AaBbCcDd이다. 이 4종류의 유전자가 각각 독립적으로 분리된다고 가정하고 $F_1$ 개체를 자가수분 시켰을 때, $F_2$ 개체가 AaBBccDd의 유전자형을 가질 확률은?

① 1/4

② 1/16

③ 1/64

④ 1/256

---

**ANSWER** 6.④ 7.③

**6** 유전체 각인이란 일종의 표식을 남기는 행위로 유전자 기원이 아버지 또는 어머니 중 누구로부터 온 것인지를 methylation을 통해서 표지하는 것이다. 특정 유전자에서는 부계 또는 모계로부터 유전된 유전자만 발현이 되도록 조절하는 것으로 알려져 있으며 일반적인 유전자 발현은 부모로부터 온 두 쌍의 유전자가 모두 발현되는 것이지만 몇몇 특정 유전자에서는 그 발현 패턴이 이러한 유전체 각인을 통해 일어난다.

**7** 모든 대립 유전자가 독립적으로 유전되므로 각 대립 유전자를 분리해 생각하면 된다. Aa×Aa→AA, 2Aa, aa이므로 Aa는 $\frac{1}{2}$ 확률을 가지고 있다. B, C, D유전자도 같은 방법으로 해 보면 BB를 가질 확률은 $\frac{1}{4}$, cc를 가질 확률도 $\frac{1}{4}$, Dd를 가질 확률은 $\frac{1}{2}$ 이므로 각각의 경우의 수를 곱해보면 $\frac{1}{64}$ 이다.

**8** 생거기법(Sanger)을 통한 DNA 염기서열분석에 필요한 요소를 〈보기〉에서 모두 고른 것은?

───────────── 〈보기〉 ─────────────

    ㉠ 프라이머(primer)

    ㉡ dNTP

    ㉢ ddNTP

    ㉣ DNA 연결효소(DNA ligase)

① ㉠, ㉡, ㉢　　　　　　　　　　　② ㉠, ㉡, ㉣

③ ㉡, ㉢, ㉣　　　　　　　　　　　④ ㉠, ㉡, ㉢, ㉣

**9** 진핵세포의 mRNA는 전구체 형태로 만들어져 세포질로 나가기 전에 가공(processing) 과정을 거쳐 변형된다. 진핵세포의 RNA 가공(processing) 과정에 해당하는 것을 〈보기〉에서 모두 고른 것은?

───────────── 〈보기〉 ─────────────

    ㉠ 인트론 제거

    ㉡ 5′ 캡(5′ cap) 형성

    ㉢ 폴리 A 꼬리(poly A tail) 형성

    ㉣ 엑손 뒤섞기(exon shuffling)

① ㉠, ㉣　　　　　　　　　　　　② ㉡, ㉢

③ ㉠, ㉡, ㉢　　　　　　　　　　　④ ㉠, ㉡, ㉢, ㉣

---

**ANSWER** 8.① 9.③

**8**　생거기법에는 우선 DNA합성에 쓰이는 재료로 dNTP가 사용된다. dNTP는 디옥시리보스와 삼인산기, 그리고 4종류의 염기로 이루어진 분자 구조로 되어 있으며 ddNTP는 5번탄소가 인산기와 반응하는 것이 불가능하므로 DNA 중합 효소가 ddNTP를 만나게 된다면 더 이상 합성이 불가능해진다. 따라서 ddNTP는 DNA합성을 순간순간 멈추기 위한 물질이다. 또한 프라이머는 초기에 필요하다.

    ㉣ DNA 연결효소는 DNA 복제나 수선, 재조합 등에서 사슬을 연결시키는 반응을 할 때 필요하므로 생거기법에서는 필요하지 않다.

**9**　인트론을 제거하고 5′ cap 형성 후 poly A tail을 형성하는 과정으로 일어난다. 이렇게 되면 인트론은 제거되고 엑손끼리 연결되는 스플라이싱 과정이 완료된다. 이 과정을 거쳐야만 성숙한 mRNA가 생성되어 번역에 이용된다.

    ㉣ 엑손 뒤섞기는 유전자 재조합을 의미하므로 유전적 다양성을 가진다.

**10** 레트로트랜스포존(retrotransposon)에 대한 설명으로 가장 옳지 않은 것은?

① 진핵생물에서 발견된다.

② 단일 가닥의 RNA 중간산물을 생성한다.

③ 유전체에 RNA로 삽입된다.

④ 역전사효소를 사용한다.

**11** 근육이 수축하는 데 필요로 하는 ATP를 충족시키는 방법으로 가장 옳지 않은 것은?

① 운동 중 근육 내 젖산 발효에 의해 ATP를 생성한다.

② 적색섬유에 풍부한 미토콘드리아에서 주로 혐기성 호흡에 의해 ATP가 생성된다.

③ 가벼운 운동을 지속하는 동안 대부분의 ATP는 호기성 호흡에 의해 생성된다.

④ 인산염을 ADP로 이동시켜 ATP를 형성할 수 있는 화합물인 크레아틴 인산을 이용한다.

---

**ANSWER** 10.③ 11.②

**10** 트랜스포존이란 genome 내에서 위치를 이동할 수 있는 유전자로 진핵생물의 염기서열 중 많은 비암호화 염기서열이 유전자 발현조절에 포함되어 있다. 레트로트렌스포존이란 트랜스포존 돌연변이에 속하며 RNA를 매개체로 유전체 내에서 이동하는 전위인자이다. 레트로트랜스포존은 양쪽에 긴 말단반복서열이 존재하고 역전사를 통해 증식한다. mRNA로 전사된 후에 자신이 암호화하고 있는 역전사효소를 이용해 새로운 dsDNA조각을 만든 후 유전체의 다른 위치에 삽입된다. 따라서 진핵생물에서 발견되며, 단일가닥의 RNA 중간산물을 만들며 역전사효소를 사용한다.

**11** ② 적색근은 호기성 대사에 관여하므로 미토콘드리아의 비중이 높다.

**12** 수정(fertilization)에 대한 설명으로 가장 옳지 않은 것은?

① 정자와 난자의 융합은 난자에 중요한 물질대사의 활성화를 불러온다. 여기에는 세포주기의 재개, 이후의 유사분열 그리고 DNA와 단백질의 합성 재개가 포함된다.

② 난자에서 분비되는 종 특이적 분자는 수정 능력을 가진 정자를 유인한다. 성게의 주화성 분자인 리색트와 스퍼렉트는 정자의 운동성을 증가시킬 수 있다.

③ 다수정의 느린 차단은 나트륨이온($Na^+$)에 의한 것으로 이 나트륨이온($Na^+$)은 후에 단백질 키나제 C를 활성화시켜서 유사분열 세포주기를 재개한다.

④ 다수정은 2개 혹은 그 이상의 정자가 1개의 난자와 수정하는 경우이다. 이로 인하여 할구의 염색체 수가 달라지기 때문에 치명적이다.

**13** 〈보기〉는 사람의 위에서의 소화과정에서 나타나는 현상이다. 이를 순서에 맞게 배열했을 때 세 번째 단계에 해당하는 것은?

---
〈보기〉

㉠ 위샘의 세포에서 수소이온($H^+$)을 분비한다.

㉡ 펩신이 펩시노겐을 활성화한다.

㉢ 염산이 펩시노겐을 활성화한다.

㉣ 부분적으로 소화된 음식이 소장으로 이동한다.

---

① ㉠                    ② ㉡

③ ㉢                    ④ ㉣

........................................................................................................................

**ANSWER** 12.③   13.②

**12** ③ 다수정의 빠른 차단을 하는 방법은 성게는 탈분극에 의해 일어나고 포유류는 탈분극에 의한 빠른 차단이 일어나지 않는다. 느린 차단의 방법에 성게는 피질과립반응에 의한 수정막 형성이 되고 포유류는 피질과립반응에 의해 투명대 변형이 일어나고 수정막은 형성되지 않는다. 즉 나트륨이온이 관여하는 것은 성게 다수정 빠른 차단에서만 일어난다.

**13** 순서대로 나열하면 ㉠ - ㉢ - ㉡ - ㉣이다. 위샘의 주세포에서는 단백질 소화효소인 펩시노겐이 분비되고 부세포에서는 수소 이온이 포함된 염산이 분비되며 염산에 의해 펩시노겐이 펩신으로 활성화된다. 이렇게 단백질의 최초 소화과정이 일어나고 음식물이 소장으로 이동한다.

**14** 뇌의 각 부위에 대한 설명 중 옳은 것을 〈보기〉에서 모두 고른 것은?

---
〈보기〉
---

⊙ 시상은 대뇌변연계에 감정 신호를 전달한다.
ⓒ 시상하부는 호르몬 분비와 일주기 리듬에 관여한다.
ⓒ 해마는 단기기억을 장기기억으로 바꾸는 데 관여한다.
② 기저핵은 후각수용체로부터 오는 입력을 대뇌피질로 보낸다.

① ⊙, ⓒ
② ⊙, ⓒ
③ ⓒ, ⓒ
④ ⓒ, ②

**15** 목본식물이 2기 생장을 통하여 얻을 수 있는 결과로 가장 옳은 것은?

① 뿌리와 어린 싹을 신장시킨다.
② 줄기와 뿌리를 두껍게 한다.
③ 개화 시기를 조절할 수 있다.
④ 정단분열조직의 수가 늘어난다.

........................................................................................................................................................

**ANSWER** 14.③  15.②

**14**   ⓒⓒ 시상하부는 호르몬 분비에 관여하며 해마는 장기기억 형성, 공간 지각을 위해 필요한 조직이다.
⊙ 시상은 후각을 제외한 자극을 대뇌 피질로 전달시켜준다.
② 기저핵은 대뇌반구의 중심부에 자리잡은 큰 핵의 집단이다. 이는 운동통제와 관계가 있다.

**15**   목본식물이란 나무를 뜻하는 것으로 목질화되는 식물이다. 1차 생장은 뿌리와 줄기 끝에 있는 생장점(growing point, meristem)이 자라는 것을 말하고 2차 생장은 물관부와 체관부 사이에 형성층을 만들고 표피 아래 코르크 형성층을 만드는 것을 뜻한다. 따라서 2차 생장이 일어나면 줄기와 뿌리가 두꺼워진다.

**16** 〈보기 1〉은 여성의 자궁주기에 따른 호르몬 변화에 관한 그래프이다. 〈보기 2〉에서 옳은 설명을 모두 고른 것은?

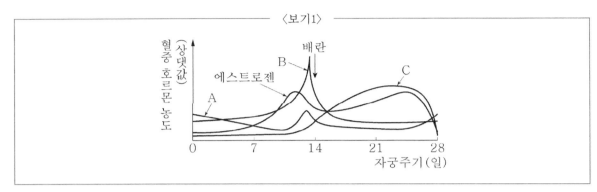

〈보기2〉

ㄱ 혈중 뇌하수체 호르몬은 A와 C이다.

ㄴ B는 황체에서, 에스트로젠과 C의 분비를 촉진한다.

ㄷ C는 에스트로젠과 함께 자궁내막을 두껍게 만든다.

ㄹ 대부분의 임신 테스트기는 C의 존재 유무를 확인하는 것이다.

① ㄱ, ㄴ                    ② ㄱ, ㄷ

③ ㄴ, ㄷ                    ④ ㄴ, ㄹ

ANSWER 16.③

**16** A와 B는 생식샘 자극호르몬으로 뇌하수체 호르몬에 속한다. B가 분비되면 황체에서 에스트로젠과 프로게스테론 분비를 촉진한다. 이 호르몬에 의해 배란이 촉진되고, 남은 황체에서 C 호르몬을 분비하는데 이 호르몬과 에스트로젠이 함께 자궁 내막을 두껍게 만든다. C 호르몬은 프로게스테론이다. 일반적인 임신 테스트기는 베타 인간융모성 생식샘자극호르몬(beta human chorionic gonadotropin, hCG)을 검출하는 방법을 이용한다.

**17** 단일식물에 밤사이 짧은 섬광을 쬐여주었다. 〈보기〉의 1~5와 같이 적색광(R)과 근적외선(FR)에 노출시켰을 때, 개화 여부를 순서대로 바르게 나열한 것은? (단, 개화는 ○, 미개화는 ×로 표시한다.)

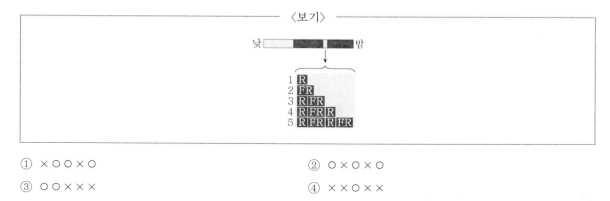

① × ○ ○ × ○

② ○ × ○ × ○

③ ○ ○ × × ×

④ × × ○ × ×

**18** 조류의 배외막에 대한 설명 중 옳은 것을 〈보기〉에서 모두 고른 것은?

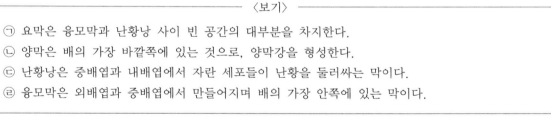

① ㉠, ㉡

② ㉠, ㉢

③ ㉡, ㉢

④ ㉡, ㉣

............................................................................................................................................

**ANSWER** 17.① 18.②

**17** 단일식물은 한계 암기시간이 길어야 꽃이 피는 식물이다. 적색광(R)이 지속적인 암기 중간에 작용할 경우 짧은 밤 두 개로 인지하기 때문에 개화하지 않는다. 근적외선(FR) 작용 후 적색광(R)이 작용할 경우 Pfr을 활성화시켜 개화되므로 2, 3, 5에서는 개화하게 된다. 4번은 RFR 다음 R이 작용하므로 개화하지 않게 된다.

**18** ㉠ 요막은 융모막과 난황낭 사이 빈 공간의 대부분을 차지하며 중배엽과 내배엽에서 만들어지며 가스 교환 및 대사 노폐물의 저장과 배출을 담당한다.
  ㉡ 양막은 배아를 싸고 있는 막으로 가장 안쪽에 있다. 중배엽과 외배엽에서 만들어지며 내부가 양수로 채워져 있어 배아의 충격을 완화하고 건조로부터 보호한다.
  ㉢ 난황낭은 중배엽과 내배엽에서 만들어지며 배아에 양분을 공급한다.
  ㉣ 융모막은 중배엽과 외배엽에서 만들어지며 배의 가장 바깥에 있는 막으로 바깥 환경과 기체 교환을 가능하게 한다.

**19** 각 생물체의 특성에 대한 설명으로 가장 옳지 않은 것은?

① 세균 – 핵이 있는 가장 다양하고 잘 알려진 단세포 생물집단

② 균류 – 외부의 물질을 분해하여 이 과정에서 방출되는 영양분을 흡수하는 단세포 또는 다세포 진핵 생물집단

③ 고세균 – 세균보다 진핵생물과 밀접한 관련이 있는 단세포 생물집단

④ 원생생물 – 식물, 동물 또는 균류가 아닌 진핵생물집단


**20** 윤형동물의 특징으로 가장 옳은 것은?

① 등배로 납작하며 체절이 없다.

② 소화관을 가지고 있으며 머리에 섬모관이 있다.

③ 체절성의 체벽과 내부기관을 가지고 있다.

④ 등쪽에 속이 빈 신경삭이 있으며 항문 뒤에 근육질 꼬리를 가진다.

---

**ANSWER** 19.① 20.②

**19** ① 세균은 핵막이 없는 원핵세포로 구성되어 있으므로 핵이 없는 단세포 생물의 집단이다.

**20** ① 등배로 납작하며 체강이 없는 것은 편형 동물이다.
③ 체절성의 체벽과 내부기관을 가지는 것은 절지 동물이다.
④ 등쪽에 속이 빈 신경삭이 있으며 항문 뒤에 근육질 꼬리를 가지는 것은 척삭동물이다.

**1** 대장균과 박테리오파지의 공통점은?

① 세포 구조를 갖는다.

② 독립적으로 물질대사를 한다.

③ 비생물적 특성이 있다.

④ 유전 물질로 핵산을 갖는다.

**2** 다음에 해당하는 흰동가리와 말미잘 간의 상호 작용으로 가장 적절한 것은?

> 흰동가리는 말미잘의 촉수 사이로 헤엄쳐 다니면서 말미잘의 보호를 받고, 말미잘은 흰동가리의 먹이 일부를 먹고, 촉수 사이의 찌꺼기와 병든 촉수 제거에 흰동가리의 도움을 받는다.

① 기생                    ② 상리 공생

③ 편리 공생                ④ 포식과 피식

---

**ANSWER** 1.④  2.②

**1** 대장균은 원핵생물인 세균으로 단세포 생물, 원핵 세포를 가지며, 막성 세포소기관과 핵막이 없다는 특징이 있다. 독립적인 물질대사는 가능하며 핵산을 가진다.
박테리오 파지는 바이러스로 세포 구조를 갖지 않고 숙주 세포 내에서 활물기생해 살아가므로 독립적으로 물질대사를 할 수 없다. 또한 숙주 밖에서는 단백질 결정체로 존재하므로 비생물적 특징을 가지며 유전 물질로 핵산을 가진다.

**2** 흰동가리와 말미잘은 서로에게 유익한 영향을 미치므로 상리공생 관계이다.

**3** 그림은 뉴런 구조를 나타낸 것으로, A와 B는 각각 랑비에 결절과 말이집 중 하나이다. 이에 대한 설명으로 옳은 것만을 모두 고르면?

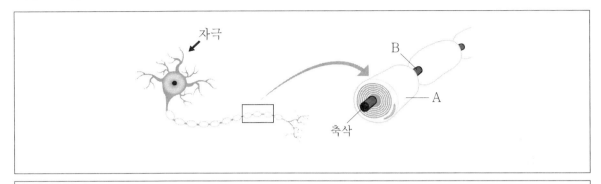

    ㉠ A는 절연체 역할을 한다.
    ㉡ B는 랑비에 결절이다.
    ㉢ A가 있는 뉴런은 A가 없는 뉴런에 비해 흥분의 이동 속도가 느리다.

① ㉠, ㉡　　　　　　　　　　　　　　② ㉠, ㉢
③ ㉡, ㉢　　　　　　　　　　　　　　④ ㉠, ㉡, ㉢

**3** A는 말이집으로 절연체 역할을 하고 B는 말이집 사이 축삭이 노출되어 있는 랑비에 결절로 자극의 전도가 일어나는 곳이다.
    ㉢ A가 있는 뉴런은 도약전도를 하므로 A가 없는 뉴런보다 흥분의 이동 속도가 빠르다.

**4** 그림은 세포에서 일어나는 물질과 에너지 전환 과정의 일부를 나타낸 것으로, ㈎와 ㈏는 각각 광합성과 세포 호흡 중 하나이다. 이에 대한 설명으로 옳은 것은? (단, ㉠과 ㉡은 각각 $CO_2$와 $O_2$ 중 하나이다)

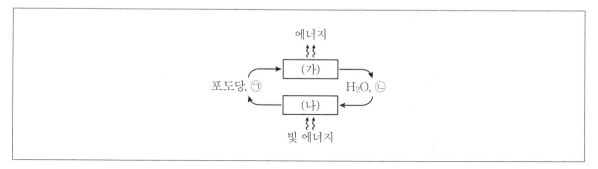

① ㉠은 $CO_2$이다.

② ㈎에서 포도당의 에너지는 모두 ATP에 저장된다.

③ ㈏는 미토콘드리아에서 일어난다.

④ ㈏에서 빛 에너지가 화학 에너지로 전환된다.

**4** ㉠은 산소($O_2$) ㉡은 이산화탄소($CO_2$)이며 ㈎는 미토콘드리아에서 일어나는 세포 호흡 과정이고, ㈏는 엽록체에서 일어나는 광합성 과정이다. ㈎에서 포도당의 에너지는 열에너지와 화학에너지(ATP)로 나뉘어 저장된다.

**5**   그림은 재석이의 핵형을 나타낸 것으로, 21번 염색체 3개 중 2개는 어머니로부터 유래하였다. 이에 대한 설명으로 옳은 것은? (단, 염색체 수의 이상을 제외한 돌연변이는 없다)

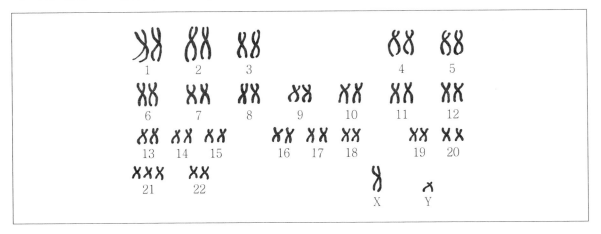

① 재석이는 터너증후군의 염색체 이상을 보인다.

② 재석이와 같은 염색체 이상은 남자에게만 나타난다.

③ 재석이의 핵형 분석 결과로 혈액형을 알 수 있다.

④ 염색체 비분리 현상이 일어난 난자와 정상 정자가 수정되어 재석이가 태어났다.

---

**ANSWER** 5.④

**5**   재석이는 어머니에게서 난자 형성 시 21번 염색체 비분리로 인한 염색체 수가 n+1인 수 이상이 일어난 난자를 물려받아 다운증후군이 있다.
① 터너증후군은 성염색체 비분리로 인한 병으로 성염색체로 X를 가진다.
② 다운증후군은 남녀 상관없이 나타난다.
③ 혈액형은 염색체 위에 있는 유전 정보로 핵형 분석을 통해 알 수 없다.

**6** 어떤 학생이 수행한 탐구 과정의 일부이다. 이에 대한 설명으로 옳은 것은?

[가설 설정]
파인애플즙에는 단백질을 분해하는 물질이 들어 있다.
[탐구 설계 및 수행]
표와 같이 실험을 구성하고, 일정한 시간이 지난 후 아미노산 검출 반응을 실시하였다.

| 구분 | 첨가물 | 온도 |
|------|--------|------|
| 시험관 Ⅰ | 파인애플즙 + 소고기 | ㉠ |
| 시험관 Ⅱ | 증류수 + 소고기 | 25℃ |

① 조작 변인은 파인애플즙의 첨가 여부이다.

② 시험관 Ⅰ은 대조군이다.

③ 변인 통제를 위해 ㉠은 25℃보다 낮은 온도로 설정한다.

④ 시험관 Ⅰ에서 더 많은 아미노산이 검출되면 가설을 기각한다.

**ANSWER** 6.①

**6** 파인애플즙에 단백질을 분해하는 물질이 있을 것이라는 가설을 세우고 실험한 것이므로 파인애플즙의 유무는 조작 변인이 되고 파인애플즙이 없고 증류수가 있는 시험관Ⅱ가 대조군이 된다. 변인 통제를 위해 파인애플즙 첨가 여부를 제외하고 모든 조건은 동일하게 해줘야 하며 시험관 Ⅰ에서 더 많은 아미노산이 검출되었다는 것은 많은 단백질이 분해된 것을 뜻하므로 가설이 인정되는 것이다.

**7** 그림의 (가)와 (나)는 각각 어떤 개체군의 이론적 생장 곡선과 실제 생장 곡선을 나타낸 것이다. 이에 대한 설명으로 옳은 것만을 모두 고르면? (단, 이입과 이출은 없다)

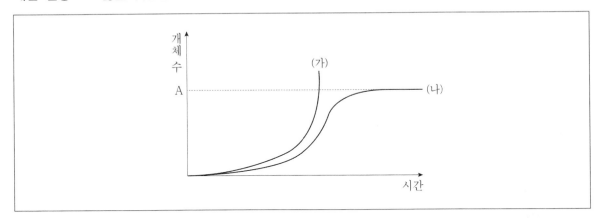

　 ㉠ A는 환경 수용력이다.
　 ㉡ (가)는 실제 생장 곡선이다.
　 ㉢ (나)가 S자형을 나타내는 이유는 환경 저항 때문이다.

① ㉢　　　　　　　　　　　　　　　② ㉠, ㉡
③ ㉠, ㉢　　　　　　　　　　　　　④ ㉡, ㉢

**ANSWER** 7.③

**7** (가)는 이론적 생장 곡선(J자형)이고 (나)는 실제 생장 곡선(S자형)이다. A는 환경 수용력이고 (가)와 (나) 그래프가 일치하지 않는 것은 환경 저항 때문이다.

**8** 그림은 사람의 몸에서 일어나는 기관계의 통합 작용을 나타낸 것으로, (개)~(라)는 각각 배설계, 소화계, 순환계, 호흡계 중 하나이다. 이에 대한 설명으로 옳지 않은 것은?

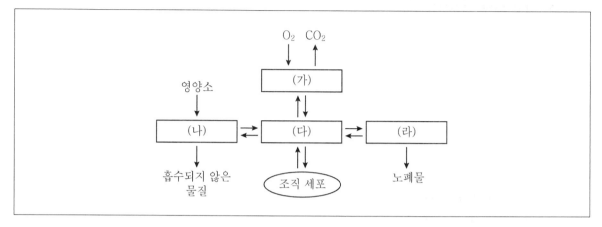

① 폐는 (개)에 속하는 기관이다.

② (나)에서 항이뇨 호르몬(ADH)이 분비된다.

③ 인슐린은 (다)를 통해 표적 세포로 운반된다.

④ (다)에서 (라)로 이동하는 물질에 요소가 포함된다.

**8** (개)는 호흡계, (나)는 소화계, (다)는 순환계, (라)는 배설계이다. 항이뇨 호르몬은 내분비계에서 분비된다. 인슐린은 혈액을 통해 표적 세포로 운반되며 (다)에서 (라)로 요소가 이동하기도 한다.

**9** (가)는 서로 다른 동물 ㉠과 ㉡의 체세포에 들어 있는 염색체 수와 핵상을, (나)는 이들 중 한 동물의 세포에 들어 있는 염색체를 나타낸 것이다. 동물 ㉠과 ㉡이 모두 성염색체 조합으로 XX를 가질 때, 이에 대한 설명으로 옳지 않은 것은? (단, 돌연변이는 고려하지 않는다)

(가)

| 동물 | 염색체 수 | 핵상 |
|------|----------|------|
| ㉠ | 4 | $2n$ |
| ㉡ | 8 | $2n$ |

(나)

① (나)는 ㉡의 생식 세포이다.

② ㉠의 생식 세포 1개에 들어 있는 상염색체 수는 1이다.

③ ㉡의 감수 1분열 중기 세포 1개당 2가 염색체의 수는 4이다.

④ 체세포 1개당 $\dfrac{\text{상염색체 수}}{\text{성염색체 수}}$ 는 ㉡이 ㉠의 2배이다.

- - - - - - - - - - - - - - - - - - - - - - - - - - - - - - - - - - - - - - - - - - - - - - - - - - - -

**ANSWER** 9.④

**9** (나)는 n=4의 핵상을 가지므로 2n일 때는 8개의 염색체를 가지므로 동물 ㉡이다. 생식세포의 핵상은 n이므로 ㉠의 생식 세포의 핵상은 n=2로 성염색체 1개, 상염색체 1개를 가진다. 2가 염색체는 상동염색체 두 개가 붙어서 생성된다.

④ 체세포 1개당 $\dfrac{\text{상염색체 수}}{\text{성염색체 수}}$ 는 ㉠이 $\dfrac{2}{2}$, ㉡이 $\dfrac{6}{2}$ 이므로 ㉡이 ㉠의 3배이다.

**10** 그림은 형질 A에 대한 가계도를 나타낸 것이다. 형질 A에 대한 개체 1과 2의 유전자형이 모두 동형 접합성일 때, 이에 대한 설명으로 옳지 않은 것은? (단, 돌연변이는 고려하지 않는다)

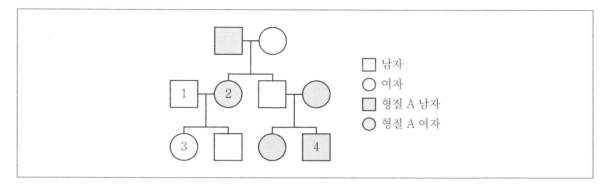

① 형질 A의 대립유전자는 상염색체에 존재한다.

② 형질 A는 우성이다.

③ 개체 3은 형질 A에 대한 열성 대립유전자를 갖는다.

④ 개체 4의 부모가 세 번째 아이를 출산한다고 가정할 때 이 아이가 형질 A일 확률은 $\frac{1}{2}$ 이다.

---

**ANSWER** 10.②

**10** 형질 A에 대한 유전자형이 1과 2에서 모두 동형 접합인데 1과 2의 자녀가 모두 정상인 것으로 보아 정상 형질이 우성인 열성 유전병에 대한 가계도이며, 어머니인 2가 유전병인데 아들이 정상인 것으로 보아 상염색체 유전이라는 것을 알 수 있다.
② 형질 A는 열성이다.

**11** 우리 몸에서 병원체에 대한 비특이적 방어 작용에 해당하지 않는 것은?

① 백혈구의 식균 작용

② 상처 부위의 염증 반응

③ 라이소자임의 항균 작용

④ B림프구에 의한 체액성 면역


**12** 다음 설명에 공통적으로 해당하는 생명 현상의 특성으로 가장 적절한 것은?

> • 눈신토끼는 겨울이 되면 털 색깔을 갈색에서 흰색으로 바꿔 천적으로부터 자신을 보호한다.
> • 뱀은 머리뼈의 관절에서 아래턱을 분리하여 큰 먹이를 삼킬 수 있다.

① 적응과 진화

② 생식과 유전

③ 발생과 생장

④ 항상성 유지


........................................................................................

**ANSWER** 11.④  12.①

**11** 방어 작용은 선천적인 특징을 가지는 비특이적 방어작용과 후천적인 특징을 가지는 특이적 방어작용으로 구분할 수 있다.
④ 림프구에 의한 체액성 면역은 특이적 방어작용에 해당한다.

**12** 생물이 환경에 오랫동안 적응하면서 이루어진 진화 과정에 해당하는 특성이다.

**13** 그림은 티록신의 분비 조절 과정을 나타낸 것이다. 이에 대한 설명으로 옳은 것은?

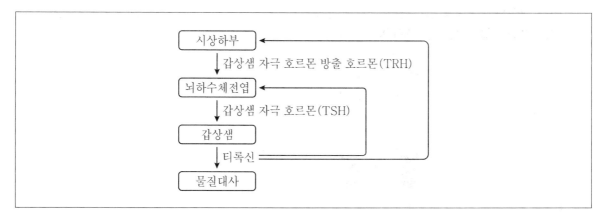

① 갑상샘 자극 호르몬 방출 호르몬(TRH)은 티록신 분비를 억제한다.
② 티록신이 과다 분비되면 갑상샘 자극 호르몬(TSH) 분비가 억제된다.
③ 갑상샘을 제거하면 혈액 내 티록신 농도가 증가한다.
④ 티록신 분비는 양성 피드백에 의해 조절된다.

---

**ANSWER** 13.②

**13** ① 갑상샘 자극 호르몬 방출 호르몬은 갑상샘 자극 호르몬 분비를 자극해 티록신 분비를 촉진시킨다.
③ 갑상샘을 제거하면 갑상샘에서 분비되는 티록신 농도는 감소한다.
④ 티록신 분비는 결과가 원인을 억제하는 음성 피드백에 의해 조절된다.

**14** 철수와 영희의 혈액을 원심분리한 후 상층액(㉠, ㉡)과 침전물[㈎, ㈏]의 응집 반응을 확인한 결과이다. 철수와 영희의 혈액형을 바르게 연결한 것은? (단, B형에게 영희의 혈액을 수혈할 수 있으며, ABO식 혈액형만을 고려한다)

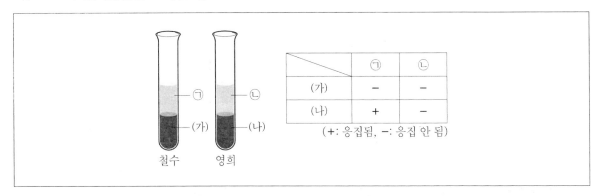

|  | ㉠ | ㉡ |
|---|---|---|
| (가) | − | − |
| (나) | + | − |

(+: 응집됨, −: 응집 안 됨)

|  | 철수 | 영희 |
|---|---|---|
| ① | O형 | B형 |
| ② | A형 | B형 |
| ③ | B형 | O형 |
| ④ | AB형 | O형 |

**14** B형에게 영희의 혈액을 수혈할 수 있는 것으로 보아 영희의 혈액형은 B형이다. 혈액을 원심분리 하면 상층부에는 응집소가 존재하고 하층부에는 응집원이 존재하는데 영희의 경우 B형이므로 ㈏에는 응집원 B가 있고 ㉡에는 응집소 $\alpha$가 있다. 철수의 혈액의 응집소인 ㉠이 영희 혈액 응집원 B와 응집반응이 일어나므로 응집소 $\beta$가 있다는 것을 알 수 있고, 철수의 혈액의 응집원인 ㈎는 영희 혈액 응집소인 $\alpha$와는 응집반응이 일어나지 않았으므로 응집원 A는 없다는 것을 알 수 있다. 즉 철수의 혈액은 응집원을 가지지 않으며 응집소는 $\alpha$, $\beta$를 가지는 O형임을 알 수 있다.

**15** 그림은 세포에서 일어나는 ATP와 ADP 사이의 전환을 나타낸 것이다. 이에 대한 설명으로 옳지 않은 것은?

① ㉠은 골격근의 수축에 이용될 수 있다.

② 물질 X는 아데닌, 물질 Y는 리보스이다.

③ 결합 A는 고에너지 인산 결합이다.

④ ㉡에서 방출된 에너지는 이화 작용에 이용된다.

**15** ① ㉠ 과정에서 고에너지 인산 결합이 끊어지면서 발생되는 에너지로 근육 운동을 할 수 있다.
②③ 물질 X는 아데닌이고 결합 A는 고에너지 인산 결합, 물질 Y는 리보스 당이다.

**16** 민말이집 신경의 축삭 돌기 일부에서 지점 (가)와 (나) 중 한 곳을 역치 이상으로 1회 자극했을 때, 일정 시간이 지난 후 세포막에서 이온 ㉠과 ㉡의 이동 방향을 화살표로 나타낸 것이다. ㉠과 ㉡은 각각 Na$^+$과 K$^+$ 중 하나이다. 이에 대한 설명으로 옳은 것은?

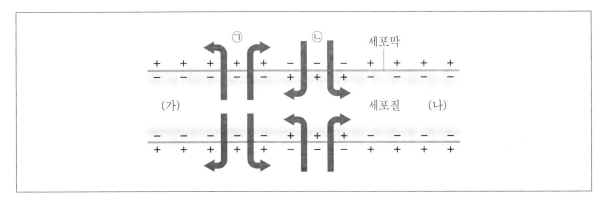

① ㉠은 Na$^+$이다.

② ㉡의 농도는 세포 밖보다 세포 안이 더 높다.

③ 가 뉴런에서 흥분 전도 방향은 (가)→(나)이다.

④ 이온 통로를 통해 ㉠과 ㉡이 확산될 때 ATP가 소모된다.

**16** 역치 이상의 자극이 가해지면 나트륨 이온 통로가 열리면서 나트륨 이온이 세포막 내부로 유입되므로 ㉡은 Na$^+$이다.

③ ㉠에서는 재분극이 일어나고 ㉡에서는 탈분극이 일어나므로 자극은 (가)에서 (나) 방향으로 가고 있다.

① ㉠은 K$^+$이다.

② ㉡의 농도는 세포 밖이 더 높다.

④ 이온 통로를 통해 ㉠, ㉡이 확산되는 것은 수동적이므로 ATP 소모가 일어나지 않는다.

**17** (가)는 사람의 질병 A~C에서 특징 ㉠~㉢의 유무를, (나)는 ㉠~㉢을 순서 없이 나타낸 것이다. A~C가 각각 콜레라, 홍역, 낫모양 적혈구 빈혈증 중 하나라고 할 때, 이에 대한 설명으로 옳은 것은?

| (가) | | | | (나) |
|---|---|---|---|---|

<table>
<tr><td colspan="4" align="center">(가)</td></tr>
<tr><td>특징<br>질병</td><td>㉠</td><td>㉡</td><td>㉢</td></tr>
<tr><td>A</td><td>×</td><td>○</td><td>○</td></tr>
<tr><td>B</td><td>○</td><td>×</td><td>×</td></tr>
<tr><td>C</td><td>×</td><td>○</td><td>×</td></tr>
</table>

(○: 있음, ×: 없음)

**(나)**

특징(㉠ ~ ㉢)

- 유전병이다.
- 항생제로 치료할 수 있다.
- 다른 사람에게 전염될 수 있다.

① A는 홍역이다.

② B는 낫모양 적혈구 빈혈증이다.

③ ㉡은 "항생제로 치료할 수 있다."이다.

④ C는 콜레라이다.

**17** '유전병이다.'에 해당하는 것은 낫모양 적혈구 빈혈증이다. '항생제로 치료할 수 있다.'는 세균성 질병인 콜레라에 대한 설명이며 '다른 사람에게 전염될 수 있다.'는 콜라라와 홍역에 대한 설명으로 특징 ㉠은 '유전병이다.'이며, ㉡은 '다른 사람에게 전염될 수 있다.'이고 ㉢은 '항생제로 치료할 수 있다.'에 해당한다. 따라서 질병 A는 콜레라, B는 낫모양 적혈구 빈혈증, C는 홍역이다.

**18** ㈎~㈐는 각각 유전적 다양성, 종 다양성, 생태계 다양성 중 하나이다. 이에 대한 설명으로 옳은 것만을 모두 고르면?

| 구분 | 특징 |
|---|---|
| ㈎ | 특정 생태계에서 발견되는 생물종의 다양성 |
| ㈏ | 서식지에 살고 있는 모든 생물과 비생물 간 상호 작용의 다양성 |
| ㈐ | 한 개체군 내의 개체들 간 형질의 다양성 |

> ㉠ ㈎가 높을수록 생태계가 안정적으로 유지된다.
> ㉡ ㈏가 증가할수록 ㈎는 감소한다.
> ㉢ ㈐가 높은 종은 환경 조건이 급변하거나 감염병이 발생했을 때 생존율이 높다.

① ㉠  　　　　　　　　　　　② ㉡

③ ㉠, ㉢  　　　　　　　　　④ ㉡, ㉢

........................................................................................................................

**ANSWER** 18.③

**18** ㈎는 종 다양성, ㈏는 생태계 다양성, ㈐는 유전적 다양성이다.
　㉡ 생태계 다양성이 증가하면 종 다양성도 같이 증가한다.

**19** 그림은 생태계에서 일어나는 질소 순환 과정의 일부를 나타낸 것으로, (가)~(다)는 각각 분해자, 생산자, 소비자 중 하나이다. 이에 대한 설명으로 옳은 것은?

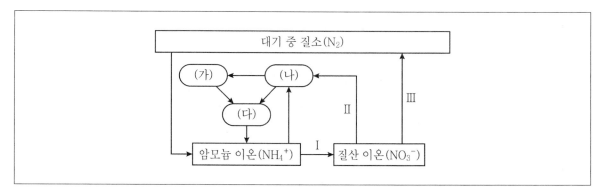

① 버섯은 (가)에 해당한다.

② 탈질산화 세균은 과정 Ⅰ에 관여한다.

③ 과정 Ⅱ는 질소 동화 작용이다.

④ 과정 Ⅲ은 식물에 의해 일어난다.

**19** (가)는 소비자, (나)는 생산자, (다)는 분해자이다.
  ① 버섯은 분해자에 속한다.
  ②④ 탈질산화 세균은 과정 Ⅲ에 관여한다.

**20** 그림은 어떤 체세포의 세포 주기를 나타낸 것으로, ㉠과 ㉡은 각각 후기와 전기 중 하나이다. 이에 대한 설명으로 옳은 것은? (단, 돌연변이는 고려하지 않는다)

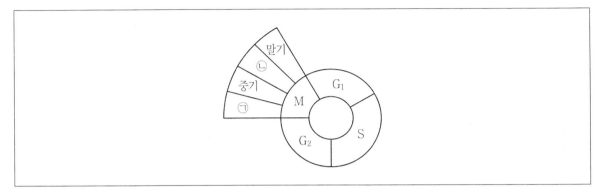

① ㉠에 핵막이 사라진다.

② ㉡에 상동 염색체가 분리된다.

③ S기에서 염색체가 관찰된다.

④ 체세포 1개당 DNA 양은 $G_1$기가 $G_2$기보다 많다.

**20** ㉠은 전기, ㉡은 후기이다. 핵막은 간기에 존재하고 분열기(M기)에는 사라진다.

② ㉡에서는 염색 분체가 분리되며 체세포 분열 과정에서는 상동염색체가 분리되는 과정이 일어나지 않는다.

③ 염색체는 M기에만 관찰된다.

④ 체세포 1개당 DNA양은 S기때복제가 일어나 $G_2$기때 $G_1$기의 2배가 된다.

**1** 지방(fat)은 글리세롤(glycerol)과 지방산으로 이루어진 지질(lipid)의 한 종류이다. 지방산은 불포화지방산(unsaturated fatty acid)과 포화지방산(saturated fatty acid)으로 나누어진다. 〈보기〉에서 불포화지방산에 대한 설명으로 옳은 것을 모두 고른 것은?

─────── 〈보기〉 ───────

㉠ 같은 수의 탄소를 가지고 있는 포화지방산보다 수소의 수가 많다.
㉡ 탄소사슬에 다중결합이 존재한다.
㉢ 불포화지방산은 상대적으로 동물보다 식물에 더 많이 존재한다.

① ㉠, ㉡
② ㉠, ㉢
③ ㉡, ㉢
④ ㉠, ㉡, ㉢

ANSWER 1.③

**1** 불포화 지방산은 한 개 이상의 다중 결합을 가지고 있는 지방산을 의미한다. 동물보다 식물에 많이 존재한다.
㉠ 같은 수의 탄소를 가지고 있는 포화지방산보다 다중결합을 더 가지고 있으므로 수소를 적게 가진다.

**2** 세포의 ㈎미토콘드리아(Mitochondria)와 ㈏엽록체에 대한 설명으로 가장 옳은 것은?

① ㈎는 동물세포에 존재하고 식물세포에는 존재하지 않는다.

② ㈎, ㈏ 모두 핵 속에 DNA가 들어 있다.

③ 간세포나 근육세포같이 에너지 소비가 큰 세포는 ㈏가 많이 들어 있다.

④ ㈎, ㈏에는 모두 DNA와 리보솜이 있어 스스로 복제하고 증식할 수 있다.

**3** 세포는 여러 구성성분으로 이루어져 있다. 〈보기〉에서 세포의 구성성분에 대한 설명으로 옳은 것을 모두 고른 것은?

───────── 〈보기〉 ─────────

ㄱ RNA는 인산기, 당, 질소함유염기로 이루어져 있다.

ㄴ 이황화결합(disulfide bridge)은 단백질의 3차구조를 형성하는 데 역할을 한다.

ㄷ 콜레스테롤(cholesterol)은 동물세포막의 구성성분이다.

① ㄱ, ㄴ

② ㄱ, ㄷ

③ ㄴ, ㄷ

④ ㄱ, ㄴ, ㄷ

**ANSWER** 2.④ 3.④

**2** ㈎와 ㈏는 세포내 소기관으로 자체 DNA와 리보솜을 가져 스스로 복제 및 증식이 가능하다.
① 미토콘드리아는 세포 호흡을 담당하는 세포내 소기관으로 동물세포와 식물세포 모두에 존재한다.
② ㈎와 ㈏는 모두 세포내 소기관이므로 핵을 제외한 세포질에 존재한다. 따라서 소기관내에 자체 DNA를 가진다.
③ 간세포와 근육세포는 에너지 소비가 크므로 에너지 생산을 담당하는 미토콘드리아인 ㈎가 많이 들어있다.

**3** RNA는 당, 인산, 염기로 구성된 뉴클레오타이드가 기본 단위이다. 또한 이황화결합은 단백질의 3차 구조를 형성하는 역할을 한다. 콜레스테롤은 스테로이드의 일종으로 동물세포막을 구성하며 세포막의 투과성과 유동성에 영향을 준다.

**4** $C_4$ 식물에서 $CO_2$를 고정하는 효소의 기질로 가장 옳은 것은?

① 리불로오스2인산

② 3-포스포글리세르산

③ 포스포에놀피루브산

④ 글리세르알데하이드 3-인산


**5** 식물세포에는 설탕과 수소이온($H^+$)을 동시에 세포막 안으로 나르는 공동수송체가 존재한다. 하지만 설탕이 세포 안에 축적되면 양성자 펌프를 이용해 수소이온을 세포 밖으로 내보낼 수 있다. 이를 근거로 설탕이 수송되는 속도를 증가시킬 수 있는 처리로 가장 옳은 것은?

① 세포 외부의 pH를 낮춘다.

② 세포 외부의 설탕 농도를 낮춘다.

③ 세포질의 pH를 낮춘다.

④ 수소이온이 막을 더 많이 투과되게 만드는 물질을 첨가한다.

---

**ANSWER** 4.③  5.①

**4** $C_4$ 식물은 탄소 고정 최초 산물이 4탄소 화합물인 식물을 의미하는데 주로 열대지방에 서식한다. 대기중의 이산화탄소는 엽육세포에서 PEP(포스포에놀피루브산)와 결합하여 옥살아세트산으로 된 후 말산을 거쳐 관다발초로 들어간다. 즉, $CO_2$를 고정하는 효소의 기질은 포스포에놀피루브산이다.

**5** 식물세포에서는 막에 존재하는 양성자 펌프를 이용해 수소이온을 능동수송한 후 이를 통해 설탕의 공동 수송이 일어난다. 즉 세포 외부에 수소 이온이 많다면 설탕의 공동 수송도 많이 일어나게 된다.

**6** 동물세포의 세포주기에 대한 설명으로 가장 옳은 것은?

① 간기 동안 DNA 복제가 일어난다.

② 핵막은 간기에 사라진다.

③ 초기 배아세포는 상피세포보다 간기가 길다.

④ DNA가 손상되면 분열기에서 세포주기가 종료된다.


**7** 한 사람의 근육세포와 신경세포가 다른 이유에 대한 설명으로 가장 옳지 않은 것은?

① 각 세포가 서로 다른 유전자를 발현하기 때문이다.

② 각 세포가 서로 다른 유전자 발현 조절인자를 가지고 있기 때문이다.

③ 각 세포가 서로 다른 유전암호를 사용하기 때문이다.

④ 각 세포가 서로 다른 인핸서(enhancer)가 활성화되기 때문이다.

**ANSWER** 6.① 7.③

**6**  간기 동안 DNA 복제가 일어나고 분열기에 핵막이 사라진다.
② 핵막은 분열기에 사라진다.
③ 초기 배아세포의 발생 과정은 간기가 매우 짧아 세포 생장이 거의 일어나지 않고 DNA 복제만 일어나야 한다.
④ DNA 손상시 간기에서 세포주기가 종료된다.

**7**  한 사람의 세포내에 있는 모든 유전자는 동일하다. 각 세포에서 어떤 인핸서가 활성화되냐에 따라 유전자 발현이 조절되어 각기 다르게 발현된다. 근육세포와 신경세포는 모두 같은 유전 암호를 사용한다.

**8** 생명공학 기술의 발달로 유전자를 이용한 여러 물질들이 생성되는데 이때 유전자 클로닝(cloning) 기술이 많이 이용된다. 〈보기〉에서 제한효소(restriction enzyme)에 대한 설명으로 옳은 것을 모두 고른 것은?

---
〈보기〉
---

㉠ 제한효소는 제한자리(restriction site)라는 특정 염기서열을 인식한다.
㉡ 제한효소는 박테리아가 자신을 보호하기 위해 다른 생물에서 유래한 DNA를 자르는 효소이다.
㉢ 제한효소에 의해 잘라진 조각을 DNA 연결효소(ligase)로 연결할 수 있다.

① ㉠, ㉡
② ㉠, ㉢
③ ㉡, ㉢
④ ㉠, ㉡, ㉢

**9** 사람의 암조직에서 높게 발현되는 암 관련 유전자의 mRNA로부터 만들어진 cDNA에 대한 설명으로 가장 옳지 않은 것은?

① RNA와 같이 단일 가닥으로 이루어져 있다.
② 단일 가닥 RNA로부터 역전사효소에 의해 만들어진다.
③ cDNA에 인트론은 존재하지 않는다.
④ 폴리-dT(Poly-dT)로 이루어진 프라이머를 이용해 DNA 가닥이 합성된다.

......

**ANSWER** 8.④ 9.①

**8** 제한효소는 특정 자리 염기서열을 인식해 자른다. 박테리아는 파지 DNA가 들어왔을 때 특정 서열을 자르기 위해 제한효소를 가지는 경우가 있다. 또한 제한효소에 의해 잘라진 조각을 DNA 연결효소로 연결할 수 있다.

**9** 진핵세포가 DNA를 RNA로 전사하고 변형까지 마친 후 인트론이 제거되고 아데닐산 중합반응과 5'cap 형성된 후 일어나는 반응이다. 프라이머로 올리고-dT를 이용해 폴리-A tail이 프라이머와 염기쌍을 이루는 것을 이용한다. 또한 역전사효소가 작용해 프라이머가 결합한 이중가닥 분절에서 역전사가 일어나며 이와 같은 과정이 진행되면 원래 mRNA와 동일한 서열로 이루어진 두 가닥의 cDNA를 얻을 수 있다.

**10** 〈보기〉는 개의 털색깔을 결정하는 유전자 A와 B에 대한 자료이다. ㉠에 해당하는 것은?

――――――― 〈보기〉 ―――――――

• 개의 털색깔은 합성된 색소(검정색 또는 갈색)가 털에 침착되면서 결정되는데, 색소 침착이 안 되면 노란색이 된다.
• 검정색 색소 합성 유전자 A는 갈색 색소 합성유전자 a에 대해 우성이다.
• 색소 침착이 되는 유전자 B는 색소 침착이 안 되는 유전자 b에 대해 우성이다.
• 색소 합성 유전자와 색소 침착 유전자는 서로 다른 염색체에 존재한다.
• 유전자형이 AaBb인 검정색 암수를 교배하여 얻은 자손의 털색깔이 노란색일 확률은 ㉠ 이다.

① 9/16                                  ② 4/16
③ 3/16                                  ④ 1/16

**11** 경골어류에 해당하는 것은?
① 상어
② 가오리
③ 참치
④ 홍어

――――――――――――――――――――――――――――――――――――――

**ANSWER** 10.②  11.③

**10** AaBb를 자가교배 했을 경우 아래 표와 같은 확률로 노란색 개체가 나오므로 확률은 4/16이다.

|      | AA          | 2Aa          | aa          |
|------|-------------|--------------|-------------|
| BB   | AABB (검)   | 2AaBB (검)   | aaBB (갈)   |
| 2Bb  | 2AABb (검)  | 4AaBb (검)   | 2aaBb (갈)  |
| bb   | AAbb (노)   | 2Aabb (노)   | aabb (노)   |

**11** 대부분의 어류는 경골어류에 속한다.
① 상어는 연골어류에 속한다.
② 가오리는 연골어류에 속한다.
④ 홍어는 연골어류에 속한다.

**12** 성을 결정짓는 염색체에 대한 설명으로 가장 옳지 않은 것은?

① 성염색체에는 성을 결정하는 유전자 이외에도 다른 유전자가 존재한다.

② 포유류 암컷의 두 개의 X염색체 중 모계에서 유래된 X염색체가 불활성화된다.

③ X염색체가 불활성화되면 조밀한 구조로 응축된다.

④ 어떤 생물은 염색체 수에 의해 성이 결정된다.


**13** 바이러스에 대한 설명으로 가장 옳은 것은?

① 비로이드(viroid)는 단백질 껍질에 싸인 원형의 RNA로 단백질을 암호화하며 식물세포를 감염시킨다.

② 박테리오파지(bacteriophage)는 용원성(lysogenic) 감염 상태에서 일부 단백질을 발현하여 용균성 (lytic) 감염으로 전환을 가능케 한다.

③ 프로파지(prophage)는 숙주 염색체에 삽입된 DNA이며 숙주세포 분열 시 복제되며 새로운 바이러스 를 생산한다.

④ 일부 동물바이러스는 수년간 잠복감염(latent infection)을 일으키기도 하며 이 시기에 지속적으로 새로운 바이러스를 생산한다.

---

**ANSWER** 12.② 13.②

**12** 성세포 생성 단계에서 부계 X염색체에 표식을 남겨서 수정 이후 부계 X염색체가 자동으로 불활성화되게 만든다. 불활성 과정도 2단계에 걸쳐서 철저히 이루어진다.

**13** 박테리오파지 중 일부는 DNA 속으로 끼어 들어가 대장균의 증식에 따라 함께 증식하며 생활하는 '용원성 생활사'를 갖는다. 그러나 자외선을 쐬는 등 특정한 자극을 받으면 람다 파지도 T4 파지와 같이 용균성 생활사로 바뀌기도 한다.
① 비로이드는 단백질 껍질이 없다. 짧은 원형 단일가닥 RNA로 이루어진 관다발식물에 감염하는 병원성 물질이다.
③ 프로파지는 숙주세포 내부에서 활성화되기 전에 숙주세포 DNA에 삽입된 게놈 형태의 바이러스를 의미한다.
④ 잠복기간 동안은 바이러스 입자 증식은 중단되어있으나 핵산이 남아있는 상태이다.

**14** 비뇨계에 대한 설명으로 가장 옳지 않은 것은?

① 분비과정에서 여액에 있는 물질이 혈액으로 운반된다.

② 보우만주머니는 사구체를 둘러싸고 있다.

③ 오줌은 요관(ureter)이라 불리는 관을 통해 신장에서 나온다.

④ 사구체에서 여과가 일어난다.


**15** 결합조직(connective tissue)에 속하지 않는 것은?

① 뼈대근육

② 혈액

③ 지방조직

④ 뼈

---

**ANSWER** 14.① 15.①

**14** 보우만주머니는 사구체를 둘러싸고 있어 사구체의 높은 혈압에 따라 저분자 물질들이 여과되어 빠져나올 때 그 물질들이 이동하는 곳이다. 또한 오줌은 신장에서 만들어져 요관을 통해 방광으로 이동해 배설된다.
분비과정은 혈액에 남아 있는 노폐물들이 세뇨관으로 이동하는 과정이다.

**15** 사람의 상피조직, 결합조직, 근육조직, 신경조직으로 나누어져 있는데 뼈대 근육은 근육 조직에 속한다.

**16** 사람의 면역세포에 대한 설명으로 가장 옳지 않은 것은?

① 호중구는 선천면역에 관여한다.

② 단핵구는 대식세포로 분화한다.

③ 비만세포는 히스타민을 분비한다.

④ 자연살해세포(natural killer)는 MHC Ⅱ를 발현한다.


**17** 혈액과 세포사이액 내 칼슘($Ca^{2+}$)을 적정 농도로 유지하는 것은 여러 신체기능이 정상적으로 작동하는 데 필수적이다. 〈보기〉에서 혈액 내 칼슘 농도가 높아지게 되면 나타나는 현상을 모두 고른 것은?

─────── 〈보기〉 ───────

ⓐ 부갑상샘에서 칼시토닌이 분비된다.

ⓑ 뼈에서 칼슘저장이 촉진된다.

ⓒ 콩팥에서 칼슘흡수가 감소된다.

① ㉠, ㉡                    ② ㉠, ㉢

③ ㉡, ㉢                    ④ ㉠, ㉡, ㉢

........................................................................................................

**ANSWER** 16.④  17.③

**16** 선천성 면역에 해당하는 백혈구에는 단핵세포, 호중구, 호산구, 호염기구, 자연살해세포가 있다. 이 중 단핵세포는 대식세포로 발전한다. 비만세포는 히스타민을 분비해 염증반응에 대비한다. 자연살해세포는 감염된 세포나 암세포를 인식해 부착되어 해당 세포를 파손시킨다. MHCⅡ는 골지체에서 만들어져 외부 항원을 제시하는 것과 관련 있으며 자연살생세포와는 관계가 없다.

**17** 혈액 내 칼슘 농도가 높아지면 갑상샘에서 칼시토닌이 분비되어 혈장으로 칼슘 이온 흡수를 억제해서 혈액 내 칼슘 농도를 줄여준다. 이 과정에서 칼슘 이온이 뼈에 저장되는 과정이 촉진되며 콩팥으로도 칼슘 흡수가 촉진된다.

ⓐ 칼시토닌은 갑상샘에서 분비되는 호르몬이다.

**18** 엽록소 a의 복합고리구조에 포함되어 있는 금속이온은?

① $Ca^{2+}$

② $Mg^{2+}$

③ $Fe^{2+}$

④ $Zn^{2+}$

**19** 에너지원과 탄소원에 따른 생물의 영양방식에 대한 설명으로 가장 옳은 것은?

① 광종속영양생물은 유기물로부터 에너지를 얻는다.

② 화학독립영양생물은 유기물로부터 탄소를 얻는다.

③ 에너지원으로 빛을 이용하는 생물은 모두 $CO^2$를 고정한다.

④ 탄소원으로 유기물을 이용하는 생물은 종속영양생물이다.

**ANSWER** 18.② 19.④

**18** 엽록소 a 복합 고리 구조에 포함되어 있는 금속 이온은 마그네슘 이온이다.

**19** 탄소원으로 유기물을 사용해서 분해하며 에너지를 얻는 생물은 종속영양생물이다.
　① 광종속영양생물은 빛을 통해 에너지를 얻는다.
　② 화학독립영양생물은 무기물 탄소로부터 유기물 탄소를 얻는다.
　③ 광종속영양생물은 에너지는 빛을 통해 얻지만 탄소의 공급원으로 이산화탄소가 아닌 유기 화합물을 사용하므로 이산
　　화탄소를 고정하는 반응이 일어나지 않는다.

**20** 하디-바인베르크 평형(Hardy-Weinberg equilibrium)을 깨트리는 진화에 대한 설명으로 옳은 것을 모두 고른 것은?

───────────────── 〈보기〉 ─────────────────

ⓐ 대부분의 종에서 교배는 무작위적이지 않고 성선택(sexual selection)을 비롯해 선호도를 보이며 대립유전자는 특정 유전자형에 집중된다.

ⓑ 집단의 크기가 급격히 감소할 때 많은 대립유전자가 무작위적으로 제거되는 병목현상(bottleneck)은 다시 개체번식으로 집단크기를 회복해도 유전적 다양성을 확보하지 못한다.

ⓒ 돌연변이는 유전적 다양성을 증가시키며, 진화에 영향을 주기 위해서는 다세포 생물은 생식세포에 돌연변이가 나타날 때만 가능하다.

ⓓ 모집단을 떠나 작은 개체군이 형성되면 개체군 내 무작위적인 대립유전자는 모집단의 대립유전자 빈도와 다를 수 있고 모집단에서 희소했던 대립유전자가 더 많이 나타나는 것을 창시자 효과(founder effect)라 한다.

① ㉠, ㉢

② ㉡, ㉣

③ ㉠, ㉡, ㉢

④ ㉠, ㉡, ㉢, ㉣

**20** 하디-바인베르크 평형은 멘델집단에서 유지된다. 즉 세대가 바뀌어도 대립유전자의 종류와 빈도가 변하지 않는 상태를 의미한다. 돌연변이, 자연 선택, 유전적 부동(창시자 효과, 병목 효과) 등은 이러한 유전적 평형을 깨트리는 요인이 된다.
　㉠ 집단내 교배가 자유롭고 무작위적이지 않을 경우 하디-바인베르크 평형이 깨진다.
　㉡ 병목 현상은 유전자풀 변화의 요인이므로 하디-바인베르크 평형이 깨지는 요인이 된다.
　㉢ 생식 세포에 돌연변이가 생길 경우 다음 세대에 전달되므로 유전적 평형이 깨지게 된다.
　㉣ 창시자 효과도 유전적 평형을 깨트리는 요인이다.

**1** 서로 다른 여러 개의 코돈이 동일한 아미노산을 지정할 수 있는데, 만약 하나의 아미노산을 하나의 코돈만이 지정한다면 일어날 수 없는 돌연변이의 형태를 〈보기〉에서 모두 고른 것은?

〈보기〉

㉠ 침묵(silent) 돌연변이
㉡ 넌센스(nonsense) 돌연변이
㉢ 틀이동(frame shift) 돌연변이

① ㉠
② ㉡
③ ㉠, ㉢
④ ㉡, ㉢

---

**ANSWER** 1.①

**1** 하나의 아미노산을 지정하는 코돈은 최소 둘 이상인데, 만약 하나의 아미노산이 하나만 지정할 수 있다면 코돈의 염기 서열이 변하여 지정하고자 하는 아미노산을 지정할 수 없게 된다. 여기서 침묵 돌연변이의 경우에는 유전자가 변해도 아미노산의 변화가 전혀 없어 정상 표현형으로 나타나게 된다. 넌센스 돌연변이는 염기의 변화로 종결코돈으로 바뀌어 단백질 합성이 중단되는 경우이며 틀이동 돌연변이는 하나 또는 두 개의 염기가 삽입되거나 결손되는 것으로 아미노산 서열이 완전히 달라지게 된다. ㉡과 ㉢은 돌연변이에 의해 기존 단백질 합성이 어려운 경우로 가능한 돌연변이이지만 ㉠은 하나의 코돈이 하나의 아미노산만 지정하게 될 경우 불가능해진다.

**2** 어떤 사람의 혈액과 뇨액을 채취하여 각각 산성도(pH)를 측정한 결과, 혈액의 pH는 7.4이고 뇨액의 pH는 5.4인 것으로 나타났다. 혈액과 뇨액의 수소 이온($H^+$) 농도에 대한 설명으로 가장 옳은 것은?

① 혈액의 수소 이온 농도가 뇨액의 수소 이온 농도보다 100배 높다.

② 혈액의 수소 이온 농도가 뇨액의 수소 이온 농도보다 100배 낮다.

③ 혈액의 수소 이온 농도가 뇨액의 수소 이온 농도보다 2배 높다.

④ 혈액의 수소 이온 농도가 뇨액의 수소 이온 농도보다 2배 낮다.

**3** 대장균의 DNA 복제 과정 중 지체가닥에서 나타나는 단백질의 기능에 대한 설명으로 옳은 것을 〈보기〉에서 모두 고른 것은?

―――――――――― 〈보기〉 ――――――――――

㉠ DNA 연결효소(DNA ligase)는 인산이에스테르 결합(phosphodiester bond)을 촉진한다.

㉡ DNA 프리메이스(DNA primase)는 DNA 프라이머를 만든다.

㉢ DNA 중합효소 I (DNA polymerase I )은 오카자키 절편 사이의 프라이머를 제거한다.

① ㉠                    ② ㉡

③ ㉠, ㉡                ④ ㉠, ㉢

---

**ANSWER** 2.② 3.④

**2** pH란 수소이온 농도를 로그값으로 나타낸 것으로, 값이 1 차이 날 때마다 농도는 10배씩 차이 나게 된다. $-\log$[수소이온]이므로 값이 작을수록 수소 이온의 농도는 높다. 따라서 혈액의 pH는 7.4, 뇨액의 pH는 5.4이므로 두 물질의 pH 차이는 2이다. 즉 수소 이온의 농도는 값이 더 작은 뇨액이 더 높고 농도 차이는 $10^2$인 100배 차이가 나게 된다.

**3** ㉡ DNA 프리메이스는 부모 DNA를 주형으로 이용하여 RNA 프라이머를 합성한다.
지체가닥에서는 불연속적으로 DNA가 합성되므로 DNA 중합효소 I 에 의해 끊어진 오카자키 절편사이의 프라이머를 제거해야 하고 끊어진 조각을 DNA 라이게이스에 의해 연결해야 한다.

**4** 세포호흡의 과정 중 미토콘드리아에서 일어나는 과정을 〈보기〉에서 모두 고른 것은?

───────────────── 〈보기〉 ─────────────────

ㄱ 산화적 인산화　　　　　　　　ㄴ 피루브산 산화

ㄷ 해당과정　　　　　　　　　　　ㄹ 시트르산 회로

────────────────────────────────────────────

① ㄱ, ㄹ

② ㄴ, ㄷ

③ ㄱ, ㄴ, ㄹ

④ ㄱ, ㄴ, ㄷ, ㄹ


**5** 혈중 $Na^+$ 이온의 농도가 높아지게 될 경우 발생하는 호르몬 변화로 가장 옳지 않은 것은?

① 부신피질에서 코르티솔의 분비가 촉진된다.

② 심방에서 심방성 나트륨이뇨펩티드가 분비된다.

③ 부신피질에서 알도스테론의 분비가 억제된다.

④ 뇌하수체 후엽에서 바소프레신의 분비가 촉진된다.

---

**ANSWER**　4.③　5.①

**4**　ㄷ 해당과정은 미토콘드리아로 들어가기 전 세포질에서 일어나는 과정이다.

　　ㄱㄴㄹ 피루브산 산화 및 시트르산 회로는 미토콘드리아 내부에서 일어나며 산화적 인산화는 미토콘드리아 내막에서 일
　　어난다.

**5**　① 코르티솔은 지방이나 단백질을 포도당으로 전환시켜 혈당을 높이는 호르몬으로 나트륨 이온의 변화와는 무관하다.

　　②③④심방에서 펩타이드계 호르몬인 심방성 나트륨이뇨펩타이드가 분비되어 혈중 나트륨 이온의 농도를 낮춘다. 또한
　　알도스테론은 혈장 내 나트륨 이온의 농도를 높이는 호르몬이므로 이 호르몬의 기능이 억제되고, 뇌하수체 후엽에서
　　는 바소프레신 분비가 촉진되어 체내로 수분 재흡수를 촉진시키는 일이 일어나게 되었을 때 체내 나트륨 이온의 농
　　도가 원래대로 돌아오게 된다.

**6** 생태계를 구성하는 화학 원소는 생물지구화학적 반응을 통해 지구의 생물권과 비생물권을 순환한다. 〈보기〉에서 인(P)의 생물지구화학적 순환에 대한 설명으로 옳은 것을 모두 고른 것은?

---
〈보기〉
---

⊙ 생물체에서 아미노산과 당의 주 구성 원소이다.
ⓛ 생물이 이용할 수 있는 주 형태의 인은 인산염 ($PO_4^{3-}$) 이다.
ⓒ 인이 주로 축적되어 있는 저장고는 바다에서 기원한 퇴적암이다.
ⓔ 육상에서 해양으로 유입된 인은 대기로 증발하여 강수를 통해 다시 육상으로 순환한다.

① ㉠, ㉡                                    ② ㉠, ㉣
③ ㉡, ㉢                                    ④ ㉢, ㉣

**7** 식물의 엽록체에서 일어나는 광합성 과정에 대한 설명으로 가장 옳지 않은 것은?

① 엽록소와 같은 광합성 색소는 주로 녹색 파장의 빛을 흡수함으로써 전자를 방출한다.
② 틸라코이드 공간에서 물 분자의 광분해로 인하여 산소 분자 및 수소 이온과 더불어 전자가 생성된다.
③ 비순환 경로 전자전달계에서 이동되는 전자들은 최종적으로 $NADP^+$ 분자에 흡수된다.
④ ATP 합성효소는 수소 이온의 흐름을 통해 ADP의 인산화 과정을 촉매한다.

---

**ANSWER** 6.③  7.①

**6**  ㉠ 아미노산과 당에는 C, H, O가 공통적으로 들어있고 아미노산에는 N가 추가로 포함되어 있다. 따라서 인(P)과는 무관한 물질이다.
㉣ 인은 탄소와 질소와는 다르게 대기로는 순환하지 못한다.

**7**  광합성 색소는 녹색을 반사하고 청자색광을 흡수하여 전자를 방출한다. 녹색으로 보이는 이유는 녹색을 반사하기 때문이다.

**8** 외떡잎식물과 진정쌍떡잎식물의 형질을 비교한 설명으로 가장 옳은 것은?

① 외떡잎식물의 잎맥은 보통 그물맥(망상맥)이고, 진정쌍떡잎식물의 잎맥은 보통 나란히맥(평행맥)이다.

② 외떡잎식물의 뿌리는 보통 끝뿌리(원뿌리)이고, 진정쌍떡잎식물의 뿌리는 보통 수염뿌리(원뿌리가 없음)이다.

③ 외떡잎식물의 꽃가루는 보통 구멍이 3개이고, 진정쌍떡잎식물의 꽃가루는 보통 구멍이 1개이다.

④ 외떡잎식물의 줄기는 보통 관다발조직이 흩어져 있고, 진정쌍떡잎식물의 줄기는 보통 관다발조직이 고리 모양으로 배열되어 있다.

**9** 내막계에 해당하지 않는 것은?

① 핵막

② 엽록체

③ 소포체

④ 리소좀

........................................................................................................

**ANSWER** 8.④ 9.②

**8** ① 외떡잎 식물의 잎맥은 나란히맥이고 쌍떡잎 식물의 잎맥은 그물맥이다.
② 외떡잎 식물의 뿌리는 수염뿌리이고 쌍떡잎 식물의 뿌리는 끝뿌리이다.
③ 외떡잎 식물의 꽃가루는 구멍이 1개이고 쌍떡잎 식물의 꽃가루는 구멍이 3개이다.

**9** 핵막, 소포체, 리소좀, 골지체 등은 내막계에 속하지만, 엽록체는 세포내 공생체로 외막을 두겹 가진다.

**10** 혈류의 속도 및 혈압에 대한 설명으로 옳지 않은 것을 〈보기〉에서 모두 고른 것은?

> ─────────── 〈보기〉 ───────────
>
> ㉠ 동맥이나 정맥에 비해 모세혈관은 혈관의 총면적이 크기 때문에 모세혈관에서의 혈류 속도는 동맥이나 정맥에서보다 감소한다.
> ㉡ 혈압은 심실의 수축기와 이완기를 기준으로 측정한다.
> ㉢ 수축기 혈압은 동맥에서의 혈압이며 이완기 혈압은 정맥에서의 혈압이다.
> ㉣ 혈압의 항상성 유지를 위해 일산화질소는 혈관 수축을 유도하고 엔도텔린(endothelin)은 혈관 확장을 유도한다.

① ㉢
② ㉠, ㉡
③ ㉡, ㉢
④ ㉢, ㉣

**11** 동물의 면역 반응은 선천성 면역(비특이적 방어) 또는 후천성 면역(특이적 방어)으로 나눌 수 있다. 포유동물의 후천성 면역 반응에 대한 예로 가장 옳은 것은?

① 자연살생세포(natural killer cell)는 병든 세포를 인식하면 화학 물질을 분비하여 제거한다.
② 상처가 나거나 감염 발생 시 유리되는 화학 신호 물질에 의해 염증반응(inflammatory response)이 일어난다.
③ 호중구(neutrophil)는 감염조직에서 나오는 화학 신호 물질을 인식하여 미생물을 파괴한다.
④ 세포독성 T 세포(cytotoxic T cell)는 바이러스에 감염된 체세포나 종양세포를 파괴한다.

---

**ANSWER** 10.④ 11.④

**10** ㉢ 수축기 혈압은 심실 수축시 혈압이고 이완기 혈압은 심실 이완시 혈압이다.
　　㉣ 일산화질소는 혈관 이완을 유도하고 엔도텔린은 혈관 수축을 유도한다.

**11** ① 자연 살생 세포에 의한 면역은 선천성 면역이다.
　　② 염증반응도 비만세포에서 히스타민이 방출되어 혈관 투과성이 증가하는 선천성 면역이다.
　　③ 호중구에 의한 미생물의 파괴는 식균작용으로 선천성 면역이다.

**12** 무척추동물의 분류에 따른 예가 잘못 연결된 것을 〈보기〉에서 모두 고른 것은?

─────── 〈보기〉 ───────

ㄱ 해면동물 - 해파리
ㄴ 선형동물 - 지렁이
ㄷ 극피동물 - 불가사리
ㄹ 절지동물 - 가재
ㅁ 연체동물 - 문어

① ㄱ, ㄴ
② ㄴ, ㄷ
③ ㄹ, ㅁ
④ ㄷ, ㄹ, ㅁ


**13** 역전사효소(reverse transcriptase)에 대한 설명으로 옳은 것을 〈보기〉에서 모두 고른 것은?

─────── 〈보기〉 ───────

ㄱ 담배모자이크바이러스가 자신의 RNA 유전물질을 복제하기 위해 사용한다.
ㄴ 유전공학적 연구에서 mRNA로부터 cDNA를 클로닝하기 위해 사용된다.
ㄷ RNA를 유전물질로 사용하는 코로나바이러스 감염의 PCR 진단 검사를 위해 사용된다.

① ㄱ, ㄴ
② ㄱ, ㄷ
③ ㄴ, ㄷ
④ ㄱ, ㄴ, ㄷ

---

**ANSWER** 12.① 13.③

**12** 해파리는 자포동물이고 지렁이는 환형동물이다.

**13** 역전사 효소는 RNA정보를 DNA로 옮길 때 필요한 효소로 ㄱ에서 담배모자이크바이러스가 자신의 RNA를 복제하기 위해 사용하는 것은 아니다.

**14** 어떤 동물은 몸의 색깔을 결정하는 유전자와 날개 크기를 결정하는 유전자를 각각 한 쌍씩 가진다고 한다. 이 동물의 야생형 표현형은 회색 몸과 정상 날개이며, 돌연변이형 표현형은 검은색 몸과 흔적 날개이다. 이 동물을 대상으로 하는 〈보기〉의 유전 교배 실험 결과에 대한 분석을 가장 옳게 한 학생은?

---
〈보기〉
---

- 교배 실험 : 야생형 표현형을 나타내는 두 유전자에 대한 이형접합자 암컷과 돌연변이 표현형을 나타내는 두 유전자에 대한 동형접합자 수컷을 교배하여 다음과 같은 자손들을 얻었다.
- 회색 몸과 정상 날개의 자손 : 156개체
- 회색 몸과 흔적 날개의 자손 : 39개체
- 검은색 몸과 정상 날개의 자손 : 41개체
- 검은색 몸과 흔적 날개의 자손 : 164개체

① 갑 학생 : 검은색 몸과 정상 날개를 가지는 자손 개체들이 생성되는 이유는 감수분열 중에 교차가 발생하였기 때문이다.

② 을 학생 : 이 실험의 자손에서 나타나는 재조합 빈도는 0.2%이다.

③ 병 학생 : 몸의 색깔을 결정하는 유전자와 날개 크기를 결정하는 유전자는 서로 다른 염색체 상에 존재한다.

④ 정 학생 : 회색 몸과 정상 날개를 가지는 자손 개체는 두 유전자에 대하여 동형접합자이다.

---

**ANSWER** 14.①

**14** ② 회색몸과 정상날개 자손, 검은색 몸과 흔적 날개 자손만 나올 경우 교차가 일어나지 않았다고 볼 수 있지만, 그 외의 표현형인 개체들이 나온 것으로 보아 교차가 일어났으며 재조합 빈도는 $((39+41)/156+39+41+165) \times 100 ≒ 20\%$이다.
③ 몸 색깔 결정 유전자와 날개 크기 결정 유전자는 모두 연관되어 있다.
④ 회색 몸과 정상 날개를 가지는 자손 개체는 적어도 하나의 형질에 대한 유전자는 이형접합이다.

**15** 〈보기〉는 선구동물과 후구동물의 배 발생 중 일부를 순서 없이 나타낸 모식도이다. 두 동물의 발생에 대한 설명으로 가장 옳은 것은?

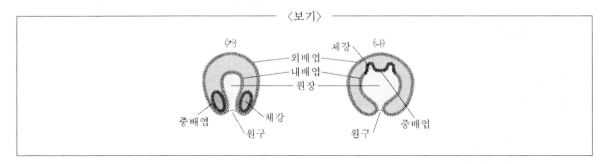

① (가)는 후구동물에 해당한다.

② (나)와 같은 발생을 하는 동물에는 극피동물과 척삭동물이 포함된다.

③ (가)의 원구는 나중에 항문으로 발달한다.

④ (가)와 (나)의 원장은 나중에 동물의 외피를 형성한다.

---

**ANSWER** 15.②

**15** ① (가)는 선구동물에 해당하고, (나)는 후구동물에 해당한다.

③ 선구동물의 원구는 나중에 입으로 발달한다.

④ 원장은 부풀어 올라 내배엽 세포가 일부 안쪽으로 떨어져 들어오면서 텅 빈 체강이 형성되고 그 부분에 내장기관들이 놓이게 된다. 따라서 외피를 형성하지는 않는다.

**16** 식물 세포는 구조와 기능에 따라 몇 가지 세포 유형으로 구분된다. 〈보기〉에서 주요 식물 세포 유형에 대한 설명으로 옳은 것을 모두 고른 것은?

---
〈보기〉
---

㉠ 성숙한 유세포(parenchyma cell)는 유연한 1차벽을 가지며 대부분의 물질대사를 담당한다.

㉡ 성숙한 후벽세포(sclerenchyma cell)는 두꺼운 1차벽을 가지며 지상부 어린 식물의 유연한 지지 기능을 한다.

㉢ 성숙한 후각세포(collenchyma cell) 는 두꺼운 2차벽을 가진 죽은 세포로 식물의 지지 기능을 한다.

㉣ 물과 무기염류를 운반하는 물관요소는 완성된 상태에서는 죽어 있다.

① ㉠, ㉡

② ㉠, ㉣

③ ㉡, ㉢

④ ㉢, ㉣

**ANSWER** 16.②

**16** ㉡ 성숙한 후벽세포는 세포벽이 두껍고 목질화되어 벽공이 있는 세포로 성숙한 후에는 원형질을 잃는 세포이다. 주로 양치나 겉씨 식물에서 볼 수 있다.
㉢ 후각세포는 성숙해도 살아있으며 얇은 1차벽으로 구성되어 유연하며 목질화되어 있지 않아 팽창과 신장이 가능하다.

**17** 인체의 호흡 조절 과정에 대한 설명으로 옳지 않은 것을 〈보기〉에서 모두 고른 것은?

───── 〈보기〉 ─────

⊙ 폐의 부피 변화를 이용한 음압(negative pressure) 호흡으로 일어난다.
ⓛ 불수의적으로 조절되는 호흡에서 갈비 사이근의 수축은 숨을 내쉬는 호식 과정을 일으킨다.
ⓒ 주로 혈액 내의 산소 포화도를 pH 변화로 감지하여 호흡의 항상성이 조절된다.
ⓔ 뇌척수액의 pH가 낮아진 것이 감지되면 이후 호흡은 증가된다.

① ⊙, ⓛ
② ⊙, ⓔ
③ ⓛ, ⓒ
④ ⓒ, ⓔ

**18** 그람음성세균에 해당하지 않는 것은?

① 스트렙토마이세스
② 클라미디아
③ 프로테오세균
④ 스피로헤타

---

**ANSWER** 17.③ 18.①

**17** 갈비 사이근의 수축은 숨을 들이마시는 흡식 과정을 유발하며 주로 혈액 내의 이산화탄소를 연수에서 감지해 호흡의 항상성이 조절된다.

**18** 스트렙토마이세스는 그람양성세균이다.

**19** 하디-바인베르크 평형 조건에 부합되는 가상의 한 집단 내에서, 어떤 유전병이 신생아 100명당 한 명꼴로 발생한다고 한다. 이 집단에 대한 설명으로 가장 옳은 것은? (단, 이 유전병은 하나의 유전자 좌위에서 돌연변이 대립유전자에 대해 동형접합성일 경우에만 발생한다.)

① 집단 내에서 돌연변이 대립유전자의 빈도는 1%이다.

② 구성원 중 18%는 보인자이다.

③ 구성원 중 90%는 야생형 대립유전자에 대하여 동형접합성이다.

④ 만일 집단 내에 돌연변이 대립유전자 빈도가 기존 빈도의 1/10로 감소하게 된다면, 열성 유전병의 발생 빈도는 1,000명당 한 명꼴로 나타나게 될 것이다.


**20** 속씨식물의 기공 개폐 조절은 다양한 기작에 의해 조절된다. 〈보기〉에서 기공 개폐 조절에 대한 설명으로 옳은 것을 모두 고른 것은?

───────────── 〈보기〉 ─────────────

ⓝ 주변 표피세포에서 공변세포로 $K^+$이 유입되면 기공이 닫힌다.
ⓛ 공변세포에서 원형질막의 양성자 펌프가 활성화되면 기공이 열린다.
ⓒ 일주기성 리듬은 기공의 개폐를 조절하는 신호 중 하나이다.
ⓔ 식물 호르몬인 앱시스산(abscisic acid)은 기공의 열림을 촉진한다.

① ㉠, ㉡                    ② ㉠, ㉣

③ ㉡, ㉢                    ④ ㉢, ㉣

**19** $q^2$이 0.01이므로 q=0.1, p=0.9이다. 즉 돌연변이 대립유전자 빈도는 0.1이고 보인자는 2pq이므로 18%이다. 야생형 대립유전자에 대해 동형접합성은 $p^2$으로 0.81이다. 돌연변이 대립유전자 빈도가 기존의 1/10로 감소하게 된다면 열성 유전병 발생 빈도는 10,000명당 한 명의 꼴로 나타나게 된다.

**20** ㉠ 기공이 열리는 것은 칼륨이 대량으로 공변세포로 모여들게 되면 가능하다.
㉣ 앱시스산은 기공의 닫힘을 촉진하는 호르몬이다.

**1** 서로 다른 두 원핵세포 간에 DNA를 전달하는 방식에 해당하지 않는 것은?

① 형질 전환(transformation)

② 형질 도입(transduction)

③ 형질 주입(transfection)

④ 접합(conjugation)

**2** 사춘기가 막 시작된 소년이 사고로 뇌하수체의 전엽에 손상을 입었다. 소년의 황체형성호르몬(LH)은 정상 수치이나 난포자극호르몬(FSH)의 수치는 매우 낮다. 이 소년이 성년이 되었을 때 일어날 수 있는 가능성에 대한 설명으로 가장 옳은 것은?

① 정자 생산이 안 되어 불임이 될 것이다.

② 고환에서 테스토스테론을 만들지 않을 것이다.

③ 2차 성징이 일어나지 않을 것이다.

④ 성적 흥분이 일어나지 않을 것이다.

---

**ANSWER** 1.③  2.①

**1** ③ 바이러스 핵산이나 플라스미드를 진핵세포에 도입하는 것을 의미한다.
① 세균이 주변에 있는 DNA를 획득하는 것을 의미한다.
② 바이러스에 의해 세균에서 다른 세균으로 DNA가 옮겨지는 것을 의미한다.
④ 세균의 세포질이 연결되면서 DNA가 복제되어 다른 세포로 전달된 후 수용세포에서 재조합을 통해 염색체를 형성하는 것을 의미한다.

**2** 남성의 고환의 정소 세포를 자극해 정자 형성에 중요한 안드로겐 결합 단백질을 많이 만들도록 유도하는 호르몬이므로 FSH가 낮게 유지될 경우 정자 형성이 어려워진다.

**3** 〈보기〉의 세포 골격을 나타내는 모식도에 대한 설명으로 가장 옳은 것은?

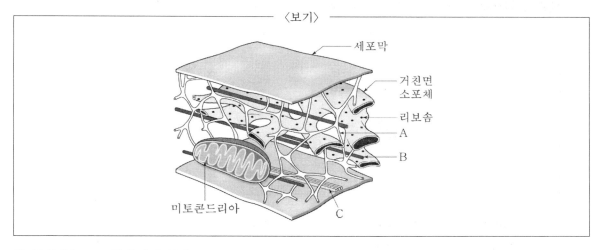

① 중심립은 A로 구성되어 있다.

② B는 구형단백질인 액틴으로 구성되고 모든 전핵세포에서 관찰된다.

③ C는 섬모, 편모 등을 구성하며 염색체나 세포 소기관의 이동에 관여한다.

④ B와 C는 모든 진핵세포에서 지름이 거의 일정하며 구성성분 또한 일정하다.

....................................................................................................................

**ANSWER** 3.④

**3**     A : 중간섬유, B : 미세소관, C : 미세섬유
     미세섬유와 미세소관은 각각 액틴 단백질과 튜불린 단백질로 구성되어 있다.
     ① 중심립은 미세소관으로 구성되어 있다.
     ② 액틴을 구성하는 것은 미세섬유로 이는 거의 모든 진핵세포의 일부분을 차지한다.
     ③ 편모와 섬모는 미세소관으로 구성되어 있다. 미세소관은 세포소기관과 염색체, 물질의 이동에 관여한다.

**4** 〈보기〉와 같이 자엽초를 이용해 식물의 특정 호르몬을 확인하는 실험을 수행하였다. 실험 결과에 대한 설명으로 가장 옳은 것은? (단, 실험은 빛이 차단된 암소에서 진행되었다.)

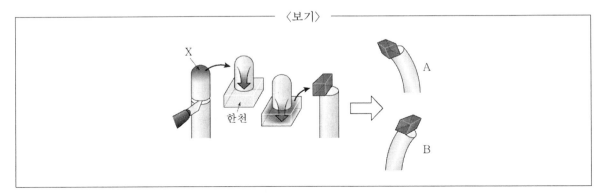

① X는 지베렐린으로 줄기 신장과 꽃가루 발달을 촉진한다. 따라서 A처럼 자랄 것이다.

② X는 에틸렌으로 어린 식물에서 줄기의 신장을 억제한다. 따라서 A처럼 자랄 것이다.

③ X는 옥신으로 낮은 농도에서 줄기의 신장을 촉진한다. 따라서 B처럼 자랄 것이다.

④ X는 시토키닌으로 뿌리의 생장과 정단우성을 조절한다. 따라서 B처럼 자랄 것이다.

---

**ANSWER** 4.③

**4** 옥신은 빛의 반대방향으로 이동 후 중력 방향으로 이동해 세포 생장을 촉진시키는 식물 호르몬이다. 한천이 있는 아래 방향으로 옥신이 이동해 한천이 있는 쪽의 줄기 생장이 촉진되어 세포 크기가 커지므로 식물은 B처럼 휘어 자란다.

**5** 사람 세포는 약 20,000개의 유전자를 가지고 있으나 75,000~100,000개 정도의 서로 다른 단백질이 세포에서 생산된다. 이러한 현상에 가장 큰 역할을 하는 세포 내 현상으로 가장 옳은 것은?

① 대체 RNA 스플라이싱(alternative RNA splicing)

② 엑손셔플링(exon shuffling)

③ RNA 편집(RNA editing)

④ 틀이동 돌연변이(frameshift mutation)

**6** 신장(콩팥)의 사구체는 혈액을 여과시키는 역할을 하는 기관으로 혈액 내 물과 전해질, 노폐물을 분비시키는 기능을 한다. 사구체를 구성하는 세포의 종류와 이와 유사한 기관을 옳게 짝지은 것은?

① 단층편평상피세포 – 폐의 폐포

② 단층원주상피세포 – 위장의 내벽

③ 단층입방상피세포 – 신장의 세뇨관

④ 거짓다층섬모원주상피세포 – 호흡기 기관지

---

**ANSWER** 5.① 6.①

**5** 유전자 발현 동안에 한 개 유전자에서 다양한 단백질을 생성함으로써 결과적으로 유전자 발현 조절을 유발한다.
② 서로 다른 유전자간 교차로 엑손의 다양한 조합으로 형성된 유전자가 생성되는 것이다.
③ 전사 이후 특정 암호화된 정보를 바꾸는 과정이다. RNA 분자 내 뉴클레오타이드 결실, 삽입, 염기 치환을 이용해 진행된다.
④ DNA에 3의 배수가 아닌 소수 염기가 결실 또는 삽입되면서 이 유전정보가 아미노산으로 번역될 때 전혀 다른 배열로 나타나는 돌연변이를 뜻한다.

**6** 사구체는 단층편평상피로 구성되어 있다. 단층편평상피는 매우 얇아 물질 이동에 용이한 구조로 확산과 여과가 일어날 수 있어 심장과 혈관, 폐의 폐포 등이 이러한 형태의 세포로 구성되어 있다.
②③④ 각 기관과 세포의 연결은 옳게 되었으나 문제에서 제시한 사구체를 구성하는 세포와 다른 세포들이므로 오답이다.

**7** 물질대사 경로가 〈보기〉와 같을 때, F와 H의 농도가 매우 높다면 세포에서 가장 우세하게 나타나는 반응은?

---
〈보기〉
---

1) A는 B 또는 C로 전환된다.

2) B는 D로 전환된다.

3) D는 E 또는 G로 전환된다.

4) E는 F로 전환된다.

5) G는 H로 전환된다.

6) D는 A가 B로 전환되는 과정을 억제한다.

7) F는 D가 E로 전환되는 과정을 억제한다.

8) H는 D가 G로 전환되는 과정을 억제한다.

① A로부터 B가 전환되는 반응

② B로부터 D가 전환되는 반응

③ A로부터 C가 전환되는 반응

④ D로부터 E가 전환되는 반응

---

**ANSWER** 7.③

**7** • F가 높을 경우 : D가 E로 전환이 억제되어 D의 양이 많게 유지되며 D는 A가 B로 전환되는 과정을 억제하므로 A의 양
이 많게 된다. A는 B 또는 C로 전환된다.

• H가 높을 경우 : D의 양이 많게 유지되므로 같은 과정이 일어나 A는 B 또는 C로 전환되는데 B로 전환될 경우 D의 양
이 많아져 E 또는 G의 양이 많아지고 F와 G가 많아지며 결국 원래 반응의 연쇄작용이 일어나고 A가 C로 전환 될 경
우 반응이 종결된다.

따라서 A로부터 C가 전환되는 반응이 우세해진다.

**8** tRNA 내에 존재하는 안티코돈(anticodon)은 mRNA의 코돈(codon)과 염기쌍결합을 이루어 단백질 번역에 관여한다. 특히 이노신(inosine, I)이 tRNA의 안티코돈에 존재할 경우, 코돈과 다양한 염기쌍결합이 가능하다. 만약 tRNA가 안티코돈 5′—ICC—3′을 가지고 있을 경우, mRNA에 존재하는 코돈 중 결합을 하지 못하는 코돈은?

① 5′—GGU—3′

② 5′—GGG—3′

③ 5′—GGA—3′

④ 5′—GGC—3′

**9** 동물의 많은 세포들이 조직, 기관, 기관계를 구성한다. 이때 이웃하는 세포들 간에는 특정 부위에서 직접적인 물리적 접촉을 통해 부착하고, 상호작용하며, 교신한다. 동물세포에서 관찰되는 연접에 대한 설명으로 가장 옳지 않은 것은?

① 밀착연접(tight junctions) : 세포 주변을 연속적으로 밀봉함으로써 세포의 용액이 표피세포를 가로질러 빠져나가는 것을 막는다.

② 데스모솜(desmosome) : 고정시키는 못처럼 작용하여 세포를 조인다. 중간섬유는 단단한 케라틴 단백질로 되어 있다.

③ 간극연접(gap junctions) : 인접한 세포 간에 세포질 통로를 제공해 준다. 구멍을 둘러싸고 있는 특정막단백질로 구성되어 있다.

④ 원형질연락사(plasmodesmata) : 인접한세포의 원형질막이 이 구조를 통해 서로 연결되어 있다.

---

**ANSWER** 8.② 9.④

**8** 코돈에 안티코돈이 결합하며 번역이 시작되는데, 코돈은 64개이고 이 코돈들에 대해 모두 형태가 다른 tRNA를 생성하는 것은 어려우므로 변형염기가 이 기능을 하게 된다. 대표적인 예가 이노신이다. 이노신은 A, U, C와는 결합할 수 있으나 G와는 결합할 수 없다.

**9** 원형질연락사는 식물 세포에서 일어나는 세포간 상호작용의 예이다.

**10** 생체 내 항체의 다양성을 증가시키는 요인에 해당하지 않는 것은?

① V, D, J, C로 불리는 조각유전자의 재구성을 통한 DNA 재배열(DNA rearrangement)

② 체세포 과돌연변이(somatic hypermutation)

③ 수십여 종의 다양한 V, D 조각유전자의 존재

④ 항체를 생성하는 B세포 일부가 기억 B세포로 분화

**11** 〈보기〉의 기투 모식도를 참고하여 생물군계를 설명한 것으로 가장 옳지 않은 것은? (단, 지역 간 이입과 이출은 없다고 가정한다.)

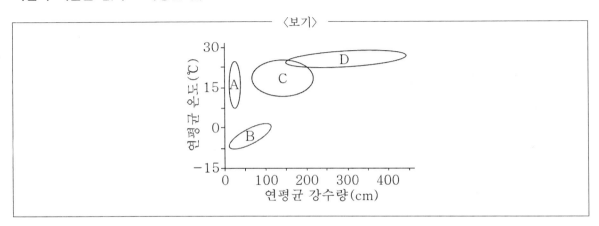

① A 지역은 기온의 일교차가 큰 편이며 선인장과 전갈 등이 대표서식 생물군이다.

② B 지역의 대표적 특징은 영구동토층이며 작은 관목, 이끼류, 지의류 등이 주로 분포한다.

③ C 지역은 강가와 시냇가를 제외하고는 거의 나무가 없어서 새들은 주로 땅에 둥지를 튼다.

④ D 지역은 다른 지역에 비해 복잡한 생물군계를 나타낸다.

........................................................................

**ANSWER** 10.④  11.③

**10** 항체의 다양성을 증가시키는 방법으로는 중쇄 유전자의 VDJ 재배열, 경쇄 유전자의 VJ 재배열, P첨가, N첨가 등이 있다. B세포 일부가 기억세포로 분화하는 것은 2차 면역반응을 유도하기 위한 반응이다.

**11** C 지역은 강수량도 적당하고 온도도 적당해 나무가 많이 자랄 수 있다.

**12** 〈보기 1〉에 제시된 순환계에 대한 〈보기 2〉의 설명으로 옳은 것을 모두 고른 것은?

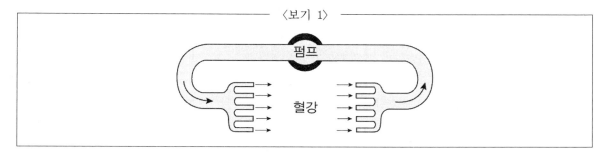

─────〈보기 2〉─────

㉠ 낮은 유압을 유지해도 되므로 에너지가 절약된다.
㉡ 모세혈관망을 형성해야 하기 때문에 순환계의 형성 및 유지가 어렵다.
㉢ 혈액을 순환시키는 유압이 높아 운동성이 높은 오징어에 적합하다.
㉣ 거미는 이 순환계에서 생긴 유압을 이용하여 다리를 빠른 속도로 펼 수 있다.

① ㉠㉡
② ㉠㉣
③ ㉡㉢
④ ㉡㉣

ANSWER 12.②

**12** 〈보기 1〉은 개방 혈관계에 대한 그림으로, 이는 연체동물의 절지동물에서 주로 관찰되며 낮은 유압을 형성하므로 에너지를 절약할 수 있다는 장점이 있다. 또한 모세혈관이 없으므로 동맥을 흐르던 혈림프가 조직으로 직접 유출된다.

**13** 〈보기〉의 빈칸에 들어갈 단어를 순서대로 바르게 나열한 것은?

〈보기〉

프로테아좀(proteasome)은 깡통처럼 생긴 거대한 단백질 복합체로서, 스트레스에 의해 변형된 단백질 또는 쓸모없는 단백질을 제거하는 기능을 담당한다. 프로테아좀의 공격 대상이 되는 단백질에 존재하는 특정 아미노산인 ___㉠___ 이 작은 단백질인 ___㉡___ 에 의해 표지된다. 그 후 표지된 단백질은 프로테아좀에 의해 분해된다.

① 리신(lysine), 유비퀴틴(ubiquitin)
② 글리신(glycine), 유비퀴틴(ubiquitin)
③ 리신(lysine), 열충격 단백질(heat-shock proteins)
④ 글리신(glycine), 열충격 단백질(heat-shock proteins)

**14** 원발암유전자(proto-oncogene)에 대한 설명으로 가장 옳은 것은?

① 정상세포에 존재하지 않는다.
② 암세포의 증식 속도를 늦춘다.
③ 과도한 활성을 가진 성장인자 단백질을 만드는 유전자이다.
④ 세포분열과 성장을 조절하는 유전자이다.

**ANSWER** 13.① 14.④

**13** 유비퀴틴이 붙은 단백질은 프로테아좀에 의해 분해되는데, 유비퀴틴의 C쪽 말단 도메인의 글라이신이 기질 단백질 라이신의 곁사슬에 결합함으로서 기질과 결합하게 된다.

**14** 원발암유전자의 돌연변이에 의해 종양유전자(oncogene)가 생긴다. 원발암유전자는 정상세포의 성장과 증식과 분화에 관여하는 유전자로, 이 유전자의 단백질 산물은 정상세포 증식신호 전달 과정에서 성장인자, 세포주기 조절인자 등의 역할을 한다.

**15** 어두울 때 간상세포에서 나타나는 현상으로 가장 옳은 것은?

① 로돕신이 활성화된다.

② 글루탐산이 분비된다.

③ 과분극 된다.

④ $Na^+$ 통로가 닫힌다.

**16** 세포의 신호물질인 리간드(ligand)가 수용체에 결합하면, 2차 신호전달자(second messenger)라고 불리는 물질을 통해 외부신호가 세포 내로 확산될 수 있다. 2차 신호전달자에 해당하지 않는 것은?

① 고리형 AMP(cyclic AMP)

② G 단백질(G protein)

③ 칼슘 이온($Ca^{2+}$)

④ 고리형 GMP(cyclic GMP)

---

**ANSWER** 15.② 16.②

**15** 어두울 때 간상세포의 탈분극 상태가 형성되는데, 이 때 높은 농도의 cGMP가 나트륨 채널을 열게 되며 세포가 탈분극되고 글루탐산을 내보내게 된다.

**16** G 단백질은 세포 바깥에서 발생한 화학적 신호를 내부로 전달하는 역할을 한다.

※ 2차 전달자의 종류 … 고리형 AMP(cAMP), 고리형 GMP(cGMP), 칼슘 이온, 다이아실 글리세롤(DAG), 이노시톨 3인산($IP_3$)

**17** 〈보기〉의 항체와 T 세포 수용체를 나타낸 모식도에 대한 설명으로 가장 옳은 것은?

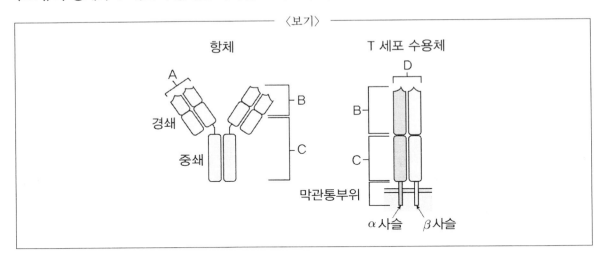

① A와 D는 모두 항원이 결합하는 부위로 특히 A는 주조직적합성복합체(MHC) 분자에 의해 제시된 항원만을 인식한다.

② 항체의 B와 C의 연결부위가 절단되면 2개의 Fab와 1개의 Fc로 분리된다.

③ C 부위는 항원과 결합하지 않기 때문에 A, B에 비해 상대적으로 변이가 적은 부위에 속한다.

④ 미성숙 T 세포와 달리 성숙된 T 세포는 항체와 유사한 방식으로 수용체를 분비한다.

---

**ANSWER** 17.③

**17** ① MHC 단백질의 도움을 받아 숙주세포에 제시된 항원 조각에만 결합하는 것은 T세포 수용체에 대한 설명이다.
② 파파인에 의해 중쇄와 경쇄 연결 부분이 절단되었을 때는 Fab 2개와 Fc 1개로 분해되지만, B와 C연결 부위인 경쇄 부분 절단 시 Fab가 $V_L$, $V_H$, $C_H1$, $C_L$로 분해된다.

**18** 〈보기〉는 16개의 염기를 가진 인위적인 mRNA를 이용하여 단백질 합성 실험을 시행한 후, 그중 일부를 분석한 내용이다. 이에 대한 설명으로 가장 옳지 않은 것은?

---
〈보기〉
---

5′-AAAAAAUUUUGGGUUG-3′

펩타이드 1 : Lys—Lys—Phe—Trp—Val
펩타이드 2 : Lys—Asn—Phe—Gly—Leu
펩타이드 3 : Lys—Ile—Leu—Gly

① Asn을 지정하는 코돈(codon)은 AAU이다.
② Leu를 지정하는 코돈(codon)은 UUG이다.
③ 펩타이드 3은 세 번째 염기부터 번역된 것으로 볼 수 있다.
④ DNA 염기서열은 5′—TTTTTTAAAACCCAAC—3′이다.

**19** 해당과정(glycolysis)에 대한 설명으로 가장 옳지 않은 것은?

① 포도당 1분자는 2분자의 피루브산으로 산화된다.
② 해당 결과 포도당 1분자당 ATP와 NADH가 각각 2분자씩 생성된다.
③ 어떤 탄소도 이산화탄소로 방출되지 않는다.
④ 산소에 의존적으로 일어난다.

---

**ANSWER** 18.④ 19.④

**18** DNA 염기 서열을 5′→3′ 방향으로 나열하면 5′-CAACCCAAAATTTTTT-3′이다.

**19** 해당과정은 세포질에서 포도당 1분자를 2분자의 피루브산으로 분해하는 과정으로, 산소가 없어도 일어나는 과정이다.

**20** 〈보기 1〉은 몇몇 생물종의 학명을 나타낸 것이다. 〈보기 2〉학명에 대한 설명 중 옳은 것을 모두 고른 것은?

┌─────────────────────── 〈보기 1〉 ───────────────────────┐

| 생물종 | 학명 |
|---|---|
| 인간 | *Homo sapiens* Linnaeus |
| 산검양옻나무 | *Rhus sylvestris* Siebold & Zucc. |
| 국수나무 | *Spiraea incisa* Thunb. |
| 덤불조팝나무 | *Spiraea sylvestris* Nakai |

└──────────────────────────────────────────────────────┘

┌─────────────────────── 〈보기 2〉 ───────────────────────┐

㉠ 만약 같은 글에서 속명이 여러 번 이용된다면 인간은 <u>Homo sapiens</u>로 표기한다.
㉡ 산검양옻나무의 학명은 삼명법 표기방식으로 Siebold는 아종명을, Zucc.는 명명자를 나타낸다.
㉢ 산검양옻나무와 덤불조팝나무는 서로 다른 종이다.
㉣ 국수나무는 산검양옻나무보다 덤불조팝나무와 더 가까운 유연관계를 갖는다.

└──────────────────────────────────────────────────────┘

① ㉠㉡
② ㉠㉢
③ ㉡㉣
④ ㉢㉣

---

**ANSWER** 20.④

**20** ㉢ 산검양옻나무와 더불조팝나무는 속은 같지만 종명이 다르므로 다른 종이다.
㉣ 국수나무는 덤불조팝나무와 같은 속에 속하므로 유연관계가 가장 가깝다.
㉠ 학명이 반복해 나온다면 속명을 축약해 쓸 수 있다. *H.sapiens*라고 쓰면 된다.
㉡ 이명법 표기방식으로 *Rhus*는 속명, *sylvestris*는 종명, Siebold & Zucc.은 명명자를 뜻한다.

1 **시스-트랜스 이성질체(cis-terzs isomer)에 대한 설명으로 가장 적절한 것은?**

① 구성 원소들 사이의 공유결합 배열이 다른 것이다.

② 탄소와 원자들 사이의 공유결합 위치는 동일하지만 회전이 제한된 이중결합을 중심으로 그 공간적 배열이 달라진 것이다.

③ 하나의 탄소 원자에 4가지 서로 다른 원소가 부착된 비대칭탄소의 존재로 인하여 서로 거울에 비친 상이 되는 구조를 나타낸다.

④ 동일 원소를 이루고 있는 다른 원자들보다 더 많은 중성자를 가지고 있어 보다 큰 질량을 갖는다.

---

**ANSWER** 1.②

1    이성질체는 구조 이성질체와 입체 이성질체로 나뉘지며 입체 이성질체는 부분입체 이성질체와 거울상 이성질체로 나뉘지며 부분입체 이성질체에 속하는 기하 이성질체(시스트랜스 이성질체)는 회전할 수 없는 이중 결합을 포함하므로 회전이 제한된다.
① 구조 이성질체에 대한 설명이다.
③ 거울상 이성질체에 대한 설명이다.
④ 동위원소에 대한 설명이다

**2** 〈보기〉의 생물학적 중 개념에 대한 설명으로 가장 옳지 않은 것은?

〈보기〉

1942년 진화생물학자인 마이어(Ernst Mayr)는 종을 "다른 집단과 생식적으로 격리되어 있으며 실제 또는 잠재적으로 번식을 할 수 있는 자연 집단"으로 정의하였다. 즉, 생물학적 종은 서로 교배를 통하여 번식 가능한 자손을 생산하는 집단으로 구성된다.

① 생식세포 융합의 차단은 접합 전 격리기작에 해당한다.

② 집단이 교배를 통하여 번식 가능한 자손을 생산할 수 없는 경우에는 생식적으로 격리되었다고 한다.

③ 종 사이의 구별이 자연선택에 의해 유지된다.

④ 잡종 성체의 생식 불가능은 접합 후 격리기작에 해당한다.

**3** 자율신경계의 교감신경과 부교감신경은 일반적으로 서로 길항작용을 통하여 신체기관의 기능을 조절한다. 〈보기〉의 부교감신경계에 의한 활성화 경로 중 표적 기관에 길항작용 대신 원활한 기능을 위한 보조적인 역할을 하는 경로로 가장 옳은 것은?

〈보기〉

ⓐ 동공의 축소
ⓑ 생식기의 발기 촉진
ⓒ 위와 소화관의 활성 촉진
ⓓ 심장박동의 감소

① ㉠                                    ② ㉡

③ ㉢                                    ④ ㉣

**ANSWER** 2.③  3.②

**2**  종은 형태학적 종, 생물학적 종, 진화학적 종의 3가지 개념으로 구분된다. 종은 폐쇄된 유전자군을 가지는 것을 의미하므로 ③이 가장 거리가 멀다.

**3**  발기는 부교감신경에 의해 일어나지만 사정은 교감신경에 의해 일어나므로 이는 길항적 작용이 아닌 사정이 원활히 일어나기 위해 보조적으로 일어나는 역할이다.

**4** 〈보기〉의 해당과정에 대한 설명에서에 ⊙~② 해당하는 물질을 순서대로 바르게 나열한 것은?

---
〈보기〉
---

해당과정에서 포도당이 6탄당 인산화 효소에 의해 포도당 6-인산이 되고, 이는 포도당인산 이성질화효소에 의해 과당 6-인산으로 변경된다. 다음 단계에서 과당 1,6-2 인산이 알도레이스에 의해 글리세르알데하이드 3-인산으로 분리되고, 5단계 반응을 거치면서 ( ⊙ )→( ⓒ )→( ⓒ )→( ② )의 물질로 전환된 후에 ②은 최종적으로 피루브산의 형태가 된다.

① ⊙ 1,3-비스포스포글리세르산      ⓒ 3-포스포글리세르산
     ⓒ 2-포스포글리세르산      ② 포스포에놀피루브산

② ⊙ 1,3-비스포스포글리세르산      ⓒ 2-포스포글리세르산
     ⓒ 3-포스포글리세르산      ② 포스포에놀피루브산

③ ⊙ 포스포에놀피루브산      ⓒ 1,3-비스포스포글라세르안
     ⓒ 3-포스포글리세르산      ② 2-포스포글리세르산

④ ⊙ 2-포스포글리세르산      ⓒ 3-포스포글리세르산
     ⓒ 포스포에놀피루브산      ② 1,3-비생상글라세르산

**5** 광합성에서 광계 II(photosystem II)에 대한 설명으로 가장 옳지 않은 것은?

① 색소들이 빛을 흡수하여 반응중심의 엽록소 a로 에너지를 운반한다.

② 2개의 물분자 ($H_2O$)로 부터 4개의 전자가 방출되고 최종적으로 엽록소 a는 이 전자를 포획한다.

③ ATP 합성효소에 의해 ATP가 생산된다.

④ 전자를 $NADP^+$ 분자로 보내 NADPH를 생성한다.

........................................................................................................................................

**ANSWER** 4.① 5.④

**4** 글리세르알데하이드 3인산 탈수소효소에 의해 NADH가 생성되며 1,3-글리세르산 이인산으로 바뀐 후, 인산글리세르산 인산화효소에 의해 ATP가 생성되며 3-인산글리세르산으로 바뀐다. 이후 인산글리세르산 이성화효소에 의해 2-인산글리세르산으로 바뀐다. 에놀레이스에 의해 포스포에놀피루브산(PEP)로 바뀌며 이후 피루브산 인산화효소에 의해 ATP가 생성되고 마지막으로 피루브산이 만들어진다.

**5** ④는 광계 I 에서 일어난다.

**6** 옥시토신 분비의 증가를 가장 직접적으로 초래하는 자극은?

① 프로스타글란딘의 감소

② 자궁경부 벽의 확장

③ 프로락틴 수준의 증가

④ 혈청 삼투질 농도의 증가

**7** 다양한 화학 반응을 매개하는 효소 중 단백질 효소가 갖고 있는 특징으로 가장 옳지 않은 것은?

① 효소마다 반응에 최적인 온도와 특정 pH에서 가장 높은 활성을 갖는다.

② 효소는 반응물(기질)과 생성물의 자유에너지 차이를 변화시켜 반응을 촉진시킨다.

③ 효소의 활성 부위는 기질의 모양에 맞도록 변화할 수 있다.

④ 일정한 양의 효소가 반응물(기질)을 생성물로 변화시키는 반응속도는 부분적으로 기질의 농도와 관련이 있다.

---

**ANSWER** 6.② 7.②

**6** 옥시토신은 출산이 시작되면 태아가 자궁 밖으로 나오도록 유도하는 호르몬으로 양성 피드백에 의해 자궁경부 벽이 확장되면 직접적으로 분비가 촉진되어 출산이 일어난다.

**7** 효소를 이용해도 반응물과 생성물 사이의 에너지 차이는 없으며, 반응에 필요한 최소한의 에너지인 활성화 에너지를 변화시켜 반응 속도를 조절한다.

**8** 〈보기 1〉은 나무의 뿌리에서 물이 흡수되어 물관까지 도달하는 경로를 나타낸 것이다. 식물체에서 물의 이동이 증산작용에 의해서만 시작된다고 가정할 때, 〈보기 2〉의 설명 중 옳은 것을 모두 고른 것은?

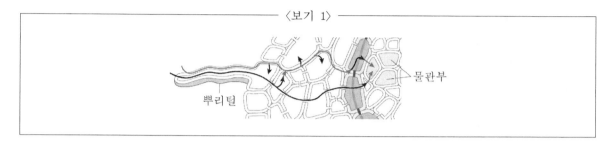

─── 〈보기 2〉 ───

㉠ 물관부를 통한 물의 이동에 물의 응집력이 관여한다.
㉡ 뿌리털 세포가 뿌리 물관부 안보다 수분 포텐셜이 크다.
㉢ 뿌리 물관부 안이 잎의 물관부 안보다 수분 포텐셜이 작다.
㉣ 잎에서 기공이 닫혀 있는 시간이 길수록 물관부를 통한 물의 이동이 촉진된다.

① ㉠, ㉡                    ② ㉠, ㉢
③ ㉡, ㉣                    ④ ㉢, ㉣


**9** 균류에 대한 설명으로 가장 옳지 않은 것은?

① 흡수에 의해 영양분을 섭취하는 종속영양생물이다.
② 모두 공생 관계를 유지하여 영양물질을 순환시키는 데 기여하고 있다.
③ 유성 생식 혹은 무성 생식 생활사를 통해 포자를 형성 한다.
④ 단세포의 수생편모 원생생물에서 유래하였다.

---

**ANSWER** 8.① 9.②

**8** 식물 잎의 기공에서 수증기가 빠져나가게 되면 그로 인해 뿌리에서 수분 흡수가 촉진되며 뿌리 물관부 안이 잎의 물관부 안보다 수분 포텐셜이 높아야 뿌리에서 잎의 물관쪽으로 물이 이동할 수 있으므로 ㉢은 오답이다. 잎에서 기공이 닫혀 있는 시간이 짧아 증산작용이 활발해야 물관부를 통해 물이 더 많이 이동하므로 ㉣도 오답이다.

**9** 균류는 동물과 식물의 사체 등을 영양분으로 섭취해 생활하는 종속영양생물로 변형체가 고착해 포자낭이 되고 그 속에서 포자가 생겨 발아하며 유주자가 된다. 유주자가 접합한 후 분열해 변형체를 형성하는 방식으로 생식이 일어나므로 유성 생식 혹은 무성 생식 생활사를 통해 포자를 형성한다. 예시로는 털먼지곰팡이, 자주먼지곰팡이 등이 있으며 분해자, 기생자, 상리공생자로서의 생태계 역할을 도맡고 있다. 따라서 모든 생물과 공생관계를 맺는 것은 아니다.

**10** 동물의 계통 분류는 분자생물학적 특징과 형태적 자료에 의하여 구분할 수 있다. 진화과정에서 〈보기〉의 계통수 설명을 상위계통에서 하위계통의 순서대로 바르게 나열한 것은?

---
〈보기〉
---

ⓘ 등뼈가 있는 척추동물

ⓛ 척삭을 가지며 등쪽에 속이 빈 신경삭이 있는 척삭동물

ⓒ 팔다리가 있는 사지류

ⓔ 턱이 있는 유악류

ⓜ 젖을 만들고 털이 있는 포유류

ⓗ 육지 환경에 적응된 알을 갖는 양막류

① ⓛ − ⓘ − ⓔ − ⓒ − ⓗ − ⓜ

② ⓘ − ⓛ − ⓒ − ⓔ − ⓜ − ⓗ

③ ⓛ − ⓒ − ⓘ − ⓔ − ⓗ − ⓜ

④ ⓘ − ⓛ − ⓔ − ⓒ − ⓗ − ⓜ

---

**ANSWER** 10.①

**10** 척삭동물 문〉척추동물 아문〉유악하문〉사지상강〉양막류〉포유류 순으로 분류된다.

**11** 〈보기 1〉은 일반적인 세포 분열 중인 어떤 동물의 체세포에서 교차가 일어나기 전 상태에 있는 한 쌍의 상동 염색체를 나타낸 것이다. 이에 대한 〈보기 2〉의 설명 중 옳은 것을 모두 고른 것은?

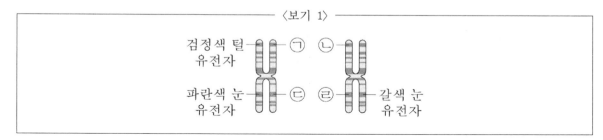

─〈보기 1〉─

검정색 털
유전자

ⓐ ⓒ

파란색 눈
유전자

ⓒ ⓒ

갈색 눈
유전자

─〈보기 2〉─

ⓐ ⓐ은 털 색이 아닌 다른 형질에 대한 유전자이다.

ⓒ ⓒ은 털 색에 대한 유전자이다.

ⓒ ⓒ은 갈색 눈 유전자이고, ⓐ은 파란색 눈 유전자이다.

ⓐ 교차가 일어나지 않는다면 ⓐ과 ⓐ은 같은 생식 세포로 들어가지 않는다.

① ⓐ, ⓒ                    ② ⓐ, ⓒ

③ ⓒ, ⓐ                    ④ ⓒ, ⓐ

**12** 멘델이 완두의 변종을 교배하여 품종 간 차이가 어떻게 유전되었는지를 연구하였을 때 사용한 7가지 형질에 해당하지 않는 것은?

① 종자 색                   ② 종자 모양

③ 꽃 색                     ④ 꽃 모양

---

**ANSWER** 11.③  12.④

**11** ⓐ은 검정색 털 유전자가 복제되어 같은 유전자를 가진다. ⓒ도 털 유전자와 같은 위치에 있으므로 털 유전자에 대한 대립유전자를 가진다. ⓒ은 파란색 눈 유전자이고 ⓐ은 갈색 눈 유전장이다. 교차가 일어나지 않으면 ⓐ, ⓐ은 상동염색체에 있는 유전자로 둘 중 하나만 생식세포에 무작위로 들어가므로 동시에 같이 들어갈수는 없다.

**12** 멘델의 완두콩 교배를 통해 확인한 것은 꽃 색, 키, 종자 모양, 종자 색깔, 콩깍지 색깔, 콩깍지 모양, 꽃이 피는 위치이다.

**13** 속씨식물의 생활사를 조사해보면 염색체 수가 n, 2n, 3n 상태를 갖고 있는 세포들이 관찰된다. 염색체 수의 크기를 순서대로 바르게 나열한 것은?

① 접합자 = 대포자낭 > 배젖 > 소포자 = 알세포
② 대포자낭 > 접합자 > 배젖 = 소포자 = 알세포
③ 배젖 > 접합자 = 대포자낭 > 소포자 = 알세포
④ 소포자 = 배젖 > 대포자낭 > 접합자 = 알세포

**14** 프리온(prion)과 바이로이드(viroid)에 대한 설명으로 가장 옳지 않은 것은?

① 프리온과 바이로이드는 모두 바이러스보다 작은 감염성 입자이다.
② 소해면상뇌증(bovine spongiform encephalopathy, BSE)은 프리온에 의해 발병한다.
③ 성숙한 바이로이드는 원형질연락사를 통해 식물의 한 세포에서 다른 세포로 이동한다.
④ 바이로이드는 외피가 있는 RNA분자이다.

---

**ANSWER** 13.③  14.④

**13** 배젖(3n), 접합자(2n), 대포자낭(2n), 소포자(n), 알세포(n)이다.

**14** 바이로이드는 바이러스와 다르게 외피(캡시드)가 없다.

**15** 〈보기 1〉은 미토콘드리아 내막에 있는 전자전달계의 모식도이다. 〈보기 2〉의 설명 중 옳은 것을 모두 고른 것은?

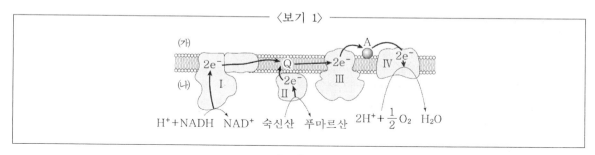

─── 〈보기 2〉 ───

ㄱ 이러한 전자 전달의 과정은 양성자의 농도를 (나)보다 (가)에서 더 높게 한다.

ㄴ Ⅱ는 시트르산 회로의 한 단계를 촉매한다.

ㄷ A는 유비퀴논(CoQ)이다.

① ㄱ

② ㄱ, ㄴ

③ ㄴ, ㄷ

④ ㄱ, ㄴ, ㄷ

**16** 식물 세포의 구조나 구조물 중 아포플라스트(apoplast)에 해당하지 않는 것은?

① 세포벽

② 세포외공간

③ 헛물관과 물관요소

④ 원형질연락사

---

**ANSWER** 15.② 16.④

**15** ㄷ A는 시토크롬C이다.

**16** 아포플라스트는 식물의 물의 이동 경로로 살아있지 않은 부분이다. 원형질연락사는 살아있는 부분을 통한 물의 이동경로인 심플라스트 경로에 해당한다.

**17** 식물의 생장은 전 생애에 걸쳐 끊임없이 일어나는데 1기 생장과 2기 생장의 두 가지 유형이 있다. 〈보기〉에서 식물의 생장유형에 대한 설명으로 옳은 것을 모두 고른 것은?

───────── 〈보기〉 ─────────

ⓞ 초본식물은 1기 생장만으로, 식물 전체가 형성된다.
ⓛ 1기 생장은 정단 분열조직에 의해서 이루어진다.
ⓒ 목본식물은 1기 생장이 멈춘 부위에서 2기 생장이 있게 된다.
ⓔ 2기 생장은 측생 분열조직인 관다발형성층과 코르크 형성층에 의해서 이루어진다.

① ㉠, ㉢
② ㉡, ㉣
③ ㉠, ㉡, ㉣
④ ㉠, ㉡, ㉢, ㉣

**18** 포유류의 신장에 대한 설명 중 가장 옳지 않은 것은?

① 신장의 여과 단위는 네프론이다.
② 혈액은 혈압에 의해 사구체 모세혈관을 통해 여과된다.
③ 사구체로 들어가 한번 여과된 물과 용질은 재흡수 되지 않는다.
④ 이물질과 체내 노폐물은 모세혈관과 세뇨관 막을 통과해 여과액으로 분비된다.

---

**ANSWER** 17.④ 18.③

**17** 초본식물은 줄기에 목재를 포함하지 않으며 1기 생장만으로 전체가 형성된다. 1기 생장은 정단분열조직의 작용으로 길이생장이 일어난다.
목본 식물은 줄기에 목재를 포함하는 식물들이 있으며 2기 생장은 유관속분열조직, 코르크분열조직 두 종류의 측생분열조직이 부피생장에 관여한다.

**18** 사구체로 여과된 물과 용질도 세뇨관에서 모세혈관쪽으로 재흡수되기도 한다. 물, 요소, 아미노산, 포도당 등이 그 예에 해당한다.

**19** 〈보기 1〉은 단일 유전자에 의해 결정되는 어떤 질환 X에 대한 가계도이다. 질환 X에 대한 A의 유전자형은 동형접합이라고 할 때 이에 대한 〈보기 2〉의 설명 중 옳은 것을 모두 고른 것은?

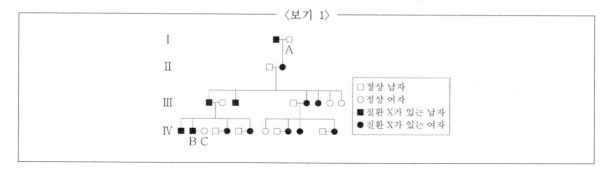

<보기 1>

정상 남자
정상 여자
질환 X가 있는 남자
질환 X가 있는 여자

───── 〈보기 2〉 ─────

　⊙ 질환 X는 상염색체 우성으로 유전된다.
　⊙ B와 C 사이에서 아이가 태어날 때, 이 아이가 질환 X를 가질 확률은 50%이다.
　⊙ 헌팅턴 무도병(Huntington's disease)은 질환 X와 같은 방식으로 유전된다.

① ㉠
② ㉠, ㉡
③ ㉡, ㉢
④ ㉠, ㉡, ㉢

**20** 어느 호수에서 120마리의 물고기를 잡았다. 이들에게 영구 표식을 부착한 후 부상 없이 다시 놓아주었다. 다음 날 150마리의 물고기를 잡았는데, 이 중 50마리에 표식이 붙어 있었다. 이틀 동안 전체 물고기 개체군의 크기에 변화가 없었다고 가정할 때, 이 호수에 있는 물고기 개체군의 크기는?

① 320마리
② 360마리
③ 600마리
④ 720마리

---

**ANSWER** 19.④  20.②

**19** A의 자녀는 A에게서 정상 유전자를 하나 받지만 X가 발현되지 않았으므로 이 유전병은 우성으로 유전되며 헌팅턴 무도병이 이 예에 해당한다. 성염색체 우성 유전일 경우 B는 어머니에게 정상 성염색체를 받으므로 항상 X가 발현되지 않아야 하는데 모순이므로 이는 상염색체 우성 유전이다. B와 C 사이에서 아이가 태어날 경우 B는 정상/X 유전자를 가지고, C는 정상/정상 유전자를 가지므로 X가 발현된 아이가 태어날 확률은 50%이다.

**20** 150마리 물고기 중 1/3에 해당하는 50마리에서만 표식이 붙어있었으므로 개체군의 수도 기존 120마리에서 3배에 해당하는 360마리이다.

**1** (개), (내)에 해당하는 생명 현상의 특성을 옳게 연결한 것은?

──────────── 〈보기〉 ────────────

(개) 식물은 햇빛이 비치는 쪽으로 굽어 자란다.
(내) 수정란에서 태어난 올챙이가 개구리로 자란다.

| | (개) | (내) |
|---|---|---|
| ① | 자극에 대한 반응 | 생식과 유전 |
| ② | 자극에 대한 반응 | 발생과 생장 |
| ③ | 물질대사 | 생식과 유전 |
| ④ | 물질대사 | 발생과 생장 |

──────────────────────────────────────

**ANSWER** 1.②

**1** (개) 빛이라는 자극에 식물이 굽어 자라는 반응을 하는 것이므로 자극과 반응의 예이고, (내) 수정란의 초기세포분열을 통해 구조가 발현되는 것은 발생과 생장에 해당한다.

**2** 다음은 물질 X의 작용을 알아낸 탐구 과정의 일부이다. 이에 대한 설명으로 옳은 것은?

〈보기〉

(가) 대장균을 배양하던 중 우연히 배지에 물질 X가 첨가되었을 때, 대장균이 증식하지 못하는 현상을 관찰하였다.

(나) 'X는 대장균의 증식을 억제할 것이다.'라고 생각하였다.

(다) 10개의 대장균 배양 접시를 준비하여 ㉠5개의 접시에는 X를 넣고, 나머지 접시에는 X를 넣지 않았다.

(라) X가 첨가된 배양 접시에서는 대장균이 증식하지 않았고, X가 첨가되지 않은 배양 접시에서는 대장균이 증식하였다.

① ㉠은 대조군이다.

② (나)는 탐구 설계 수립 단계이다.

③ 대장균의 증식 여부는 종속변인이다.

④ 물질 X의 첨가 여부는 통제 변인이다.

---

**ANSWER** 2.③

**2** ㉠은 인위적으로 조작한 것이므로 실험군에 해당한다. (나)단계는 가설설정 단계이다. 물질 X의 첨가 여부는 독립 변인 중 조작 변인이다.

**3** 그림은 ATP의 구조를 나타낸 것이다. ATP에 대한 설명으로 옳은 것은?

〈보기〉

① 염기 부위에 에너지가 저장되어 있다.

② ATP는 당, 인산, 염기로 구성되어 있다.

③ ATP가 ADP로 될 때 에너지를 흡수한다.

④ 세포 호흡에서 발생한 에너지는 모두 ATP에 저장된다.

**4** 사람에서 질병을 일으키는 병원체에 대한 설명으로 옳은 것은?

① 결핵의 병원체는 곰팡이이다.

② 말라리아는 모기를 매개로 감염된다.

③ 독감의 병원체는 독립적으로 물질대사를 한다.

④ 후천성 면역 결핍증(AIDS)의 병원체는 세포로 이루어져 있다.

---

**ANSWER** 3.② 4.②

**3** 에너지는 인산 결합에 고에너지 형태로 저장되어 있으며 ATP가 ADP로 분해될 때 고에너지 인산 결합이 깨지면서 에너지가 방출된다. 세포호흡에서 발생한 에너지는 열에너지로 방출되는 것과 ATP화학 에너지에 저장되는 것이 있다.

**4** 결핵의 병원체는 세균이다.
독감의 병원체는 바이러스로 바이러스는 숙주 세포 내에서 활물기생하며 살아간다.
후천성 면역 결핍증의 병원체는 바이러스로 바이러스는 비세포 구조이다.

**5** 생물이 비생물 환경에 영향을 주는 예로 옳은 것은?

① 비옥한 토양에서 식물이 잘 자란다.

② 일조량이 식물의 광합성량에 영향을 미친다.

③ 지렁이가 많으면 토양의 통기성이 높아진다.

④ 토끼의 개체 수가 늘어나면 토끼가 먹는 풀의 개체 수가 줄어든다.


**6** 사람에서 일어나는 물질대사에 대한 설명으로 옳지 않은 것은?

① 세포 호흡은 이화 작용에 해당한다.

② 물질대사에는 에너지 출입이 따른다.

③ 단백질이 합성되는 과정에서 에너지의 흡수가 일어난다.

④ 동화 작용은 분자량이 큰 물질이 분자량이 작은 물질로 분해되는 과정이다.

---

**ANSWER** 5.③  6.④

**5**  ③은 생물이 비생물적 환경에 영향을 미치는 예에 해당한다.

**6**  물질대사에는 동화 작용과 이화 작용이 있는데, 동화 작용은 에너지를 흡수해 저분자 물질을 고분자로 합성하는 과정이다.

**7** 그림은 어떤 동물($2n$ = ?)의 분열 중인 세포 ㈎에 들어 있는 모든 염색체를 나타낸 것이다. 이 동물의 특정 유전 형질에 대한 유전자형은 Aa이다. A와 a는 이 형질의 대립유전자이다. 이에 대한 설명으로 옳은 것은? (단, 돌연변이는 고려하지 않는다)

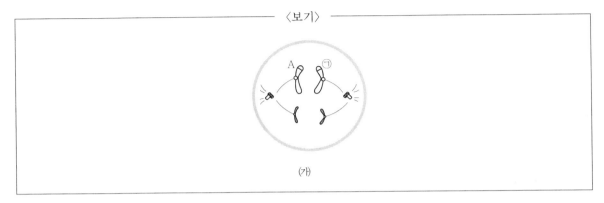

〈보기〉

㈎

① ㉠은 A이다.
② ㈎는 간기의 세포이다.
③ ㈎의 딸세포와 ㈎의 핵상은 서로 다르다.
④ 이 동물의 체세포 1개당 염색체 수는 8이다.

---

**ANSWER** 7.①

**7** ㉠은 A이다. ㈎는 이미 상동염색체가 분리된 이후이므로 감수 2분열 후기 세포이다. ㈎와 ㈏ 핵상은 모두 n으로 같다. 체세포 1개의 염색체 수는 4개이다.

**8** A~D는 사람의 몸을 구성하는 기관인 배설계, 소화계, 순환계, 신경계를 순서 없이 나타낸 것이다. 이에 대한 설명으로 옳은 것은?

| 기관계 | 특징 |
|---|---|
| A | 오줌을 통해 노폐물을 몸 밖으로 내보낸다. |
| B | (가) |
| C | 대뇌, 중간뇌, 연수가 속한다. |
| D | 음식물을 분해하여 영양소를 흡수한다. |

① A는 신경계이다.

② '조직 세포에서 생성된 $CO_2$를 몸 밖으로 배출한다.'는 (가)에 해당한다.

③ B에는 C의 조절을 받는 기관이 있다.

④ D에서 흡수된 영양소는 A를 통해 조직 세포로 이동한다.


**9** 다음은 사람의 유전 형질 (가), (나)에 대한 자료이다.

─── 〈보기〉 ───

• (가), (나)의 유전자는 서로 다른 2개의 상염색체에 있다.
• (가)는 대립유전자 A와 a에 의해 결정되며, A는 a에 대해 완전 우성이다.
• (나)는 1쌍의 대립유전자에 의해 결정되며, 대립유전자에는 D, E, F가 있다.
• (나)의 표현형은 4가지이며, (나)의 유전자형이 DD인 사람, DE인 사람, DF인 사람의 표현형은 같다.

(가), (나)의 유전자형이 AaDE인 남자 P와 AaEF인 여자 Q 사이에서 아이가 태어날 때, 이 아이에서 (가), (나)의 표현형이 모두 Q와 같을 확률은? (단, 돌연변이는 고려하지 않는다)

① $\frac{1}{16}$

② $\frac{1}{8}$

③ $\frac{3}{16}$

④ $\frac{1}{4}$

---

**ANSWER** 8.③ 9.③

**8** A는 배설계, C는 신경계, D는 소화계이므로 B는 순환계이다. ②는 호흡계의 설명이다. 소화계에서 흡수된 영양소는 순환계(B)를 통해 조직 세포로 이동한다.

**9** (나)를 통해 D가 최고 우성 유전자로 D〉E=F우열 관계가 성립한다. 즉 (가)에 대해서는 Q와 표현형이 같을 확률은 3/4이고 (나)의 표현형이 Q와 같을 확률은 1/4이므로 (가), (나) 표현형이 Q와 같을 확률은 3/16이다.

**10** 표는 생물 다양성에 대한 학생 A~C의 의견이다. 제시한 의견이 옳은 학생만을 모두 고르면?

| 학생 A | 한 생태계 내에 존재하는 생물 종의 다양한 정도를 종 다양성이라고 합니다. |
| --- | --- |
| 학생 B | 대립유전자의 종류가 다양할수록 유전적 다양성은 높아집니다. |
| 학생 C | 사람에 따라 눈동자 색이 다른 것은 종 다양성에 해당합니다. |

① A
② C
③ A, B
④ B, C

**11** 사람의 방어 작용 (가)~(라)에 대한 설명으로 옳은 것은?

───────── 〈보기〉 ─────────

(가) 피부로 분비되는 땀은 ㉠라이소자임을 포함하고 있어 세균의 침입을 막는다.
(나) 병원체가 상처 부위로 들어오면 손상된 부위의 비만세포에서 히스타민이라는 신호물질을 분비한다.
(다) 세포독성 T림프구는 병원체에 감염된 세포를 직접 제거한다.
(라) 체내에 침입한 병원체에 대한 항체가 생성된다.

① (가)의 ㉠은 눈물에도 포함되어 있다.
② (나)는 항원 항체 반응이다.
③ (가), (나), (다)는 모두 비특이적 방어 작용이다.
④ (다), (라)는 모두 체액성 면역에 속한다.

────────────────────────────

**ANSWER** 10.③ 11.①

**10** 학생 C에 해당하는 설명은 유전적 다양성이다.

**11** (나)는 염증반응이고 (가), (나)는 비특이적 반응, (다), (라)는 특이적 면역으로 (다)는 세포성 면역, (라)는 체액성 면역에 대한 설명이다.

**12** 사람의 유전 형질 (개)는 대립유전자 R과 r에 의해 결정되며, R은 r에 대해 완전 우성이다. 그림은 어떤 가족의 구성원 1~6에서 (개)의 발현 여부를 나타낸 것이다. 구성원 2에서 (개)의 유전자형은 동형 접합성이다. 이에 대한 설명으로 옳은 것은? (단, 돌연변이는 고려하지 않는다)

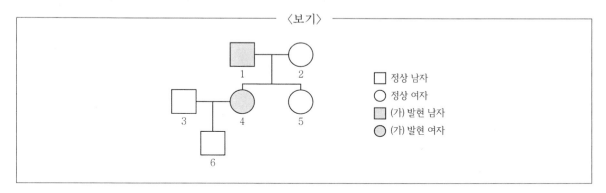

① (개)는 열성 형질이다.

② (개)의 유전자는 X 염색체에 있다.

③ 구성원 1~6에서 R을 갖는 사람은 모두 2명이다.

④ 구성원 6의 동생이 태어날 때, 이 아이에게서 (개)가 발현될 확률은 $\frac{1}{4}$이다.

**13** 사람의 간 기능으로 옳은 것만을 모두 고르면?

〈보기〉
- ㉠ 혈당량 조절
- ㉡ 인슐린 분비
- ㉢ 암모니아를 요소로 전환

① ㉠　　　　　　　　　　　　　② ㉡

③ ㉠, ㉢　　　　　　　　　　　④ ㉡, ㉢

---

**ANSWER** 12.③ 13.③

**12** 2에게서 정상 유전자를 받은 자녀 4가 병이 발현되었으므로 정상 유전자가 열성, 병 유전자가 우성인 우성유전이라는 것을 알 수 있다. 성염색체 유전일 경우 4, 5의 표현형이 같아야 하는데 다르므로 이는 상염색체 우성유전이다.
R을 갖는 사람은 1, 4 두 명이다.
④ 3은 rr, 4는 Rr이므로 6의 동생이 (개)가 발현될 확률은 1/2이다.

**13** 인슐린 분비는 이자에서 일어난다.

**14** 표는 방형구법을 이용하여 어떤 지역의 식물 군집을 조사한 결과를 나타낸 것이다. 이에 대한 설명으로 옳은 것은? (단, A~D 이외의 종은 고려하지 않는다)

| 종 | 상대 밀도(%) | 상대 빈도(%) | 상대 피도(%) | 중요치 |
|---|---|---|---|---|
| A | 30 | 15 | 20 | ( ) |
| B | ( ) | 35 | 15 | 60 |
| C | 20 | 20 | ( ) | ( ) |
| D | ( ) | ( ) | 40 | ( ) |

① 개체 수가 가장 많은 종은 A이다.

② 지표를 덮고 있는 면적이 가장 큰 종은 B이다.

③ C의 중요치는 60이다.

④ 우점종은 D이다.

**14**

| 종 | 상대 밀도(%) | 상대 빈도(%) | 상대 피도(%) | 중요치 |
|---|---|---|---|---|
| A | 30 | 15 | 20 | 65 |
| B | 10 | 35 | 15 | 60 |
| C | 20 | 20 | 25 | 65 |
| D | 40 | 30 | 40 | 110 |

상대 밀도, 상대 빈도, 상대 피도 각각의 총합은 100이 되어야 하고 중요치는 상대 밀도, 상대 빈도, 상대 피도의 합이다. 중요치 값이 가장 큰 종이 우점종이다.

① 개체수가 가장 많은 종은 상대 밀도가 가장 큰 D이다.

② 지표를 덮고 있는 면적은 피도를 보아야 하므로 피도가 가장 큰 종은 D이다.

**15** 그림은 어떤 동물 세포가 분열하는 동안 세포 1개당 DNA 상대량을 나타낸 것이다. 이에 대한 설명으로 옳지 않은 것은? (단, 돌연변이는 고려하지 않는다)

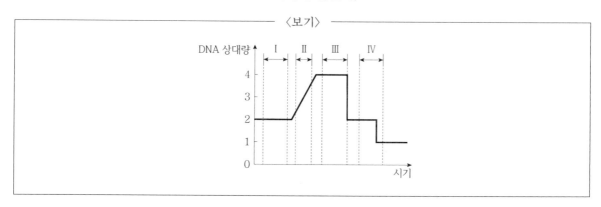

① 구간 I은 세포 주기 중 $G_1$기에 해당한다.

② 구간 II에서 DNA가 복제된다.

③ 구간 III에 2가 염색체를 갖는 세포가 있다.

④ 구간 Ⅳ에서 상동 염색체가 분리된다.

**16** 사람의 뇌에 대한 설명으로 옳지 않은 것은?

① 간뇌는 자율 신경과 내분비계의 조절 중추이다.

② 연수는 젖분비, 땀분비, 배뇨 반사의 중추이다.

③ 중간뇌와 뇌교는 뇌줄기에 포함된다.

④ 소뇌는 평형 감각 기관에서 오는 감각 정보를 받아들여 몸의 평형을 유지한다.

---

**ANSWER** 15.④ 16.②

**15** 구간 Ⅳ에서는 염색 분체가 분리된다.

**16** 젖분비, 땀분비, 배뇨 반사의 중추는 척수이다.

**17** 그림은 정상인의 티록신 분비 조절 과정을 나타낸 것이다. 이에 대한 설명으로 옳은 것은?

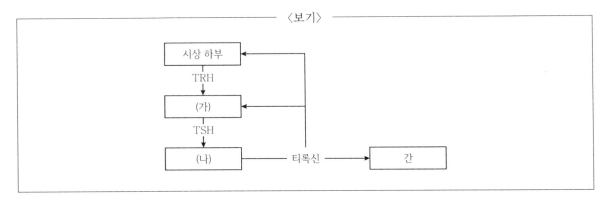

① (가)는 뇌하수체 전엽이다.

② (나)는 부갑상샘이다.

③ 티록신에 의해 열 생산량은 감소한다.

④ 혈중 티록신 농도가 높아지면 TSH 분비가 증가된다.

**17** (나)는 갑상샘이고 티록신에 의해 열생산이 늘어나며 혈중 티록신 농도가 높아지면 음성피드백 작용에 의해 TRH, TSH의 분비는 감소한다.

**18** 그림은 어떤 생태계의 탄소 순환 과정을 나타낸 것이고, A와 B는 각각 분해자와 생산자 중 하나이다. 이에 대한 설명으로 옳은 것만을 모두 고르면?

〈보기〉

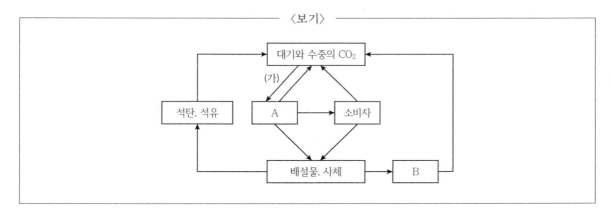

〈보기〉

ㄱ (가)는 동화 작용에 해당한다.
ㄴ A는 생산자이다.
ㄷ 곰팡이는 B에 해당한다.

① ㄱ, ㄴ

② ㄱ, ㄷ

③ ㄴ, ㄷ

④ ㄱ, ㄴ, ㄷ

---

**ANSWER** 18.④

**18** (가)는 광합성이므로 동화작용이고, A는 생산자, B는 분해자이다. 분해자에는 버섯, 곰팡이, 세균이 있다.

**19** 그림은 근육 원섬유 마디 X의 구조를 나타낸 것이다. 이에 대한 설명으로 옳은 것은? (단, (가)는 마이오신 필라멘트만 있는 부분이고, (나)는 액틴 필라멘트와 마이오신 필라멘트가 겹치는 부분이며, (다)는 액틴 필라멘트만 있는 부분이다)

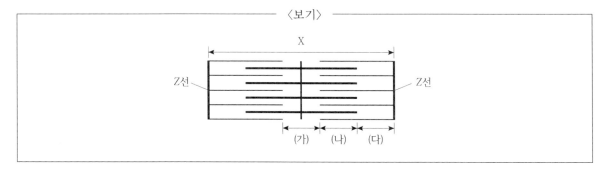

① (가)는 I대이다.

② (나)는 A대에 포함된다.

③ 현미경으로 X를 관찰하면 (나)는 (다)보다 밝게 보인다.

④ 근육 수축이 일어나도 X의 길이는 변하지 않는다.

**19** (가)는 H대, (다)는 I대의 절반에 해당한다. A대에는 (가)와 (나)가 포함된다.
현미경으로 관찰하면 (나)가 (다)보다 어둡게 보인다.
근수축이 일어나면 X대, H대, I대가 모두 짧아진다.

**20** 그림은 생식세포 형성 과정에서 염색체 비분리가 1회 일어난 정자 ㈎와 정상 난자가 수정되어 태어난 어떤 사람의 핵형 분석 결과를 나타낸 것이다. 이에 대한 설명으로 옳은 것은?

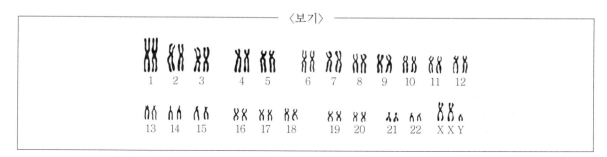

① 이 사람은 다운증후군의 염색체 이상을 보인다.

② 이 핵형 분석 결과에서 관찰되는 상염색체의 수는 22이다.

③ 이 핵형 분석 결과에서 헌팅턴 무도병 여부를 알 수 있다.

④ ㈎가 형성될 때 염색체 비분리는 감수 1분열에서 일어났다.

**20** 이 사람은 XXY염색체를 가지므로 클라인펠터 증후군의 이상을 보인다. 상염색체 수는 44개이다. 헌팅턴 무도병은 염색체 구조 이상으로 이와 같이 핵형 분석으로는 확인할 수 없다. ㈎가 형성될 때 XY가 1분열 비분리에 의해 생성되고 정상 난자에서 X가 생성될 경우 이와 같은 염색체 이상이 일어날 수 있다.

**1** 〈보기 1〉은 어떤 사람의 핵형 분석 결과를 나타낸 것이다. 이에 대한 〈보기 2〉의 설명으로 옳은 것을 모두 고른 것은?

─────── 〈보기1〉 ───────

─────── 〈보기2〉 ───────

㉠ ⓐ와 ⓑ는 상동염색체이다.

㉡ 이 사람은 터너증후군을 앓고 있다.

㉢ 이 핵형 분석 결과에서 관찰되는 상염색체의 수는 44개이다.

① ㉠

② ㉡

③ ㉠, ㉢

④ ㉠, ㉡, ㉢

......................

**ANSWER** 1.③

**1**  ㉡ 터너 증후군은 성에서 한 개의 X 염색체가 없는 경우이다. 성염색체가 한 개의 X 염색체만 있어야 하지만 〈보기1〉에서 주어진 핵형에는 X와 Y가 모두 있어 남성에 해당한다.

**2** 효소의 활성을 억제하는 비경쟁적 저해제(noncompetitive inhibitor)에 대한〈보기〉의 설명으로 옳은 것을 모두 고른 것은?

─────── 〈보기〉 ───────

㉠ 효소의 활성 부위가 아닌 다른 자리(allosteric site)에 결합한다.
㉡ 최대반응속도($V_{max}$)에는 영향을 주지 않는다.
㉢ 효소 구조의 변화를 유도한다.
㉣ 기질의 농도가 증가하면 저해제의 효과는 감소한다.

① ㉠, ㉡                    ② ㉠, ㉢
③ ㉡, ㉣                    ④ ㉢, ㉣

**3** 인체를 구성하는 원소 중 가장 많은 비율을 차지하는 원소 세 가지는?

① 탄소, 칼슘, 수소                    ② 산소, 질소, 수소
③ 산소, 탄소, 칼슘                    ④ 산소, 탄소, 수소

**4** 인간의 감각 수용기 중 청각이 속해있는 수용기는?

① 기계수용기
② 화학수용기
③ 광수용기
④ 통각수용기

────────────────────────────────

**ANSWER** 2.② 3.④ 4.①

**2** ㉡ 비경쟁적 저해제는 기질이 아무리 많이 있어도 저해제가 결합된 효소의 활성은 최대반응속도($V_{max}$)에 도달하지 못하게 하므로 최대반응속도를 감소시킨다.
㉣ 비경쟁적 저해제는 기질의 농도와 관계없이 효소의 작용을 억제한다. 기질 농도가 증가해도 저해제의 효과는 감소하지 않는다.

**3** 인체를 구성하는 원소 중 가장 많은 비율을 차지하는 원소 세 가지는 산소, 탄소, 수소이다.

**4** 인간의 청각은 기계적 자극을 감지하는 기계수용기와 관련된다. 귀의 달팽이관 안에 있는 털세포들이 음파로 인한 기계적 변화를 감지하여 청각 신호를 발생시키므로 청각은 기계수용기에 해당한다.

**5** 〈보기 1〉의 ㈎~㈃는 사람의 대뇌, 소뇌, 간뇌, 연수의 특징을 순서 없이 나열한 것이다. 이에 대한 〈보기 2〉의 설명으로 옳은 것을 모두 고른 것은?

---
〈보기1〉
---

㈎ 몸의 평형을 유지한다.

㈏ 시상과 시상하부로 구분된다.

㈐ 감각령, 운동령, 연합령으로 구분된다.

㈑ 심장박동, 호흡운동을 조절하다.

---
〈보기2〉
---

㉠ ㈎는 무릎 반사, 배뇨 반사의 중추이다.

㉡ ㈏는 혈당량과 삼투압을 조절하여 항상성을 유지한다.

㉢ ㈐는 안구 운동과 동공 반사를 조절한다.

㉣ ㈑는 기침, 재채기, 눈물 분비의 중추이다.

① ㉠, ㉡

② ㉠, ㉢

③ ㉡, ㉢

④ ㉡, ㉣

**6** 사람의 소화를 조절하는 호르몬의 작용에 대한 설명으로 가장 옳지 않은 것은?

① 가스트린(gastrin)은 위산의 분비를 촉진한다.

② 콜레키스토키닌(CCK)은 췌장의 소화 효소 분비를 촉진한다.

③ 세크레틴(secretin)은 췌장의 중탄산염 분비를 촉진하여 강산성의 음식물을 중화시킨다.

④ 세크레틴(secretin)은 위의 가스트린(gastrin) 분비를 촉진한다.

---

**ANSWER** 5.④ 6.④

**5** 〈보기1〉에서 ㈎는 소뇌, ㈏는 간뇌, ㈐는 대뇌, ㈑는 연수의 역할에 해당한다.
㉠ 무릎 반사와 배뇨 반사는 주로 척수에 의해 조절된다.
㉢ 안구 운동과 동공 반사는 주로 중뇌에 의해 조절된다.

**6** ④ 세크레틴은 위산을 중화하는 기능을 하기 때문에 가스트린의 분비를 억제한다.

**7** 생물 다양성에 대한 〈보기〉의 설명으로 옳은 것을 모두 고른 것은?

〈보기〉

㉠ 유전적 다양성이 높은 종은 환경이 급격하게 변하거나 전염병이 발생했을 때 멸종될 확률이 높다.
㉡ 종 다양성은 종의 수가 많을수록, 전체 개체수에서 각 종이 차지하는 비율이 균등할수록 낮아진다.
㉢ 강, 습지, 사막, 삼림, 초원 등이 다양하게 나타나는 것은 생태계 다양성에 해당한다.

① ㉠             ② ㉢
③ ㉠, ㉢       ④ ㉡, ㉢

**8** ATP 에너지를 소모하는 작용으로 옳은 것을 〈보기〉에서 모두 고른 것은?

〈보기〉

㉠ 능동수송
㉡ 근육수축
㉢ 촉진확산
㉣ 체온유지

① ㉠, ㉡       ② ㉠, ㉢
③ ㉠, ㉡, ㉣    ④ ㉡, ㉢, ㉣

---

**ANSWER** 7.② 8.③

**7** ㉠ 유전적 다양성이 높은 종은 다양한 유전적 특성을 가지고 있다. 환경 변화나 전염병에 대한 저항력이 더 크기 때문에 멸종될 확률이 낮다.
㉡ 종의 수가 많고 각 종이 전체 개체수에서 균등한 비율을 차지할수록 종 다양성은 높아진다. 종 다양성이 낮아진다는 것은 종의 수가 적고, 특정 종이 전체 개체수의 대부분을 차지할 때를 의미한다.

**8** ㉢ 촉진확산은 물질이 농도 기울기를 따라 막을 통과하는 과정으로, ATP를 필요로 하지 않는 수동적 과정이다.

**9** 〈보기〉에서 인간의 선천성 면역에 관여하는 것을 모두 고른 것은?

---
〈보기〉
---

   ⊙ 피부
   ⓒ 호중구
   ⓒ 인터페론
   ⓔ 보체계

① ⊙, ⓒ　　　　　　　　　　　　② ⓒ, ⓒ
③ ⊙, ⓒ, ⓔ　　　　　　　　　　④ ⊙, ⓒ, ⓒ, ⓔ

**10** 〈보기〉는 사람 심장의 전기적 활동 기록을 관찰한 결과이다. 심장에서 적절한 기능을 수행하지 못하고 있는 부위로 가장 옳은 것은?

---
〈보기〉
---

   • 심방은 정상적으로 정기적인 수축을 한다.
   • 심실은 몇 박동마다 수축을 하지 않는다.

① 반달판막　　　　　　　　　　　② 방실판막
③ 방실결절　　　　　　　　　　　④ 관상동맥

---

**ANSWER** 9.④　10.③

**9** 선천성 면역은 비특이적 면역이라고도 하며 병원체의 공통적인 특징을 인식해 감지한다.
　⊙ **피부**: 신체의 1차적 방어벽으로 단단한 물리적 장벽을 형성하고 있어 병원체가 안으로 들어오지 못하도록 막는다.
　ⓒ **호중구**: 식세포 작용을 하는 백혈구로 병원체를 효과적으로 제거한다.
　ⓒ **인터페론**: 선천성 항바이러스 단백질로 바이러스에 감염된 세포에서 분비되는데 주변의 비감염세포를 자극하여 항바이러스 단백질 생산을 유도한다.
　ⓔ **보체계**: 척추동물의 혈장에 존재하는 항균 단백질로 세균에 특이적으로 작용한다.

**10** 〈보기〉의 결과에서 심방은 정상적으로 수축하고 있으나, 심실은 몇 박동마다 수축하지 않고 있다. 심방과 심실 사이의 전기 신호 전달을 조절하는 부위는 방실결절에 해당한다. 방실결절이 제대로 작동하지 않으면 심방의 전기 신호가 심실로 전달되지 않아 심실이 수축하지 않는 현상이 발생한다.

**11** 〈보기〉와 같은 사례를 설명하는 용어로 가장 옳은 것은?

────────── 〈보기〉 ──────────

1800년대 초에 15명의 영국 식민지 개척자들이 아프리카와 남미 중간의 대서양에 있는 작은 군도에 정착지를 세우고, 다른 사람들과는 격리되어 자손을 낳고 살게 되었다. 약 150년 정도 지난 후, 이 섬에 정착한 식민지 개척자들의 후손 집단에서 나타나는 특정 질병을 일으키는 대립유전자의 빈도가 원집단에 비해 10배나 높게 나타났다.

① 창시자 효과

② 유전자 흐름

③ 병목 현상

④ 하디-바인베르크 평형


**12** 그람양성세균에 대한 〈보기〉의 설명으로 옳은 것을 모두 고른 것은?

────────── 〈보기〉 ──────────

㉠ 그람음성세균에 비해 펩티도글리칸 층이 얇다.
㉡ 그람염색법으로 염색하면 진한 색(보라색)으로 염색된다.
㉢ 세포벽 바깥쪽에 지질다당체(lipopolysaccharide)로 이루어진 막이 둘러싸고 있다.

① ㉠

② ㉡

③ ㉠, ㉡

④ ㉡, ㉢

⋯⋯⋯⋯⋯⋯⋯⋯⋯⋯⋯⋯⋯⋯⋯⋯⋯⋯⋯⋯⋯⋯

**ANSWER** 11.① 1.②

**11** ① 〈보기〉는 15명의 영국 식민지 개척자들의 후손 집단에서 특정 질병을 일으키는 대립유전자의 빈도가 원집단에 비해 10배나 높게 나타난 상황이다. 소수의 개체가 새로운 지역에 정착하여 그들로부터 유래된 집단이 원래 집단과 다른 유전적 특성을 나타내는 현상은 창시자 효과에 해당한다.
　② 유전자 흐름 : 서로 다른 개체군 간에 유전자들이 이동하는 현상이다. 개체들이 다른 집단으로 이주하거나 이주해 온 개체들이 교배하여 유전자가 섞이게 되는 것이다.
　③ 병목 현상 : 재난이나 환경 변화로 인해 개체군의 크기가 급격히 감소하면서 유전적 다양성이 크게 줄어드는 현상이다.
　④ 하디-바인베르크 평형 : 무한히 큰 개체군에서 유전자 빈도가 시간이 지나도 변하지 않고 일정하게 유지되는 이론적 상태이다.

**12** ㉠ 그람양성세균은 그람음성세균에 비해 펩티도글리칸 층이 두껍다. 펩티도글리칸 층이 두껍기 때문에 그람양성세균은 그람염색법에서 보라색으로 염색된다.
　㉢ 지질다당체(LPS)로 이루어진 외막은 그람음성세균의 특징이다. 그람양성세균은 외막이 없고 두꺼운 펩티도글리칸 층이 있다.

**13** 세포호흡 과정 중 ATP를 생산하지 않는 단계는?

① 피루브산 산화

② 시트르산 회로

③ 해당과정

④ 산화적 인산화

**14** 뒤센 근위축증(Duchenne muscular dystrophy)은 근육 조직이 점점 소실되는 특징을 보여주는 성염색체 열성 질환이다. 여자 A와 남자 B는 뒤센 근위축증은 없지만 이들의 첫 아들은 이 질병을 가지고 있다. A와 B가 두 번째 아이를 갖게 될 경우, 이 아이가 뒤센 근위축증을 가질 확률 [%]은?(단, 제시된 조건 외에 다른 부분은 고려하지 않는다.)

① 25

② 50

③ 75

④ 100

---

**ANSWER** 13.① 14.①

**13** ① 피루브산 산화 과정에서는 피루브산이 아세틸-CoA로 변환되며, NADH가 생성되지만 ATP는 생산되지 않는다.

**14** 여자 A는 뒤센 근위축증이 없지만, 첫 아들이 이 질병을 가지고 있는 것은 A가 보인자임을 의미한다. 남자 B는 뒤센 근위축증이 없으므로 정상 유전자를 가지고 있다.

A가 줄 수 있는 성염색체는 $X^D$(정상유전자), $X^d$(돌연변이 유전자)이다. B가 줄 수 있는 성염색체는 $X^D$(딸인 경우), $Y$(아들인 경우)이다.

A와 B사의 자녀의 성별과 유전자형은 $X^D X^D$, $X^D X^d$이다. 아들의 경우는 질병이 없거나 뒤센 근위축증 환자이다.

아들이 태어날 확률은 50%이고, 아들이 보인자 어머니의 $X^d$유전자를 물려받을 확률은 50%이다.

그러므로 두 번째 아이가 뒤센 근위축증을 가질 확률은 25%이다.

※ 뒤센 근위축증(Ducheme muscular dystrophy)

　　X-염색체에 위치한 유전자 돌연변이로 인해 발생하는 성염색체 열성 유전 질환이다.

**15** 〈보기〉는 신경계의 구성을 간략하게 나타낸 모식도이다. 이에 대한 설명으로 가장 옳은 것은?

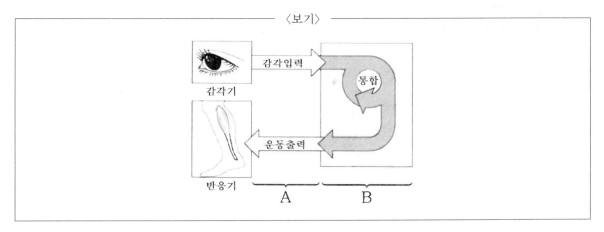

① 혈액뇌 장벽(blood-brain barrier)은 모세혈관 내피 세포를 통한 물질의 이동을 제한함으로써 혈액에 존재하는 유해물질로부터 A를 보호한다.

② A는 운동신경계와 자율신경계로 구분되며, 싸움-도주 반응(fight-or-flight response)은 부교감 신경에 해당한다.

③ 미세아교세포는 죽었거나 손상된 세포의 잔유물과 세균으로부터 B를 보호한다.

④ 신경전달 물질인 아세틸콜린은 B에서 방출되며 A에서는 발견되지 않는다.

---

**15** ① A는 말초신경이다. 혈액뇌 장벽은 중추신경계를 보호하는 구조이다.
　② 싸움-도주 반응은 교감신경계의 기능이다. 부교감 신경은 주로 휴식과 소화 작용을 촉진한다.
　④ 아세틸콜린은 중추신경계와 말초신경계(특히 운동신경 및 자율신경) 모두에서 중요한 신경전달물질로 작용하기 때문에 A에서 아세틸콜린이 발견될 수 있다.

**16** 〈보기 1〉은 세포에서 G 단백질 결합 수용체(GPCR)에 의해 단백질인산화효소 C(PKC)가 활성화되는 신호전달 과정을 나타낸 것이다. ㉠은 GPCR과 결합하는 신호물질이고, ㉡은 G 단백질에 의해 활성화되는 효소이다. 〈보기 2〉의 설명으로 옳은 것을 모두 고른 것은?

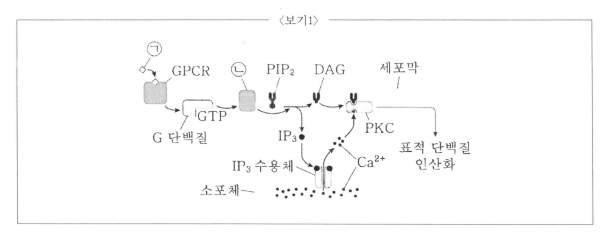

〈보기2〉

㉠ ㉠이 GPCR에 결합하면 수용체는 G 단백질과 결합하고, 그 결과 GDP가 GTP로 교환되어 G 단백질이 활성화된다.

㉡ ㉡은 포스포라이페이스 C이다.

㉢ $Ca^{2+}$은 능동수송에 의해 소포체에서 세포질로 이동한다.

① ㉠, ㉡

② ㉠, ㉢

③ ㉡, ㉢

④ ㉠, ㉡, ㉢

......................................................................................................................................................

**ANSWER** 16.①

**16** ㉢ $Ca^{2+}$은 $IP_3$에 의해 소포체 내에서 방출되며, 이는 능동수송이 아니라 수동 확산을 통해 이동한다.

**17** 원소 '인'이 식물에 필요한 이유에 해당하지 않는 것은?

① 엽록소를 구성한다.　　　　　　② 세포막을 구성한다.

③ 핵산을 구성한다.　　　　　　　④ ATP를 구성한다.

**18** 양막류에 해당하지 않는 것을 〈보기〉에서 모두 고른 것은?

―――――――――――― 〈보기〉 ――――――――――――

ⓐ 바다거북
ⓑ 칠성장어
ⓒ 도롱뇽

① ㉠　　　　　　　　　　　　　② ㉡

③ ㉡, ㉢　　　　　　　　　　　④ ㉠, ㉡, ㉢

........................................................................................................

**ANSWER** 17.① 18.③

**17**　① 엽록소는 주로 마그네슘을 중심으로 한 구조를 가지고 있다. 인은 엽록소의 직접적인 구성 요소에 해당하지 않는다.
　　②③④ 인은 세포막의 주요 구성 성분인 인지질의 중요한 구성 요소에 해당한다. DNA와 RNA와 같은 핵산에 필수적이
　　며, ATP(아데노신 삼인산)는 에너지를 저장하고 전달하는 데 중요한 역할을 한다.

**18**　㉠ 바다거북은 파충류로 양막류에 해당한다.
　　㉡ 칠성장어는 원구류로 양막이 없는 초기 척추동물이다.
　　㉢ 도롱뇽은 양서류로 양막이 없는 무양막류이다.

**19** 바이러스에 대한 〈보기〉의 설명으로 옳은 것을 모두 고른 것은?

───────────── 〈보기〉 ─────────────

ⓐ 독립적으로 물질대사를 한다.

ⓑ 유전물질인 핵산을 갖는다.

ⓒ 세포 구조를 갖추고 있다.

ⓓ 인간면역결핍바이러스(HIV)는 RNA 주형으로 DNA를 만든다.

ⓔ 단백질 감염인자로서 뇌 질환을 일으킬 수 있다.

① ㉠, ㉡                                              ② ㉡, ㉣

③ ㉢, ㉣                                              ④ ㉢, ㉤

ANSWER 19.②

**19** ㉠ 바이러스는 독립적으로 물질대사를 할 수 없다. 바이러스는 숙주 세포 내에서만 번식과 대사를 수행할 수 있다.
　　㉢ 바이러스는 세포 구조를 가지고 있지 않으며, 세포막이나 세포질이 없고 단백질 껍질에 둘러싸인 핵산으로 구성된다.

**20** 〈보기 1〉은 특정 식물 호르몬(A)의 농도에 따른 변화를 관찰한 것이다. A 호르몬에 대한 〈보기 2〉의 설명으로 옳은 것을 모두 고른 것은? (단, 실험은 빛이 차단된 암소에서 진행되었다.)

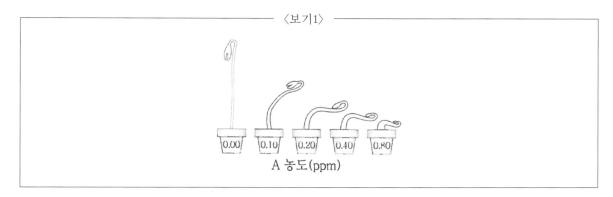

─── 〈보기1〉 ───

A 농도(ppm)

─── 〈보기2〉 ───

㉠ 노화, 잎의 탈리 및 과일의 성숙에 관여하는 호르몬이다.

㉡ 줄기와 뿌리의 분열과 분화를 촉진하며 곁눈의 생장을 촉진하는 호르몬이다.

㉢ 줄기 신장의 둔화, 줄기의 비후화 그리고 줄기의 수평 생장을 유도하는 호르몬이다.

㉣ 동물의 성호르몬과 화학적으로 유사하여 세포 신장과 분열을 유도하는 호르몬이다.

① ㉠, ㉡

② ㉠, ㉢

③ ㉡, ㉢

④ ㉢, ㉣

........................................................................................................................

**ANSWER** 20.②

**20** 〈보기1〉에 따르면 A 호르몬의 농도에 따라 줄기가 길어지다가 특정 농도 이상에서 줄기 길이가 짧아지는 현상이 나타 난다. A 호르몬은 옥신에 해당한다. 옥신은 일반적으로 낮은 농도에서 줄기 신장을 촉진하지만 농도가 높아지면 오히려 줄기 생장이 억제되고 비정상적인 성장이 발생한다. 빛이 없는 상황에서 옥신의 작용으로 인해 굴광성(growth towards light)이 제대로 작동하지 못하면서 줄기가 구부러지거나 짧아지는 현상이 나타난 것이다.

㉡ 사이토키닌에 대한 설명이다.

㉣ 브라시노스테로이드에 대한 설명이다.

# 02

# 공중보건

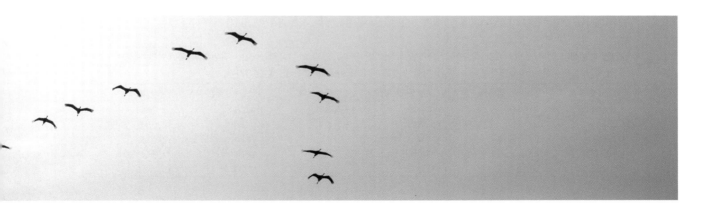

**1** 감염병 관리방법 중 전파과정의 차단에 대한 설명으로 가장 옳은 것은?

① 홍보를 통해 손씻기와 마스크 착용을 강조하였다.

② 조류 인플루엔자 감염 오리를 모두 살처분하였다.

③ 노인인구에서 신종인플루엔자 예방접종을 무료로 실시하였다.

④ 결핵환자 조기발견을 위한 감시체계를 강화하였다.

----

**ANSWER** 1.①

**1** 감염병의 예방관리 방법

㉠ **병원체와 병원소 관리** : 감염병 관리의 가장 확실한 방법은 병원체나 병원소를 제거하는 것이다.

㉡ **전파과정 관리** : 전파과정의 차단에는 검역과 격리, 매개곤충관리, 환경위생과 식품위생, 개인위생 등이 포함된다.

㉢ **숙주 관리** : 숙주의 면역력을 증강시키는 방법으로 예방접종과 톡소이드 혹은 면역글로불린 접종 등의 방법이 있다. 이미 감염된 환자나 보균자는 조기발견 및 조기치료를 시행함으로써 합병증을 막고 필요한 격리를 시행하여 다른 사람에게 전파되는 것을 막을 수 있다.

※ **감염병의 생성과 전파** ··· 병원체가 숙주에 기생하면서 면역반응이나 질병을 일으키는 것이 감염병의 본질이기 때문에 감염병이 생성되기 위해서는 병원체로부터 숙주의 저항에 이르기까지 다음과 같은 단계를 거친다.

| 병원체 | 병원소 | 병원체 탈출 | 전파 | 침입 | 숙주의 저항 |
|---|---|---|---|---|---|
| • 바이러스 | • 인간 | • 호흡기 | • 직접전파 | • 호흡기 | • 면역 |
| • 세균 | (환자, 보균자) | • 소화기 | • 간접전파 | • 소화기 | (선천, 후천) |
| • 진균 | • 동물 | • 비뇨생식기 | | • 비뇨생식기 | • 영양 |
| • 원충생물 | • 흙 | • 피부(상처) | | • 피부(상처) | • 건강 등 |
| • 기생충 등 | • 물 등 | • 태반 등 | | • 태반 등 | |

**2** 금연을 위한 방법과 건강믿음모형의 구성요인을 짝지은 것으로 가장 옳은 것은?

① 딸 아이의 금연 독촉 – 장애요인

② 흡연은 폐암의 원인이라는 점을 강조 – 심각성

③ 흡연자 동료 – 계기

④ 간접흡연도 건강에 해롭다는 점을 강조 – 이익

**3** 국민의료비 상승 억제를 위한 수요측 관리방안으로 가장 옳은 것은?

① 고가 의료장비의 과도한 도입을 억제한다.

② 의료보험하에서 나타나는 도덕적 해이를 줄인다.

③ 의료서비스 생산비용 증가를 예방할 수 있는 진료비 보상 방식을 도입한다.

④ 진료비 보상방식을 사전보상방식으로 개편한다.

**ANSWER** 2.② 3.②

**2** ① 행동의 계기
③ 장애 요인
④ 지각된 감수성
※ 건강신념모형

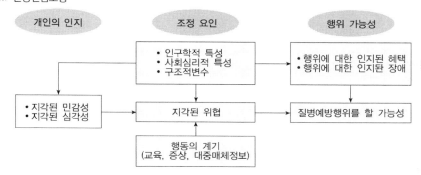

**3** ①③④ 공급측 관리방안에 해당한다.

**4** 진료비 지불제도에 대한 설명으로 가장 옳은 것은?

① 행위별수가제는 행정적 비용이 상대적으로 적게 든다.

② 총액예산제는 사후보상제도의 대표적인 예이다.

③ 진료단위가 포괄화될수록 보험자의 재정적 위험이 줄어드는 경향이 있다.

④ 인두제에서는 위험환자를 회피하려는 유인이 적다.

**5** 〈보기〉는 공중보건학의 발달사이다. 시대 순으로 옳게 나열한 것은?

───────────── 〈보기〉 ─────────────

ㄱ 히포크라테스(Hippocrates) 학파의 체액설

ㄴ 최초로 검역소 설치

ㄷ 최초로 공중보건법 제정

ㄹ 우두종두법을 제너가 발견

ㅁ 최초로 사회보장제도 실시

① ㄱ - ㄴ - ㄷ - ㄹ - ㅁ

② ㄱ - ㄴ - ㄷ - ㅁ - ㄹ

③ ㄱ - ㄴ - ㄹ - ㄷ - ㅁ

④ ㄱ - ㄴ - ㄹ - ㅁ - ㄷ

......................................................................................................................................

**ANSWER** 4.③ 5.③

**4**　① 행위별수가제는 행정적 비용이 상대적으로 많이 든다.
　　② 총액예산제는 사전보상제도의 대표적인 예이다.
　　④ 인두제에서는 위험환자를 회피하려는 유인이 크다.

**5**　ㄱ 고대기
　　ㄴ 중세기 1383년 마르세유에서 검역법 통과, 최초의 검역소 설치
　　ㄹ 여명기 1798년
　　ㄷ 여명기 1848년 영국 채드윅
　　ㅁ 1883년 독일 비스마르크의 사회입법

**6** 보건의료서비스의 특성 중 〈보기〉에 해당하는 것은?

---
〈보기〉
---

올해 전원 독감예방접종을 맞은 우리 반은 작년에 비해 독감에 걸린 학생이 현저히 줄었다.

---

① 치료의 불확실성　　　　　　　　② 외부효과성

③ 수요의 불확실성　　　　　　　　④ 정보와 지식의 비대칭성


**7** 우리나라 대사증후군의 진단 기준 항목으로 가장 옳은 것은?

① 허리둘레 : 남자 ≥ 90cm, 여자 ≥ 85cm

② 중성지방 : ≥ 100mg/dl

③ 혈압 : 수축기/이완기 ≥ 120/80mmHg

④ 혈당 : 공복혈당 ≥ 90mg/dl


---

**ANSWER**　6.②　7.①

**6**　외부효과(external effect) … 한 개인이나 기업이 취한 행동이 다른 사람 또는 다른 기업에게 좋던 나쁘던 부차적인 효과를 갖게 될 경우를 의미한다. 외부효과가 존재하는 경우 방역체계 운영, 국가 예방접종사업 등 정부의 개입이 타당성을 인정받게 된다.

　※ 보건의료의 사회경제적 특성
　　㉠ 수요의 불확실성
　　㉡ 정보의 불균형
　　㉢ 외부효과(긍정적, 부정적)
　　㉣ 공급의 독점성
　　㉤ 가치재
　　㉥ 정부개입의 비효율성 문제

**7**　대사증후군 진단 기준
　㉠ 허리둘레 : 남성 90cm 이상, 여성 85cm 이상
　㉡ 혈압 : 수축기/이완기 130/85mmHg 이상 또는 고혈압 치료약물 투여중
　㉢ 혈당 : 공복혈당 100mg/dl 이상 또는 당뇨병 치료약물 투여중
　㉣ 중성지방(TG) : 150mg/dl 이상 또는 이상지질혈증 치료약물 투여중
　㉤ HDL 콜레스테롤 : 남성 40mg/dl, 미만, 여성 < 50mg/dl 미만 이거나 이상지질혈증 치료약물 투여중

**8** 모유수유를 한 영아가 모유수유를 하지 않은 영아에 비해 감염균에 대한 면역력이 높았다. 이에 해당하는 면역(immunity)의 종류는?

① 자연능동면역                              ② 자연수동면역
③ 인공능동면역                              ④ 인공수동면역

**9** 흡연자 1,000명과 비흡연자 2,000명을 대상으로 폐암 발생에 관한 전향적 대조 조사를 실시한 결과, 흡연자의 폐암 환자 발생이 20명이고, 비흡연자는 4명이었다면 흡연자의 폐암 발생 비교위험도(relative risk)는?

① 1                                       ② 5
③ 9                                       ④ 10

**ANSWER** 8.② 9.④

**8** 태반 또는 모유에 의한 면역은 자연수동면역에 해당한다.
  ※ 후천면역의 종류
    ㉠ 능동 면역
      • 자연능동면역 : 과거에 현성 또는 불현성 감염에 의해서 획득한 면역이다.
      • 인공능동면역 : 접종에 의하여 획득한 면역이다.
    ㉡ 수동면역
      • 자연수동면역 : 태반 또는 모유에 의한 면역이다.
      • 인공수동면역 : 회복기 환자에게 혈청주사 후 얻은 면역이다.
  ※ 면역의 종류
    ㉠ 선천면역(비특이적 면역) : 신체가 선천적으로 외부 침입인자에서 우리 몸을 보호하기 위한 방어 체계이다. 피부, 점막 상피세포 등이 활성화되어 반응한다. 선천면역세포로는 호중구, 대식세포, NK세포 등이 있다.
    ㉡ 후천면역(특이적 면역) : 질병에 걸린 경험, 예방접종 등을 통해 얻는 면역으로 한정적인 특정 병원체에 적용된다. 항체 매개 면역, 세포 매개 면역이 있다.

**9**
$$\text{비교위험도} = \frac{\text{노출군의 발생률}}{\text{비노출군의 발생률}} = \frac{\frac{20}{1,000}}{\frac{4}{2,000}} = \frac{0.02}{0.002} = 10$$

**10** 생태학적 보건사업 접근방법 중 행동을 제약하거나 조장하는 규칙, 규제, 시책, 비공식적인 구조를 활용하는 수준은?

    ① 개인수준

    ② 개인 간 수준

    ③ 조직수준

    ④ 지역사회 수준


**11** 질병과 매개체의 연결이 가장 옳은 것은?

    ① 발진티푸스 – 벼룩

    ② 신증후군출혈열 – 소, 양, 산양, 말

    ③ 쯔쯔가무시병 – 파리

    ④ 지카바이러스 감염증 – 모기

---

**ANSWER** 10.③ 11.④

**10** 행동을 제약하거나 조장하는 규칙, 규제, 시책, 비공식적인 구조를 활용하는 수준은 조직수준에 해당한다.

    ※ 생태학적 보건사업

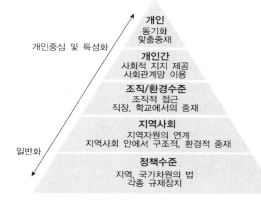

**11** ① 발진티푸스 – 리케치아

    ② 신증후군출혈열 – 들쥐

    ③ 쯔쯔가무시병 – 진드기 유충

**12** 〈보기〉에서 설명하는 대표적인 식중독 원인 바이러스는?

---
〈보기〉
---

- 우리나라 질병관리본부(現 질병관리청)에서 1999년부터 검사를 시작하였다.
- 저온에 강하여 겨울철에도 발생한다.

① 장출혈성 대장균
② 살모넬라
③ 비브리오
④ 노로바이러스

**13** 일정한 인구집단을 대상으로 특정한 시점이나 기간 내에 그 질병과 그 인구집단이 가지고 있는 속성과의 관계를 찾아내는 연구조사 방법은?

① 단면 조사연구
② 전향성 조사연구
③ 환자-대조군 조사연구
④ 코호트 연구

---

**ANSWER** 12.④ 13.①

**12** 노로바이러스는 계절적으로 겨울철에 많이 발생하는데, 이는 기존 식중독 바이러스들과는 달리 기온이 낮을수록 더 활발하게 움직이기 때문이다. 주로 굴, 조개, 생선 같은 수산물을 익히지 않고 먹을 경우에 주로 발생한다.

**13** ① 단면 조사연구 : 일정한 인구집단을 대상으로 특정한 시점이나 기간 내에 그 질병과 그 인구집단이 가지고 있는 속성과의 관계를 찾아내는 연구조사 방법이다.
② 전향성 조사연구 : 연구하고자 하는 요인을 미리 설정한 후 일정기간 동안 변화를 추적 하는 연구 방법이다. 요인이 일으키는 변화를 관찰한다.
③ 환자-대조군 조사연구 : 연구하고자 하는 질병이 있는 집단(환자군)과 없는 집단(대조군)을 선정하여 질병의 발생과 관련되어 있으리라 생각하는 잠정적 위험요인에 대한 두 집단의 과거 노출률을 비교하는 연구조사 방법이다.
④ 코호트 연구 : 질병의 원인과 관련되어 있다고 생각되는 어떤 요소를 가진 집단과 갖지 않은 집단을 계속 관찰하여 두 집단의 질병발생률, 사망률을 등을 비교하는 연구 방법이다.

**14** 염소소독의 장점으로 가장 옳지 않은 것은?

① 소독력이 강하다.

② 잔류효과가 약하다.

③ 조작이 간편하다.

④ 경제적이다.

**15** 2022년 영아사망자수가 10명이고 신생아 사망자수가 5명일 때 당해연도 $\alpha$-index 값은?

① 0.2

② 0.5

③ 1

④ 2

**16** 당뇨병(Diabetes mellitus)의 분류별 병인에 대한 설명으로 가장 옳지 않은 것은?

① 1차성 당뇨병 : 원인이 분명하지 않고 체질적, 가계적 유전과 깊은 관계가 있다.

② 2차성 당뇨병 : 중년기에 주로 발생하며 활동인구의 인력 손실을 가져오는 병으로 다량의 음주습관이 원인이다.

③ 소아형 당뇨병 : 인슐린 양의 감소로 생기며, 갑작스러운 다뇨·다식·다갈증의 증상과 함께 비만아에게 많다.

④ 성인형 당뇨병 : 인슐린 본래의 기능장애에서 비롯되며, 중년기 이후(45세가 가장 절정기)에 많이 발생한다.

---

**ANSWER** 14.② 15.④ 16.②

**14** 염소는 잔류성이 높다. 즉, 잔류효과가 강하다.

**15** $\alpha$-index는 생후 1년 미만의 사망자수(영아사망자수)를 생후 28일 미만의 사망자수(신생아 사망자수)로 나눈 값이다. 따라서 2022년 영아사망자수가 10명이고 신생아 사망자수가 5명일 때 당해연도 $\alpha$-index 값은 $\frac{10}{5} = 2$이다.

**16** **2차성 당뇨병** … 다른 어떤 원인에 의해 이차적으로 발생하는 당뇨병이다. 원인질환으로는 췌장질환, 간질환, 내분비질환 등이 있다. 중년기에 주로 발생하며 생활습관이 원인으로 발생하는 것은 제2형 당뇨병으로, 인슐린 저항성(혈당을 낮추는 인슐린 기능이 떨어져 세포가 포도당을 효과적으로 연소하지 못하는 것)이 특징이다.

**17** 일산화탄소(CO)에 대한 설명으로 가장 옳은 것은?

① CO가스는 물체의 연소 초기와 말기에 많이 발생한다.

② CO가스는 무색, 무미, 무취, 자극성 가스이다.

③ Hb과 결합력이 산소에 비해 250~300배 낮다.

④ 신경증상, 마비, 식욕감퇴 등의 후유증은 나타나지 않는다.

**18** 우리나라에서 가장 많이 발생하는 포도상구균식중독에 대한 설명으로 가장 옳은 것은?

① 신경계 주 증상을 일으키며 사망률이 높다.

② 다른 식중독에 비해 발열증상이 거의 없는 것이 특징이다.

③ 원인물질은 장독소로 120℃에 20분간 처리하면 파괴된다.

④ 원인식품은 밀봉된 식품, 즉 통조림, 소시지 등이다.

........................................................................................................................................................................

**ANSWER** 17.① 18.②

**17** ② CO가스는 무색, 무미, 무취, 무자극성 가스이다.
③ 헤모글로빈과 결합력이 산소에 비해 250~300배 높다.
④ 일산화탄소 중독은 신경증상, 마비, 식욕감퇴(구역) 등의 후유증을 나타낸다.

**18** ① 포도상구균식중독에 감염된 경우 복통, 설사, 구토 등의 증상을 보이며, 경미한 감염 및 식중독의 경우 일반적으로 2~3일 정도에 회복된다.
③ 원인물질인 장독소는 열에 강한 성질이 있어 120℃에 20분간 처리하여도 파괴되지 않고, 일단 섭취하게 되면 위 속과 같은 산성 환경에 강하고 단백분해효소에도 안정적이어서 위장관에서 잘 파괴되지 않는다.
④ 주로 우유, 고기, 계란과 샐러드와 같은 음식의 섭취로부터 야기된다.

**19** 어린이의 폐결핵 집단검진 순서로 가장 옳은 것은?

① X-ray 간접촬영 → X-ray 직접촬영 → 객담검사
② X-ray 간접촬영 → 객담검사 → X-ray 직접촬영
③ 투베르쿨린 검사 → X-ray 간접촬영 → X-ray 직접촬영
④ 투베르쿨린 검사 → X-ray 직접촬영 → 객담검사

**20** 우리나라 공공보건행정조직에 대한 설명으로 가장 옳은 것은?

① 보건진료소에는 보건의료서비스 접근성을 높이기 위하여 의사가 배치되어 있다.
② 지역 내 관할 의료인과 의료기관에 관한 지도업무는 보건소의 소관업무가 아니다.
③ 보건의료원은 보건복지부와 보건소를 연결하는 중간 조직이다.
④ 중앙보건 행정조직은 보건소 업무에 직접적인 행정적 연계가 없다.

---

**ANSWER** 19.④ 20.④

**19** 투베르쿨린 검사에서 BCG 양성 반응을 보인 어린이를 대상으로 X-ray 직접촬영을 진행하며, 이후 객담검사 순으로 이루어진다.

**20** ① 보건진료소는 의사가 배치되어 있지 않거나 배치되기 어려운 의료취약지역에 보건진료전담 공무원이 배치되어 일차보건의료 업무를 수행하는 보건의료시설이다.
② 지역 내 관할 의료인과 의료기관에 관한 지도업무는 보건소의 소관업무이다.
③ 보건의료원은 보건소 중에서 「의료법」에 따른 병원의 요건을 갖춘 보건소를 말한다.

**1** 만성질환의 역학적 특성으로 가장 옳지 않은 것은?

① 악화와 호전을 반복하며 결과적으로 나쁜 방향으로 진행한다.

② 원인이 대체로 명확하지 않고, 다요인 질병이다.

③ 완치가 어려우며 단계적으로 기능이 저하된다.

④ 위험요인에 노출되면, 빠른 시일 내에 발병한다.

---

**ANSWER** 1.④

**1**  ④ 위험요인에 노출되었을 때 빠른 시일 내에 발병하는 것은 감염성 질환의 특성이다. 만성질환은 비감염성 질환이다.

　① 만성질환은 호전과 악화를 반복하며 결과적으로 점점 악화되는 방향으로 진행된다. 악화가 거듭될 때마다 병리적 변화는 커지고 생리적 상태로의 복귀는 적어진다.

　② 대부분의 만성질환은 감염성 병원체가 알려진 결핵, 백혈병 등 몇몇 질환군을 제외하면 그 원인이 명확하게 밝혀진 것은 드물다.

　③ 일단 발병하면 최소 3개월 이상 오랜 기간의 경과를 취하며 완치가 어렵다. 만성질환은 퇴행성의 특성을 보이는데 대부분의 만성질환이 연령이 증가함에 따라 신체의 신체적 기능 저하와 맞물려 증가하기 때문이다.

　※ 만성질환과 생활습관병

　　㉠ **만성질환**: 만성질환은 오랜 기간을 통해 발병해 계속 재발하는 질환이다. 만성질환 발생의 원인으로는 유전, 흡연, 운동, 나쁜 식습관, 지속적인 스트레스와 같은 생활 속의 변인과 환경 오염 같은 환경적인 원인, 신체의 생리적 기전의 변화 등이 서로 복합적으로 얽혀 있다.

　　㉡ **생활습관병**: 만성질환과 유사한 개념으로 질병의 발생과 진행에 식습관, 운동습관, 흡연, 음주 등의 생활습관이 미치는 영향을 받는 질환군을 말한다. 감염성 질환 이외의 거의 모든 질환이 이에 해당한다고 하여 비감염성 질환(Non-communicable disease)이라고 부르기도 한다.

　　㉢ **종류**: 비만, 고혈압, 당뇨병, 고지혈증, 동맥경화증, 협심증, 심근경색증, 뇌졸중, 만성폐쇄성폐질환, 천식, 알코올성 간질환, 퇴행성관절염, 악성종양 등이 있다.

**2** 모집단의 모든 대상이 동일한 확률로 추출될 기회를 갖게 하도록 난수표를 이용하여 표본을 추출하는 방법은?

① 단순무작위표본추출(simple random sampling)

② 계통무작위표본추출(systematic random sampling)

③ 편의표본추출(convenience sampling)

④ 할당표본추출(quota sampling)


**3** 보건의료체계의 개념과 구성요소에 대한 설명으로 가장 옳지 않은 것은?

① 보건의료체계는 국민에게 예방, 치료, 재활 서비스 등 의료서비스를 제공하기 위한 종합적인 체계이다.

② 자원을 의료 활동으로 전환시키고 기능화 시키는 자원 조직화는 정부기관이 전담하고 있다.

③ 보건의료체계의 운영에 필요한 경제적 지원은 정부재정, 사회보험, 영리 및 비영리 민간보험, 자선, 외국의 원조 및 개인 부담 등을 통해 조달된다.

④ 의료자원에는 인력, 시설, 장비 및 물자, 의료 지식 등이 있다

---

**ANSWER** 2.① 3.②

**2** ① 단순무작위표본추출(simple random sampling) : 모집단의 모든 대상이 동일한 확률로 추출될 기회를 갖게 하도록 난수표를 이용하여 표본을 추출하는 방법이다.

② 계통무작위표본추출(systematic random sampling) : 단순무작위표본추출법의 대용으로 흔히 사용되는 표본추출법으로 규칙적인 추출 간격에 의해 일정한 유형을 갖고 표본을 추출한다. 지그재그표본추출법(Zig-zag sampling)과 등간격표본추출법 등이 있다.

③ 편의표본추출(convenience sampling) : 모집단에 대한 정보가 전혀 없는 경우이거나 모집단의 구성요소 간의 차이가 별로 없다고 판단될 때 표본 선정의 편리성에 기준을 두고 조사자가 마음대로 표본을 선정하는 방법이다.

④ 할당표본추출(quota sampling) : 조사목적과 밀접하게 관련되어 있는 조사대상자의 연령이나 성별과 같은 변수에 따라 모집단을 부분집단으로 구분하고, 모집단의 부분집단별 구성비율과 표본의 부분집단별 구성비율이 유사하도록 표본을 선정하는 방법이다.

**3** 보건의료 자원이 의료서비스를 산출하기 위해 활동할 수 있도록 자원을 체계적으로 배열하는 기능인 자원 조직화는 정부기관 뿐만 아니라 조직화된 민간기관, 의료보험 관련 기구, 기타 민간 부분 등이 포괄적으로 담당하고 있다.

※ 보건의료체계의 구성요소

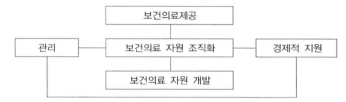

**4** 런던 스모그(London smog)에 대한 설명으로 가장 옳지 않은 것은?

① 석유류의 연소물이 광화학 반응에 의해 생성된 산화형 스모그(oxidizing smog)이다.

② 주된 성분에는 아황산가스와 입자상 물질인 매연 등이 있다.

③ 기침, 가래와 같은 호흡기계 질환을 야기한다.

④ 가장 발생하기 쉬운 달은 12월과 1월이다.

**5** 환자-대조군 연구에서 짝짓기(matching)를 하는 주된 목적은?

① 선택바이어스의 영향을 통제하기 위하여

② 정보바이어스의 영향을 통제하기 위하여

③ 표본추출의 영향을 통제하기 위하여

④ 교란변수의 영향을 통제하기 위하여

· · · · · · · · · · · · · · · · · · · · · · · · · · · · · · · · · · · · · · · · · · · · · · · · · · · · · · · · · · · · · · · · · · · · · · · · · · · ·

**ANSWER** 4.① 5.④

**4** 자동차 배기가스와 같은 석유류 연소물이 광화학 반응을 일으켜 생성되는 산화형 스모그(oxidizing smog)는 LA 스모그이다. 런던 스모그는 가정 난방용·공장·발전소의 석탄 연료 사용에서 기인한다.

※ 런던 스모그와 LA 스모그의 비교

| 구분 | 런던 스모그 | LA 스모그 |
|---|---|---|
| 색 | 짙은 회색 | 연한 갈색 |
| 역전현상 | 방사성 역전 | 침강형 역전 |
| 시정 | 100m 이하 | 1km 이하 |
| 오염물질 | 먼지 및 $SO_x$ | $NO_x$, 탄화수소 등 |
| 주요 배출원 | 가정과 공장의 연소, 난방시설 | 자동차 배기가스 |
| 기상조건 | 겨울, 새벽, 안개, 높은 습도 | 여름, 한낮, 맑은 하늘, 낮은 습도 |

**5** 환자-대조군 연구는 연구하고자 하는 질병이 있는 집단(환자군, cases)과 없는 집단(대조군, controls)을 선정하여 질병의 발생과 관련되어 있으리라 생각하는 잠정적 위험요인에 대한 두 집단의 과거 노출율을 비교하는 방법이다. 일반적으로 환자군은 선정할 수 있는 모집단의 규모가 제한되어 있기 때문에 전수조사를 하지만, 대조군은 모집단의 규모가 크기 때문에 확률표본을 추출하는 경우가 많다. 이때, 교란변수의 영향을 통제하고 환자군과 대조군의 비교성을 높이기 위하여 환자군의 특성을 고려하여 대조군을 선정하는 대응추출(matching)을 시행한다. 대응추출 방법으로는 짝추출(pair matching), 도수대응추출(frequency matching) 등이 있다.

**6** ○○질환의 유병률은 인구 1000명당 200명이다. ○○질환의 검사법은 90%의 민감도, 90%의 특이도를 가질 때 이 검사의 양성예측도는?

① 180/260

② 80/260

③ 180/200

④ 20/200

**ANSWER** 6.①

**6** 민감도와 특이도가 검진을 받은 사람의 관점에서 검사법의 정확도를 판단한 것이라면, 양성예측도 또는 음성예측도는 검사법의 관점에서 그 정확도를 판단한다.

| 구분 | 환자 | 비환자 |
|------|------|--------|
| 양성 | a | b |
| 음성 | c | d |

㉠ 민감도 : 환자가 양성 판정을 받을 확률 $= \dfrac{a}{a+c} \to 90\%$

㉡ 특이도 : 비환자가 음성 판정을 받을 확률 $= \dfrac{d}{b+d} \to 90\%$

㉢ 양성예측도 : 검사법이 양성이라고 판단했을 때 환자일 확률 $= \dfrac{a}{a+b}$

㉣ 음성예측도 : 검사법이 음성이라고 판단했을 때 비환자일 확률 $= \dfrac{d}{c+d}$

| 구분 | 환자(200명) | 비환자(800명) |
|------|------------|--------------|
| 양성 | a(180명) | b(80명) |
| 음성 | c(20명) | d(720명) |

따라서 ○○질환의 유병률이 인구 1,000명당 200명일 때, 이 검사법의 양성예측도를 구하면

양성예측도 $= \dfrac{a}{a+b} = \dfrac{180}{180+80} = \dfrac{180}{260}$ 이고, 음성예측도는 $= \dfrac{d}{c+d} = \dfrac{720}{20+720} = \dfrac{720}{740}$ 이다.

**7** 산업재해 보상보험의 원리가 아닌 것은?

① 사회보험방식

② 무과실책임주의

③ 현실우선주의

④ 정액보상방식


**8** 학령기 이후의 소아에 대한 영양상태 판정 기준으로 신장이 150cm 이상인 경우 160 이상이면 비만으로 판정하는 지수는?

① 로렐지수(R hrer index)

② 카우프지수(Kaup index)

③ 베르벡지수(Vervaek index)

④ 체질량지수(Body mass index)

**7**  산업재해 보상보험의 원리

ㄱ **사회보험방식** : 사용자 직접보상방식은 산업재해를 당한 근로자에 대한 실질적 보상 실현을 보장하기 어렵기 때문에 국가의 책임하에 이루어지는 사회보험방식을 적용한다.

ㄴ **무과실책임주의** : 근로자의 업무상 재해에 대하여 근로자와 사용자의 고의 · 과실여부에 상관없이 보상을 보장한다.

ㄷ **정률보상주의** : 산재보험에서 현물급여인 요양급여를 제외한 현금급여에 대해서는 산재근로자의 연령, 직종, 노동능력 및 근무시간 등에 상관없이 평균임금을 기초로 하여 법령에서 정한 일정률에 따라 보험급여를 지급한다.

ㄹ **현실우선주의** : 산재근로자와 유족의 생활을 조기에 안정시키고 보호하기 위하여 현실을 우선하여 적용한다.

**8**

① **로렐지수(Röhrer index)** : 학령기 이후 소아에 대한 영양상태 판정 기준으로 충실지수라고도 한다. $\dfrac{\text{체중}}{\text{신장}^3} \times 10^7$ 으로 구하며 신장이 150cm 이상인 경우 로렐지수가 160 이상이면 비만으로 판정한다.

② **카우프지수(Kaup index)** : 영 · 유아에 대한 균형 체격을 나타내는 지수로, $\dfrac{\text{체중}}{\text{신장}^2} \times 10^4$ 으로 구하며 22 이상을 비만으로 판정한다.

③ **베르벡지수(Vervaek index)** : 체격 · 영양지수로 $\dfrac{\text{체중} + \text{흉위}}{\text{신장}} \times 100$ 으로 구하며 92 이상을 비만으로 판정한다.

④ **체질량지수(Body mass index)** : 성인의 비만을 측정하는 일반적인 방법으로, $\dfrac{\text{체중}}{\text{신장}(m)^2}$ 으로 구한다. 한국인 기준 25 이상을 비만으로 판정한다.

**9** 「지역보건법」상 보건소의 기능에 해당하지 않는 것은?

① 건강 친화적인 지역사회 여건의 조성

② 지역보건의료정책의 기획, 조사·연구 및 평가

③ 보건의료기관의 평가인증

④ 지역주민의 건강증진 및 질병예방·관리를 위한 각종 지역보건의료서비스의 제공


**10** 〈보기〉에서 기술한 역학적 연구 방법은?

─── 〈보기〉 ───

첫 임신이 늦은 여성에서 유방암 발생률이 높은 원인을 구명하기 위해 1945년에서 1965년까지 내원한 첫 임신이 지연된 대상자를 모집단으로 하여, 내원당시 분석된 호르몬 이상군(노출군)과 기타 원인으로 인한 여성들(비노출군)을 구별하고, 이 두 집단의 유방암 발생 여부를 파악하였다. 1978년에 수행된 이 연구는 폐경 전 여성들의 호르몬 이상군에서, 유방암 발생이 5.4배 높은 것을 밝혀냈다.

① 후향적 코호트 연구　　　　　　② 전향적 코호트 연구

③ 환자-대조군 연구　　　　　　④ 단면 연구

---

**ANSWER** 9.③ 10.①

**9**　보건소의 기능 및 업무〈지역보건법 제11조 제1항〉

　㉠ 건강 친화적인 지역사회 여건의 조성

　㉡ 지역보건의료정책의 기획, 조사·연구 및 평가

　㉢ 보건의료인 및 「보건의료기본법」 제3조 제4호에 따른 보건의료기관 등에 대한 지도·관리·육성과 국민보건 향상을 위한 지도·관리

　㉣ 보건의료 관련기관·단체, 학교, 직장 등과의 협력체계 구축

　㉤ 지역주민의 건강증진 및 질병예방·관리를 위한 다음 각 목의 지역보건의료서비스의 제공

　　• 국민건강증진·구강건강·영양관리사업 및 보건교육

　　• 감염병의 예방 및 관리

　　• 모성과 영유아의 건강유지·증진

　　• 여성·노인·장애인 등 보건의료 취약계층의 건강유지·증진

　　• 정신건강증진 및 생명존중에 관한 사항

　　• 지역주민에 대한 진료, 건강검진 및 만성질환 등의 질병관리에 관한 사항

　　• 가정 및 사회복지시설 등을 방문하여 행하는 보건의료 및 건강관리사업

　　• 난임의 예방 및 관리

**10**　특정 요인에 노출된 집단과 노출되지 않은 집단을 추적하고 연구 대상 질병의 발생률을 비교하여 요인과 질병 발생 관계를 조사하는 연구 방법이므로 코호트 연구이다. 1978년에 수행하면서 과거인 1945년에서 1965년까지의 대상자를 모집단으로 하였으므로 후향적 코호트 연구에 해당한다.

**11** 「정신건강증진 및 정신질환자 복지서비스 지원에 관한 법률」상 정신건강증진의 기본이념으로 가장 옳지 않은 것은?

① 모든 정신질환자는 인간으로서의 존엄과 가치를 보장 받고, 최적의 치료를 받을 권리를 가진다.

② 정신질환자의 입원 또는 입소가 최소화되도록 지역사회 중심의 치료가 우선적으로 고려되어야 한다.

③ 정신질환자는 원칙적으로 자신의 신체와 재산에 관한 사항에 대하여 보호자의 동의가 필요하다.

④ 정신질환자는 자신과 관련된 정책의 결정과정에 참여할 권리를 가진다.

**ANSWER** 11.③

**11** 정신건강증진의 기본이념〈정신건강증진 및 정신질환자 복지서비스 지원에 관한 법률 제2조〉

㉠ 모든 국민은 정신질환으로부터 보호받을 권리를 가진다.

㉡ 모든 정신질환자는 인간으로서의 존엄과 가치를 보장받고, 최적의 치료를 받을 권리를 가진다.

㉢ 모든 정신질환자는 정신질환이 있다는 이유로 부당한 차별대우를 받지 아니한다.

㉣ 미성년자인 정신질환자는 특별히 치료, 보호 및 교육을 받을 권리를 가진다.

㉤ 정신질환자에 대해서는 입원 또는 입소가 최소화되도록 지역 사회 중심의 치료가 우선적으로 고려되어야 하며, 정신건강증진시설에 자신의 의지에 따른 입원 또는 입소가 권장되어야 한다.

㉥ 정신건강증진시설에 입원등을 하고 있는 모든 사람은 가능한 한 자유로운 환경을 누릴 권리와 다른 사람들과 자유로이 의견교환을 할 수 있는 권리를 가진다.

㉦ 정신질환자는 원칙적으로 자신의 신체와 재산에 관한 사항에 대하여 스스로 판단하고 결정할 권리를 가진다. 특히 주거지, 의료행위에 대한 동의나 거부, 타인과의 교류, 복지서비스의 이용 여부와 복지서비스 종류의 선택 등을 스스로 결정할 수 있도록 자기결정권을 존중받는다.

㉧ 정신질환자는 자신에게 법률적·사실적 영향을 미치는 사안에 대하여 스스로 이해하여 자신의 자유로운 의사를 표현할 수 있도록 필요한 도움을 받을 권리를 가진다.

㉨ 정신질환자는 자신과 관련된 정책의 결정과정에 참여할 권리를 가진다.

**12** 우리나라 대기 환경기준에 포함되지 않는 물질은?

① 아황산가스($SO_2$)

② 이산화질소($NO_2$)

③ 이산화탄소($CO_2$)

④ 오존($O_3$)

**ANSWER** 12.③

**12** 환경기준〈환경정책기본법 시행령 별표1〉

| 항목 | 기준 |
|---|---|
| 아황산가스($SO_2$) | • 연간 평균치 : 0.02ppm 이하<br>• 24시간 평균치 : 0.05ppm 이하<br>• 1시간 평균치 : 0.15ppm 이하 |
| 일산화탄소(CO) | • 8시간 평균치 : 9ppm 이하<br>• 1시간 평균치 : 25ppm 이하 |
| 이산화질소($NO_2$) | • 연간 평균치 : 0.03ppm 이하<br>• 24시간 평균치 : 0.06ppm 이하<br>• 1시간 평균치 : 0.10ppm 이하 |
| 미세먼지(PM-10) | • 연간 평균치 : 50$\mu g/m^3$ 이하<br>• 24시간 평균치 : 100$\mu g/m^3$ 이하 |
| 초미세먼지(PM-2.5) | • 연간 평균치 : 15$\mu g/m^3$ 이하<br>• 24시간 평균치 : 35$\mu g/m^3$ 이하 |
| 오존($O_3$) | • 8시간 평균치 : 0.06ppm 이하<br>• 1시간 평균치 : 0.1ppm 이하 |
| 납(Pb) | • 연간 평균치 : 0.5$\mu g/m^3$ 이하 |
| 벤젠 | • 연간 평균치 : 5$\mu g/m^3$ 이하 |

**13** 개인 수준의 건강행태 모형에 해당하지 않는 것은?

① 건강믿음모형(Health Belief Model)
② 범이론적 모형(Transtheoretical Model)
③ 계획된 행동이론(Theory of Planned Behavior)
④ 의사소통이론(Communication Theory)

**14** 식품 변질에 대한 설명으로 가장 옳은 것은?

① 부패 : 탄수화물이나 지질이 산화에 의하여 변성되어 맛이나 냄새가 변하는 것
② 산패 : 단백질 성분이 미생물의 작용으로 분해되어 아민류와 같은 유해물질이 생성되는 것
③ 발효 : 탄수화물이 미생물의 작용을 받아 유기산이나 알코올 등을 생성하는 것
④ 변패 : 유지의 산화현상으로 불쾌한 냄새나 맛을 형성하는 것

**ANSWER** 13.④  14.③

**13** 의사소통이론 … 혁신확산이론, 사회마케팅, PRECEDE-PROCEED 모형, 지역사회 및 조직변화이론 등과 함께 지역사회 및 집단 수준의 건강행태 모형에 해당한다.

   ※ 개인 수준의 건강행태 모형
     ㉠ 건강믿음모형 : 건강행위를 취하고 취하지 않는 것은 물리적 환경보다 개인의 주관적인 믿음에 따라 결정된다.
     ㉡ 계획적 행동이론 : 인간의 건강행위를 태도와 주관적 규범의 두 가지 변수로 설명한 합리적 행동이론에 행위 통제에 대한 인식 요인을 더하여 설명하는 이론이다.
     ㉢ 건강증진모형 : 건강에 영향을 미치는 개인의 특성과 경험, 개인이 처한 환경적 요인에 중점을 두고 건강증진을 향상시키는 관련 요인을 조사하는 모형이다.
     ㉣ 범이론적 모형 : 개인이 어떻게 건강행위를 시작하고 유지하는가에 대한 행위변화의 원칙과 과정을 설명하는 통합적인 모형이다.

**14** ① 부패 : 단백질과 질소 화합물을 함유한 식품이 자가소화 또는 미생물 및 부패세균 등의 효소작용으로 인해 분해되어 아민류와 같은 독성물질과 악취가 발생하는 현상이다.
   ② 산패 : 지방이 미생물이나 산소, 햇빛, 금속 등에 의하여 산화 분해되어 불쾌한 냄새나 맛을 형성하는 것이다.
   ④ 변패 : 탄수화물(당질)과 지질이 산화에 의하여 변성되어 비정상적인 맛과 냄새가 나는 현상이다.

**15** 〈보기〉에서 설명하는 것은?

---
〈보기〉
---

인위적으로 항원을 체내에 투입하여 항체가 생성되도록 하는 방법으로 생균백신, 사균백신, 순화독소 등을 사용하는 예방접종으로 얻어지는 면역을 말한다.

① 수동면역(passive immunity)
② 선천면역(natural immunity)
③ 자연능동면역(natural active immunity)
④ 인공능동면역(artificial active immunity)

**ANSWER** 15.④

**15** 능동면역과 수동면역
　㉠ 능동면역 : 체내의 조직세포에서 항체가 만들어지는 면역으로 비교적 장기간 지속된다.
　　• 자연능동면역 : 질병을 앓고 난 후 생기는 면역
　　　ex) 홍역, 수두 등을 앓고 난 뒤
　　• 인공능동면역 : 인공적으로 항원을 투여해서 얻는 면역 = 예방접종
　　　　ex) 볼거리, 풍진, 결핵, 소아마비, 일본뇌염 등의 예방주사
　㉡ 수동면역 : 이미 형성된 면역원을 주입하는 것으로, 능동면역보다 효과가 빠르지만 빨리 사라진다.
　　• 자연수동면역 : 모체의 태반을 통해 얻는 면역
　　• 인공수동면역 : 면역혈청 등을 통해 얻는 면역
　※ 면역의 종류

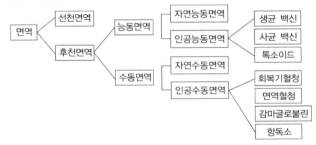

**16** 미국 메릴랜드 주의 '골든 다이아몬드(golden diamond)' 방식은 보건사업 기획의 어느 단계에 사용되는가?

① 현황분석

② 우선순위 결정

③ 목적과 목표 설정

④ 전략과 세부사업 결정

**16** 미국 메릴랜드 주의 '골든 다이아몬드' 방식은 상대적 기준을 사용하는 방법으로, 주요 건강문제를 선정한 후 이들 건강문제의 이환율과 사망률, 변화의 경향을 미국 전체와 비교하여 '주가 좋음', '같음', '주가 나쁨'으로 구분하여 골든 다이아몬드 상자에 표시한 것에서 유래하였다. 이 방법은 보건사업 기획 단계 중 우선순위 결정에서 활용할 수 있는 것으로 다이아몬드의 위쪽일수록 그 우선순위가 높다.

※ 미국 메릴랜드 주의 '골든 다이아몬드' 방식 사례

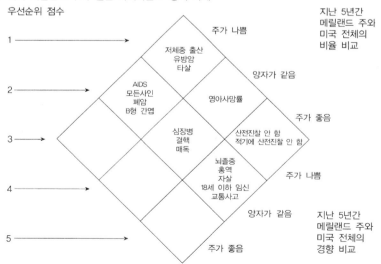

**17** 1842년 「영국 노동 인구의 위생상태에 관한 보고서(Report on the sanitary condition of the labouring population of Great Britain)」를 작성하여 공중보건 활동과 보건행정조직의 중요성을 알린 사람은?

① 레벤후크(Leeuwenhoek)　　　　② 존 그랜트(John Graunt)
③ 채드윅(Edwin Chadwick)　　　　④ 존 스노우(John Snow)

**18** 2020년 이후 선진·개도국 모두 온실가스 감축에 동참하는 신기후체제 근간을 마련하여 기존 교토의정서를 대체하는 협정을 체결한 기후변화협약 당사국 총회는?

① 제19차 당사국 총회(폴란드 바르샤바)
② 제20차 당사국 총회(페루 리마)
③ 제21차 당사국 총회(프랑스 파리)
④ 제22차 당사국 총회(모로코 마라케시)

...................................................................................................................................................

**ANSWER** 17.③　18.③

**17** ③ 에드윈 채드윅(Edwin Chadwick) : 근대 유럽 보건사상 가장 중요한 문헌인 「영국 노동 인구의 위생상태에 관한 조사보고서」를 발표해 질병 관리의 중요성을 주창했다. 그는 이 보고서를 통해 노동자의 조기 사망과 나쁜 건강은 그들이 살고 있는 곳의 환경적 요건과 관련 있음을 밝혀내고 공중보건의 중요성을 제기했다. 채드윅의 조사 결과는 공중위생법 제정과 영국 정부 내 보건국 창설로 이어졌다.
① 레벤후크(Leeuwenhoek) : 현미경을 발명해 육안으로 볼 수 없었던 미생물을 발견하였다.
② 존 그랜트(John Graunt) : 정치산술(political arithmetic)의 창시자로, 인구 현상에 관하여 정치적·사회적 요소의 작용을 파악함으로써 자연적·수량적 법칙성을 다룬 「사망표에 관한 자연적 및 정치적 제관찰」을 집필하였다.
④ 존 스노우(John Snow) : 역학의 선구자로 1854년 런던 소호에서 창궐한 콜레라가 오염된 물을 통해 퍼졌다는 사실을 역학조사를 통해 밝혀냈다.

**18** 프랑스 파리에서 열린 기후변화협약 제21차 당사국 총회에서는 2020년 이후 선진·개도국 모두 온실가스 감축에 동참하는 신기후체제 근간을 마련하여 기존 교토의정서를 대체하는 협정을 체결하였다.
※ 교토의정서와 신기후체제 비교

| 구분 | 교토의정서 | 신기후체제 |
| --- | --- | --- |
| 범위 | 온실가스 감축에 초점 | 온실가스 감축을 포함한 포괄적 대응(감축/적응/재정지원/기술이전/역량강화/투명성 등) |
| 감축 대상국가 | 37개 선진국 및 EU(미국/중국/일본/캐나다/러시아/뉴질랜드 등 이탈) | 선진국 및 개도국 모두 포함 |
| 목표 설정방식 | 하향식 | 상향식 |
| 적용시기 | 1차 공약기간 : 2008 ~ 2012년<br>2차 공약기간 : 2013 ~ 2020년 | 2020년 이후 발효 예정 |

**19** 버스정류장을 금연구역으로 지정하는 것과 관련된 보건의료의 사회경제학적 특성은?

① 불확실성

② 외부효과

③ 공급의 독점성

④ 정보의 비대칭성

**20** 손상(injury)을 발생시키는 역학적 인자 3가지에 해당 하지 않는 것은?

① 인적 요인

② 장애 요인

③ 환경적 요인

④ 매개체 요인

**19** 외부효과(external effect) … 한 사람의 행위가 다른 사람에게 일방적으로 이익을 주거나 손해를 끼치는 경우로, 보건의료 분야에서 외부효과가 나타나는 사례가 빈번하지는 않지만 일단 발생하면 큰 영향을 미친다. 감염병의 전염이나 간접흡연으로 인한 폐암 발병 등이 여기에 해당한다. 외부효과가 존재하는 경우에 이를 시장에 맡겨두면 외부효과가 제대로 제거되지 않으므로 정부가 강제로 개입하여 해결해야 할 필요가 있다.

※ 보건의료의 사회경제적 특성

　　㉠ 정보의 비대칭성(소비자의 무지)

　　㉡ 면허제도에 의한 공급의 법적 독점 및 비탄력성

　　㉢ 수요예측의 불확실성

　　㉣ 필수재, 공공재, 우량재

　　㉤ 외부효과의 존재

　　㉥ 소비적 요소와 투자적 요소의 혼재

　　㉦ 수요와 공급의 불일치와 동시성

　　㉧ 노동·자본 집약적 서비스

**20** 현재 보편적으로 통용되고 있는 손상의 정의는 질병 이외의 외부적 요인에 의해 다치는 것이다. 즉, '의도적 혹은 비의도적 사고의 결과로서 발생하는 신체나 정신에 미치는 건강상의 해로운 결과로 규정하고 있다(WHO, 1989). 1940년대 보건학자 Gordon에 의해 손상이 다른 질병과 마찬가지로 유행과 계절적 변화, 장기간의 추세, 인구학적 분포를 가진다고 밝혀지면서 손상에도 고위험군(High-Risk Group)이 있으며 인적요소(Host)와 매개체(Agent), 환경(Environment)의 세 요소가 서로 관련되어 있어 이를 적절히 통제함으로써 예방이 가능하다는 개념이 대두되었다.

**1** 공중보건의 역사적 사건 중 가장 먼저 발생한 사건은?

① 제너(E. Jenner)가 우두 종두법을 개발하였다.

② 로버트 코흐(R. Koch)가 결핵균을 발견하였다.

③ 베니스에서는 페스트 유행지역에서 온 여행자를 격리하였다.

④ 독일의 비스마르크(Bismarck)에 의하여 세계 최초로 「질병보험법」이 제정되었다.

**2** 「교육환경 보호에 관한 법률」상 교육환경보호구역 중 절대보호구역의 기준으로 가장 옳은 것은?

① 학교 출입문으로부터 직선거리로 50미터까지인 지역

② 학교 출입문으로부터 직선거리로 100미터까지인 지역

③ 학교 출입문으로부터 직선거리로 150미터까지인 지역

④ 학교 출입문으로부터 직선거리로 200미터까지인 지역

---

**ANSWER** 1.③ 2.①

**1** ③ 1348년에 발생했다. 베니스에서는 1348년에 오염되었거나 의심이 가는 배와 여행자의 입항을 금지시켰으며, 라구사에서는 페스트 유행 지역에서 온 여행자는 항구밖의 일정한 장소에서 질병이 없어질 때까지 2개월간 머물다가 입항이 허락되었다. 이것은 역사적으로 검역의 시초가 되었다. 그 후 1383년에 프랑스 항구도시에서 최초로 검역법이 통과되었으며, 처음으로 검역소가 설치, 운영되었던 것은 감염병 예방이라는 측면에서 중요한 업적이라 할 수 있다.
① 1798년
② 1882년
④ 1883년

**2** 교육환경보호구역의 설정 등 … 교육감은 학교경계 또는 학교설립예정지 경계(이하 "학교경계 등"이라 한다)로부터 직선거리 200 미터의 범위 안의 지역을 다음 각 호의 구분에 따라 교육환경보호구역으로 설정·고시하여야 한다〈교육환경 보호에 관한 법률 제8조 제1항〉.
㉠ 절대보호구역 : 학교출입문으로부터 직선거리로 50미터까지인 지역(학교설립예정지의 경우 학교경계로부터 직선거리 50미터 까지인 지역)
㉡ 상대보호구역 : 학교경계 등으로부터 직선거리로 200미터까지인 지역 중 절대보호구역을 제외한 지역

**3** 자연독에 의한 식중독의 원인이 되는 독성분이 아닌 것은?

① 테트로도톡신(tetrodotoxin)

② 엔테로톡신(enterotoxin)

③ 베네루핀(venerupin)

④ 무스카린(muscarine)

**4** 카드뮴(Cd) 중독으로 인한 일본의 환경오염 문제를 사회적으로 크게 부각시킨 것으로 가장 옳은 것은?

① 욧카이치 천식

② 미나마타병

③ 후쿠시마 사건

④ 이타이이타이병

........................................................................................................................................

**ANSWER** 3.② 4.④

**3** 병원성 포도상 구균이 만들어 내는 내열성 독소로 오심, 복통, 구토, 설사 따위를 일으킨다.

※ 자연독에 의한 식중독

| 종류 | | 원인독소 |
|---|---|---|
| 동물성 식중독 | 복어 | 테트로도톡신 |
| | 바지락, 굴 | 베네루핀 |
| | 조개 | 미틸로톡신 |
| 식물성 식중독 | 버섯 | 무스카린 |
| | 감자 | 솔라닌 |
| | 맥각(보리) | 에르고톡신 |
| | 매실 | 아미그달린 |
| | 옥수수나 견과류 | 아플라톡신 |

**4** ④ **이타이이타이병** : 기후현 가미오카에 있는 미츠이 금속광업 가미오카 광산에서 아연을 제련할 때 광석에 포함되어 있던 카드뮴을 제거하지 않고 그대로 강에 버린 것이 원인으로 증상 진행에 대해서는 아직 완전히 해명되어 있지는 않지만, 카드뮴에 중독되면 신장에 문제가 발생하여 임신, 내분비계에 이상이 오고 칼슘이 부족하게 된다. 이로 인해 뼈가 물러져서 이타이이타이병이 나타나는 것으로 파악된다.

① **욧카이치 천식** : 1950년대 일본 욧가이치 시의 석유 화학 공단에서 이산화질소 따위의 유해 물질이 배출되어 발생한 대기오염 사건으로 각종 호흡기 질환으로 1,231명의 피해자와 80여 명의 사망자를 낳았다.

② **미나마타병** : 수은중독으로 인해 발생하는 다양한 신경학적 증상과 징후를 특징으로 하는 증후군이다. 1956년 일본의 구마모토현 미나마타시에서 메틸수은이 포함된 조개 및 어류를 먹은 주민들에게서 집단적으로 발생하면서 사회적으로 큰 문제가되었다. 문제가 되었던 메틸수은은 인근의 화학 공장에서 바다에 방류한 것으로 밝혀졌고, 2001년까지 공식적으로 2265명의 환자가 확인되었다. 1965년에는 니가타 현에서도 대규모 수은중독이 확인되었다.

③ **후쿠시마 사건** : 후쿠시마 제1원자력 발전소 사고는 2011년 3월 11일 도호쿠 지방 태평양 해역 지진으로 인해 JMA진도 7, 규모 9.0의 지진과 지진 해일로 도쿄전력이 운영하는 후쿠시마 제1원자력 발전소의 원자로 1-4호기에서 발생한 누출 사고이다.

**5** '(근로손실일수/연 근로시간 수)×1,000'으로 산출하는 산업재해 지표는?

① 건수율

② 강도율

③ 도수율

④ 평균손실일수

**6** 사회보험(social insurance)에 대한 설명으로 가장 옳은 것은?

① 보험료는 지불능력에 따라 부과한다.

② 주로 저소득층을 대상으로 한다.

③ 가입은 개인이 선택하는 임의가입 방식이다.

④ 급여는 보험료 부담수준에 따라 차등적으로 제공한다.

ANSWER 5.② 6.①

**5** ② 강도율 : 1,000 근로시간당 재해로 인한 근로손실일수
① 건수율 : (재해건수/평균 실근로자수)×1,000
③ 도수율 : (재해건수/연근로시간수)×1,000,000
④ 평균손실일수 : (손실노동시간수/사고건수)×1,000

**6** ② 공공부조제도에 대한 설명이다.
③④ 민간보험에 관한 설명이다.
※ 사회보험과 민간보험 비교

| 구분 | 사회보험 | 민간보험 |
|---|---|---|
| 목적 | 최저생계보장 또는 기본적 의료보장 | 개인적 필요에 따른 보장 |
| 가입의 강제성 | 강제가입 (집단보험) | 임의가입 (개별보험) |
| 부양성 | 국가 또는 사회 부양설 | 없음 |
| 보험보호대상 | 질병,분만,산재,노령,실업 폐질에 국한 | 발생위험률을 알 수 있는 대상 |
| 수급권 | 법적 수급권 | 계약적 수급권 |
| 독점/경쟁 | 정부 및 공공기관 독점 | 자유경쟁 |
| 공동부담 여부 | 공동 부담의 원칙 | 본인 부담 위주 |
| 재원부담 | 능력비례 부담 | 능력무관 (동액 부담) |
| 보험료 부담방식 | 주로 정률제 | 주로 정액제 |
| 보험료 수준 | 위험률 상당이하 요율 | 위험률 비례요율 (경험률) |
| 보험자의 위험선택 | 할 수 없음 | 할 수 있음 |
| 급여수준 | 균등급여 | 차등급여 (기여비례보상) |
| 인플레이션 대책 | 가능 | 취약함 |

**7**  수질오염평가에서 오염도가 낮을수록 결과치가 커지는 지표는?

① 화학적 산소요구량(COD)

② 과망가니즈산칼륨 소비량($KMnO_4$ demand)

③ 용존산소(DO)

④ 생화학적 산소요구량(BOD)

**8**  기후변화(지구온난화)의 원인이 되는 온실가스 중 배출량이 가장 많은 물질은?

① 일산화탄소(CO)

② 메탄가스($CH_4$)

③ 질소($N_2$)

④ 이산화탄소($CO_2$)

**ANSWER** 7.③  8.④

**7**  ③ 용존산소 : 물의 오염도가 낮고, 물속 식물의 광합성량이 증가할수록 커진다.
　　① 화학적 산소요구량 : 물속의 유기물을 산화제로 산화하는 데에 소비되는 산소의 양으로 수치가 클수록 오염이 심함을 나타낸다.
　　② 과망가니즈산칼륨 소비량 : 과망가니즈산칼륨 소비량 측정으로 지표수의 오염도를 알 수 있는데, 소모된 과망가니즈산칼륨의 양이 많다는 것은 하수, 분뇨, 공장폐수 등 유기물이 다량 함유된 오수에 의해 오염되었다는 것을 의미한다.
　　④ 생화학적 산소요구량 : 물속에 있는 미생물이 유기물을 분해하는 데에 필요한 산소 소모량을 말하는데, BOD가 높을수록 오염된 물이다.

**8**  이산화탄소($CO_2$)가 88.6%로 가장 크고, 메탄($CH_4$) 4.8%, 아산화질소($N_2O$) 2.8%, 기타 수소불화탄소(HFCs), 과불화탄소(PFCs), 육불화황($SF_6$)를 합쳐서 3.8% 순이다.

**9** 식품의 보존방법 중 화학적 보존방법에 해당하는 것은?

① 절임법

② 가열법

③ 건조법

④ 조사살균법

**10** 제5차 국민건강증진종합계획(Health Plan 2030)의 주요사업 분야의 내용으로 가장 옳지 않은 것은? [기출변형]

① 감염 및 기후변화성 질환예방관리 – 기후변화성 질환, 감염병 대응

② 정신건강관리 – 자살예방, 권역트라우마센터

③ 인구집단별 건강관리 – 영유아 검진, 근로자 건강증진

④ 건강생활 실천 – 신체활동, 비만관리

---

**ANSWER** 9.① 10.④

**9** ① 절임법: 식품에 소금, 설탕, 식초를 넣어 삼투압 또는 pH를 조절함으로써 부패미생물의 발육을 억제하는 방법이며 김치, 젓갈, 잼, 가당연유, 마늘절임, 피클 등에 이용된다.

② 가열법: 끓이거나 삶는 방법으로 식품에 부착된 미생물을 사멸시키고, 조직 중의 각종 효소를 불활성화시켜 자기소화작용을 저지함으로써 식품의 변질을 막는 방법이다.

③ 건조법: 식품의 수분 함량을 낮춤으로써 미생물의 발육과 성분변화를 억제하는 방법이다. 천일건조는 햇볕이나 응달에서 말리는 방법으로 건포도, 곶감, 건어물, 산채 등에 사용되어왔고, 인공건조는 열풍, 분무, 피막, 냉동을 이용하는 방법으로 분유, 분말커피, 인스턴트 수프, 건조과일 등의 고급식품에 사용된다.

④ 조사살균법: 방사선조사 살균방법은 식품에 열이 거의 발생되지 않고 물리적·화학적 변화없이 원래 상태를 그대로 유지하면서 살균하는 기술로, 주로 식품의 식중독균 살균 및 유해 해충을 죽이는 데 이용된다.

※ 식품 보존의 방법

㉠ 물리적 방법: 냉장, 냉동, 가열, 건조, 공기조절

㉡ 화학적 방법: 염장, 당장, 산첨가, 보존료, 훈연, 천연물 첨가

**10** 제5차 국민건강증진종합계획 중점과제

| 건강생활 실천 | 정신건강 관리 | 비감염성 질환 예방 관리 | 감염 및 기후변화성 질환 예방 관리 | 인구집단별 건강관리 | 건강친화적 환경 구축 |
|---|---|---|---|---|---|
| • 금연<br>• 절주<br>• 영양<br>• 신체활동<br>• 구강건강 | • 자살예방<br>• 치매<br>• 중독<br>• 지역사회<br>• 정신건강 | • 암<br>• 심뇌혈관질환<br>• 비만<br>• 손상 | • 감염병 예방<br>• 감염병 대응<br>• 기후변화성 질환 | • 영유아<br>• 아동청소년<br>• 여성<br>• 노인<br>• 장애인<br>• 근로자<br>• 군인 | • 건강친화적 법·제도 개선<br>• 건강정보 이해력제고<br>• 혁신적 정보기술 적용<br>• 재원 운용 등<br>• 지역사회 자원확충 등 |

**11** 〈보기〉에서 설명하는 표본추출 방법으로 가장 옳은 것은?

> 모집단에서 일련의 번호를 부여한 후 표본추출간격을 정하고 첫 번째 표본은 단순임의추출법으로 뽑은 후 이미 정한 표본추출간격으로 표본을 뽑는 방법이다.

① 집락추출법(cluster sampling)

② 층화임의추출법(stratified random sampling)

③ 계통추출법(systematic sampling)

④ 단순임의추출법(simple random sampling)

**12** 연구시작 시점에서 폐암에 이환되지 않은 사람을 대상으로 흡연자와 비흡연자를 20년간 추적 조사하여 폐암 발생 여부를 규명하는 역학조사 방법은?

① 전향적 코호트연구

② 환자대조군연구

③ 단면연구

④ 후향적 코호트연구

---

**ANSWER** 11.③  12.①

**11**  ① **집락추출법**: 모집단에서 집단을 일차적으로 표집한 다음, 선정된 각 집단에서 구성원을 표본으로 추출하는 다단계 표집방법이다. 주로 모집단을 총망라한 목록을 수집하기가 현실적으로 불가능할 때 사용될 수 있다.

　② **층화임의추출법**: 모집단을 서로 겹치지 않는 여러 개의 층으로 분할한 후 각 층에서 배정된 표본을 단순임의추출법에 따라 추출하는 방법이다.

　④ **단순임의추출법**: 통계조사에서 가장 기본이 되는 표본추출법으로 단순임의추출법을 사용하기 위해서는, 먼저 모든 단위들의 목록인 추출틀이 마련되어 있어야 한다.

**12**  ①④ 코호트연구는 모집단에서 어떤 질병의 원인으로 의심되는 위험요인에 노출된 집단과 노출되지 않은 집단을 대상으로 일정 기간 두 집단의 질병발생 빈도를 추적조사하여 위험요인에 대한 노출과 특정 질병발생의 연관성을 규명하는 분석역학 연구의 하나이다. 전향적 연구는 연구를 시작하기로 결정 후, 연구대상자를 선정하고 팔로우업을 시작하는 것이며, 후향적 연구는 팔로우업을 다하고 이미 데이터가 만들어져 있는 상태에서 시작하는 연구이다.

　② 특정 질병의 유무로 환자군과 대조군을 선정하여 질환 요인에 대한 과거 혹은 현재의 노출 상태를 조사하고 두 군 간 노출 정도의 차이를 비교하는 연구 방법이다. 환자군과 대조군 사이에 요인 노출의 정도 차이가 존재한다면, 그 요인이 질병 발생과 연관이 있다고 추론할 수 있다.

　③ 인구집단을 특정한 시점이나 기간 내에 질병을 조사하고 질병과 인구집단의 관련성을 연구하는 방법이다. 한번에 대상집단의 질병양상과 이에 관련된 여러 속성을 동시에 파악할 수 있으며, 경제적이므로 자주 사용된다.

**13** 「모자보건법」에 따른 모자보건 대상에 대한 정의로 가장 옳지 않은 것은?

① "영유아"란 출생 후 6년 미만인 사람을 말한다.

② "모성"이란 임산부와 가임기(可姙期) 여성을 말한다.

③ "임산부"란 임신 중이거나 분만 후 8개월 미만인 여성을 말한다.

④ "신생아"란 출생 후 28일 이내의 영유아를 말한다.

........................................................................

**ANSWER** 13.③

**13** "임산부"란 임신 중이거나 분만 후 6개월 미만인 여성을 말한다〈모자보건법 제2조(정의)〉.

※ 정의〈모자보건법 제2조〉

㉠ "임산부"란 임신 중이거나 분만 후 6개월 미만인 여성을 말한다.

㉡ "모성"이란 임산부와 가임기(可姙期) 여성을 말한다.

㉢ "영유아"란 출생 후 6년 미만인 사람을 말한다.

㉣ "신생아"란 출생 후 28일 이내의 영유아를 말한다.

㉤ "미숙아(未熟兒)"란 신체의 발육이 미숙한 채로 출생한 영유아로서 대통령령으로 정하는 기준에 해당하는 영유아를 말한다.

㉥ "선천성이상아(先天性異常兒)"란 선천성 기형(奇形) 또는 변형(變形)이 있거나 염색체에 이상이 있는 영유아로서 대통령령으로 정하는 기준에 해당하는 영유아를 말한다.

㉦ "인공임신중절수술"이란 태아가 모체 밖에서는 생명을 유지할 수 없는 시기에 태아와 그 부속물을 인공적으로 모체 밖으로 배출시키는 수술을 말한다.

㉧ "모자보건사업"이란 모성과 영유아에게 전문적인 보건의료서비스 및 그와 관련된 정보를 제공하고, 모성의 생식건강(生殖健康) 관리와 임신·출산·양육 지원을 통하여 이들이 신체적·정신적·사회적으로 건강을 유지하게 하는 사업을 말한다.

㉨ "산후조리업(産後調理業)"이란 산후조리 및 요양 등에 필요한 인력과 시설을 갖춘 곳(이하 "산후조리원"이라 한다)에서 분만 직후의 임산부나 출생 직후의 영유아에게 급식·요양과 그 밖에 일상생활에 필요한 편의를 제공하는 업(業)을 말한다.

㉩ "난임(難姙)"이란 부부(사실상의 혼인관계에 있는 경우를 포함한다. 이하 이 호에서 같다)가 피임을 하지 아니한 상태에서 부부간 정상적인 성생활을 하고 있음에도 불구하고 1년이 지나도 임신이 되지 아니하는 상태를 말한다.

㉪ "보조생식술"이란 임신을 목적으로 자연적인 생식과정에 인위적으로 개입하는 의료행위로서 인간의 정자와 난자의 채취 등 보건복지부령으로 정하는 시술을 말한다.

**14** 고혈압으로 인한 뇌졸중 발생의 상대위험도(relative risk)를 〈보기〉의 표에서 구한 값은?

(단위 : 명)

| | 뇌졸중 발생 | 뇌졸중 비발생 | 계 |
|---|---|---|---|
| 고혈압 | 90 | 110 | 200 |
| 정상혈압 | 60 | 140 | 200 |
| 계 | 150 | 250 | 400 |

① (60/200) / (90/200)

② (90/150) / (110/250)

③ (110/250) / (90/150)

④ (90/200) / (60/200)

**14**

| 질병발생<br>요인노출 | 예 | 아니오 | 합계 |
|---|---|---|---|
| 예 | a | b | a+b |
| 아니오 | c | d | c+d |
| 합계 | a+c | b+d | n=a+b+c+d |

$$
\text{상대위험} = \frac{\text{요인에 노출된 집단에서 질병이 발생할 위험}}{\text{요인에 노출되지 않은 집단에서 질병이 발생할 위험}}
$$

$$
= \frac{\dfrac{a}{(a+b)}}{\dfrac{c}{(c+d)}} = \frac{a(c+d)}{c(a+b)}
$$

**15** PRECEDE—PROCEED 모델에서 유병률, 사망률, 건강문제 등을 규명하는 단계로 가장 옳은 것은?

① 사회적 진단

② 역학적 진단

③ 교육생태학적 진단

④ 행정 및 정책 진단

**ANSWER** 15.②

**15** ㉠ **사회적 진단**
- 대상 인구집단의 삶의 질에 영향을 미치는 사회적 문제요인을 규명하고 삶의 질을 방해하는 주요 장애물을 파악하는 단계
- 객관적 사정 : 범죄율, 고용률, 실업률, 인구밀도, 결근율, 특정질병의 사망률
- 주관적 사정 : 대상 인구집단의 적응과 삶의 만족도 등

㉡ **역학적 진단**
- 1단계에서 규명된 삶의 질에 영향을 미치는 구체적인 건강문제를 규명, 그 건강문제의 우선순위를 정하여 제한된 자원을 사용할 가치가 가장 큰 건강문제를 규명하는 단계
- 대상집단의 건강문제의 범위, 분포, 원인 기술하여, 건강문제의 상대적 중요성 제시
- 건강문제를 나타내는 지표 : 유병률, 발생률, 빈도율, 사망율, 이환율, 장애율, 불편감, 불만족, 평균여명, 체력상태

㉢ **행위 및 환경적 진단** : 역학적 사정에서 확인된 건강문제와 원인적으로 연결된 것으로 보이는 건강관련행위와 환경요인을 규명
- 행위 사정 : 건강문제 관련요인의 분류 → 행위의 분류 → 행위의 등급화 → 행위변화가능성에 따른 등급화 → 표적행위 선택
- 환경사정 : 변화 가능한 환경요인의 규명 → 중요도에 따른 환경요인들 분류 → 변화 가능한 환경요인들 분류 → 표적 환경요인 결정
- 건강문제의 원인적행위요인 : 흡연, 과음, 고지방식이, 좌식생활, 운동행위
- 환경적요인 : 운동시설, 건강진단 시설 유무 및 접근용이도, 금연구역 설정유무와 실천정도

㉣ **교육 및 조직적 진단**
- 성향요인 : 행위에 영향을 주는 내재된 요인으로 개인이 가지고 있는 건강에 대한 지식, 태도, 신념, 가치관, 자기효능 등을 확인하는 것
- 강화요인 : 보상, 칭찬, 처벌 등과 같이 동기를 부여하는 요인
- 촉진요인 : 행위가 실제로 나타날 수 있도록 하는 행위 이전의 요인으로 개인이나 조직으로 하여금 행동할 수 있도록 하는 요인으로 보건의료 및 지역사회자원의 이용가능성, 접근성, 시간적 여유, 개인의 기술, 개인 및 지역사회의 자원이 포함

㉤ **행정 및 정책적 진단** : 보건교육 프로그램을 실행하는데 관련된 행정적·정책적 문제(예산, 자원, 시간, 프로그램 수행시의 장애, 지원 정책)를 진단

㉥ **실행** : 진단한 것을 기반으로 실행

㉦ **과정평가** : 정책, 이론적 근거, 프로토콜을 따라 수행이 잘 이루어졌는지 평가

㉧ **영향평가** : 대상행위, 성향요인, 촉진요인, 강화요인, 행위에 영향을 미치는 환경요인이 목표행동에 미치는 즉각적인 효과에 대해 평가

㉨ **결과평가** : 진단 초기단계에서 사정된 건강상태와 삶의 질 변화 평가

**16** 어느 지역에서 코로나19(COVID-19) 환자가 1,000여 명 발생했을 때, 가장 먼저 실시해야 할 역학연구는?

① 기술역학  ② 분석역학
③ 실험역학  ④ 이론역학

**17** SWOT 전략 중 외부의 위험을 피하기 위해 사업을 축소 및 폐기하는 방어적 전략은?

① SO 전략  ② WO 전략
③ ST 전략  ④ WT 전략

.........................................................................

**ANSWER** 16.①  17.④

**16** 역학적 연구방법

| 역학 분류 | 개념 |
|---|---|
| 기술역학 | 제1단계 역학 : 임상의학에서 활용된다. |
| 분석역학 | 제2단계 역학 : 후향성 조사(기왕력 조사), 단면적 조사와 전향성 조사연구가 있다. |
| 실험역학 | 실험군과 대조군으로 나누어 비교 관찰하는 역학이다. |
| 이론역학 | 제3단계 역학 : 여러 요인간의 상호관계를 수학 또는 통계학적으로 규명하는 역학이다. |
| 임상역학 | 질병을 지역사회 입장에서 이해하는 역학이다. |
| 유전역학 | 질병발생의 숙주요인을 유전학적 방법으로 해명하는 역학이다. |
| 작전역학 | 계통적 연구를 통해 서비스 향상을 목적으로 하는 역학이다. |

**17** SWOT 분석을 통한 SWOT 전략

| 구분 | 기회(O) | 위협(T) |
|---|---|---|
| 강점(S) | SO전략 강점을 가지고 기회를 살리는 전략 | ST전략 강점을 가지고 위험을 최소화하는 전략 |
| 약점(W) | WO전략 약점을 보완하며 기회를 살리는 전략 | WT전략 약점을 보완하며 위협을 최소화하는 전략 |

**18** 레벨과 클라크(Leavell&Clark)의 질병의 자연사에서 불현성 감염기에 취해야 할 예방조치로 가장 옳은 것은?

① 재활 및 사회복귀

② 조기진단과 조기치료

③ 악화방지를 위한 적극적 치료

④ 지역사회 전체에 대한 예방접종

**19** 〈보기〉와 같은 인구구조를 가진 지역사회의 노년 부양비는?

| 연령(세) | 인구(명) |
|---|---|
| 0~14 | 200 |
| 15~44 | 600 |
| 45~64 | 400 |
| 65~79 | 110 |
| 80 이상 | 40 |

① 11.1%

② 13.3%

③ 15%

④ 25%

---

**ANSWER** 18.② 19.③

**18** 레벨과 클라크(Leavell&Clark)의 질병의 자연사

㉠ 1차 예방 : 비병원성기, 초기병원성기 – 질병방생억제단계

• 적극적 예방 : 환경위생, 건강증진, 생화환경개선

• 소극적 예방 : 특수예방, 예방접종

㉡ 2차 예방 : 불현성질환기, 발현성질환기 – 조기발견과 조기치료단계

㉢ 3차 예방 : 회복기 – 재활 및 사회복귀 단계, 잔여기능의 최대화

**19** 생산가능인구(15~64세) 100명에 대한 고령인구(65세 이상)의 비는 '노년부양비＝고령인구(65세 이상)÷생산가능인구(15~64세)×100'이다.

따라서, $(110+40) \div (600+400) \times 100 = 150 \div 1000 \times 100 = 15(\%)$이다.

**20** 근로자의 건강을 보호하기 위한 조치로 가장 옳지 않은 것은?

① 「근로기준법」및 동법 시행령에 따라 취직인허증을 지니지 않은 15세 미만인 자는 근로자로 사용하지 못한다.

② 「근로기준법」및 동법 시행령에는 임산부를 위한 사용금지 직종을 규정하고 있다.

③ 근로 의욕과 생산성을 위하여 근로자를 적재적소에 배치한다.

④ 「근로기준법」상 수유시간은 보장되지 않는다.

.......

**ANSWER** 20.④

**20** 생후 1년 미만의 유아(乳兒)를 가진 여성 근로자가 청구하면 1일 2회 각각 30분 이상의 유급 수유 시간을 주어야 한다〈근로기준법 제75조(육아 시간)〉.

① 15세 미만인 사람(「초·중등교육법」에 따른 중학교에 재학 중인 18세 미만인 사람을 포함한다)은 근로자로 사용하지 못한다. 다만, 대통령령으로 정하는 기준에 따라 고용노동부장관이 발급한 취직인허증(就職認許證)을 지닌 사람은 근로자로 사용할 수 있다〈근로기준법 제64조(최저 연령과 취직인허증) 제1항〉.

②③ 임산부 등의 사용 금지 직종〈근로기준법 시행령 별표4〉

| 구분 | 사용 금지 직종 |
|---|---|
| 임신 중인 여성 | ㉠ 「원자력안전법」 제91조 제2항에 따른 방사선작업종사자 등의 피폭방사선량이 선량한도를 초과하는 원자력 및 방사선 관련 업무<br>㉡ 납, 수은, 크롬, 비소, 황린, 불소(불화수소산), 염소(산), 시안화수소(시안산), 2-브로모프로판, 아닐린, 수산화칼륨, 페놀, 에틸렌글리콜모노메틸에테르, 에틸렌글리콜모노에틸에테르, 에틸렌글리콜모노에틸에테르 아세테이트, 염화비닐, 벤젠 등 유해물질을 취급하는 업무<br>㉢ 사이토메갈로바이러스(Cytomegalovirus)·B형 간염 바이러스 등 병원체로 인하여 오염될 우려가 큰 업무. 다만, 의사·간호사·방사선기사 등의 면허증을 가진 사람 또는 해당 자격 취득을 위한 양성과정 중에 있는 사람의 경우는 제외한다.<br>㉣ 신체를 심하게 펴거나 굽히면서 해야 하는 업무 또는 신체를 지속적으로 쭈그려야 하거나 앞으로 구부린 채 해야 하는 업무<br>㉤ 연속작업에 있어서는 5킬로그램 이상, 단속(斷續)작업에 있어서는 10킬로그램 이상의 중량물을 취급하는 업무<br>㉥ 임신 중인 여성의 안전 및 보건과 밀접한 관련이 있는 업무로서 고용노동부령으로 정하는 업무<br>㉦ 그 밖에 고용노동부장관이 「산업재해보상보험법」 제8조에 따른 산업재해보상보험 및 예방심의위원회의 심의를 거쳐 지정하여 고시하는 업무 |
| 산후 1년이 지나지 않은 여성 | ㉠ 납, 비소를 취급하는 업무. 다만, 모유 수유를 하지 않는 여성으로서 본인이 취업 의사를 사업주에게 서면으로 제출한 여성의 경우는 제외한다.<br>㉡ 2-브로모프로판을 취급하거나 2-브로모프로판에 노출될 수 있는 업무<br>㉢ 그 밖에 고용노동부장관이 산업재해보상보험 및 예방심의위원회의 심의를 거쳐 지정하여 고시하는 업무 |
| 임산부가 아닌 18세 이상인 여성 | ㉠ 2-브로모프로판을 취급하거나 2-브로모프로판에 노출될 수 있는 업무. 다만, 의학적으로 임신할 가능성이 전혀 없는 여성인 경우는 제외한다.<br>㉡ 그 밖에 고용노동부장관이 산업재해보상보험 및 예방심의위원회의 심의를 거쳐 지정하여 고시하는 업무 |
| 18세 미만인 자 | ㉠ 「건설기계관리법」, 「도로교통법」 등에서 18세 미만인 자에 대하여 운전·조종면허 취득을 제한하고 있는 직종 또는 업종의 운전·조종업무<br>㉡ 「청소년보호법」 등 다른 법률에서 18세 미만 청소년의 고용이나 출입을 금지하고 있는 직종이나 업종<br>㉢ 교도소 또는 정신병원에서의 업무<br>㉣ 소각 또는 도살의 업무<br>㉤ 유류를 취급하는 업무(주유업무는 제외한다)<br>㉥ 2-브로모프로판을 취급하거나 2-브로모프로판에 노출될 수 있는 업무<br>㉦ 18세 미만인 자의 안전 및 보건과 밀접한 관련이 있는 업무로서 고용노동부령으로 정하는 업무<br>㉧ 그 밖에 고용노동부장관이 산업재해보상보험 및 예방심의위원회의 심의를 거쳐 지정하여 고시하는 업무 |

**1** 병원체와 숙주 간 상호작용 지표에 대한 설명으로 가장 옳지 않은 것은?

① 감염력은 병원체가 숙주 내에 침입·증식하여 숙주에 면역반응을 일으키게 하는 능력이다.

② 독력은 현성 감염자 중에서 매우 심각한 임상증상이나 장애가 초래된 사람의 비율로 계산한다.

③ 이차발병률은 감염된 사람들 중에서 발병자의 비율로 계산한다.

④ 병원력은 병원체가 감염된 숙주에게 현성감염을 일으키는 능력이다.


**2** 우리나라 국민건강보험의 특성에 해당하지 않는 것은?

① 강제 적용

② 보험료 차등 부담

③ 차등 보험 급여

④ 단기 보험


- - - - - - - - - - - - - - - - - - - - - - - - - - - - - - - - - - - - - - - - - - - - - - - - - - - - - - -

**ANSWER** 1.③  2.③

**1** ③ 이차발병률은 병원체의 최장잠복기 내 질병 발병자수 ÷ 환자와 접촉한 감수성 있는 사람들의 수(발달환자와 면역자 제외) × 100으로 사람 간에 2차 전파 가능한 전염병 유행에서 감염성을 판단하기 위해 산출한다. 감수성이 있다는 것은 해당 병원체에 특이항체(저항력)을 가지지 못한 사람들을 말한다. 해당 병명에 대한 과거력이 있거나 일차발병자 및 예방 접종자는 제외된다.

　① 감염력은 병원체가 감염을 일으키는 능력을 말한다.

　② 독력은 병원성과 동일한 의미로 사용되고 병을 발생시키는 병원균의 능력, 광의적 의미로는 병이 심각해지는 정도를 말한다.

　④ 병원력이란 병원균이 현성감염을 일으키는 능력을 말하며 감염된 사람들 중에 현성감염자의 비율을 뜻한다.

**2** 우리나라의 국민건강보험의 특성은 강제가입(법률에 의해 국내에 거주하는 모든 국민, 외국인, 재외국민은 강제 가입하여야 함), 강제징수(소득과 자산의 따라 정해진 보험료를 의무적으로 지불), 균등기여(보험료는 부담능력에 따라 부과), 균일 급여(지불한 보험료에 상관없이 동일한 의료서비스 제공), 단기보험(1년 단위로 재정수지 상계), 건강의 사회적 보장, 소득 재분배 기능, 사회 연대성 재고의 특성이 있다. 차등보험급여는 사보험에서 보험료 부담수준에 따른 차등급여를 적용하고 있다.

**3** 공중보건학의 발전사를 고대기, 중세기, 여명기, 확립기, 발전기의 5단계로 구분할 때 중세기에 대한 업적으로 가장 옳은 것은?

① 세계 최초의 국세조사가 스웨덴에서 이루어졌다.

② 프랑스 마르세유(Marseille)에 최초의 검역소가 설치되었다.

③ 영국 런던에서 콜레라의 발생 원인에 대한 역학조사가 이루어졌다.

④ 질병의 원인으로 장기설(miasma theory)과 4체액설이 처음 제기되었다.

**3** 공중보건학의 발전사

㉠ **고대기**(위생 중심)

- 메소포타미아 : 레위기의 모세5경, 바빌로니아 함무라비법전(공중보건에 관한 내용이 있는 최초의 법전)
- 이집트 : papyri42권(가장 오래된 의학사전) ※ 임호텝, Herodotus : 개인위생
- 그리스
- 히포크라테스가 환경요인과 질병의 관련성을 최초로 제시
- 장기설, Epidemic, 4체액설, 섭생법
- 로마
- 갈렌과 히포크라테스의 장기설을 계승발전
- 위생학(Hygiene)을 처음 사용
- 전문 의료기관으로 다이아코니아, 제노도키아가 있음

㉡ **중세기**(암흑기)

- 6 ~ 7세기 성지순례로 인한 콜레라가 대유행
- 13세기 십자군운동으로 인한 나병(한센병)
- 14세기 칭기스칸 유럽정벌로 흑사병(페스트)발병하여 유럽인구의 1/4 사망, 40일간 격리(Quarantine), 프랑스 마르세유의 최초 검역소
- 15 ~ 16세기 매독, 결핵 유행
- Salerno 양생법 : 일반대중들이 활용

㉢ **근세기**(여명기, 요람기) : 보건문제가 국가적 관심사

- Ramazzini : 산업보건
- Leeuwenhook : 현미경 발견
- Frank : 개인의 건강은 국가의 책임
- Jenner : 우두종두법개발
- Chadwick : 영국노동자의 발병상태보고서, 열병보고서로 최초 공중보건법 발생
- Thomas sydenham : 장기설주장, 말라리아 치료 시 키니네 사용 대중화
- Vesalius : 근대 해부학의 창시자

㉣ **근대기**(세균학설시대, 보건의료확립기)

- Snow : 콜레라 원인규명
- William : 방문간호, 오늘날 보건소 제도의 효시
- Bismarck : 세계 최초 근로자 질병보호법
- Pettenkofer : 위생학 교실 창립
- Koch : 결핵균, 연쇄상구균, 콜레라균 발견, 근대의학 창시자
- Pasteur : 백신 발견, 현대의학의 창시자
- Homes : 산욕열 예방

㉤ **현대기**(보건의료 발전기, 탈미생물학시대)

- 1919년 : 영국이 세계 최초로 보건부 설치
- 1920년 : Winslow 공중보건의 정의 발표
- 1948년 : WHO 설립
- 1974년 : UN "Health for all by the year 2000" 인류의 건강목표 설정
- 1979년 : WHO 두창(천연두) 근절 선언

**4** 인체의 체온유지에 중요한 온열요소의 종합작용에 대한 설명으로 가장 옳은 것은?

① 실외에서의 불쾌지수는 기온과 기습으로부터 산출한다.
② 계절별 최적 감각온도는 겨울이 여름보다 높은 편이다.
③ 쾌감대는 기온이 높은 경우 낮은 습도 영역에서 형성된다.
④ 기온과 습도가 낮고 기류가 커지면 체열 발산이 감소한다.

**5** 정신건강과 관련된 내용에 대한 설명으로 가장 옳지 않은 것은?

① 세계보건기구는 정신건강증진을 긍정적 정서를 함양하고 질병을 예방하며 역경을 이겨내는 회복력 (resilience)을 향상시키는 것이라고 정의하였다.
② 「정신건강증진 및 정신질환자 복지서비스 지원에 관한 법률」에서 정신건강증진사업을 규정하고 있다.
③ 정부는 정신건강을 위한 다양한 정책, 제도, 법률 서비스 개발을 강화하고 실행하여야 한다.
④ 지역사회 기반의 정신건강 서비스는 입원을 강화하도록 하고, 병원이 중심이 되어야 한다.

**ANSWER** 4.③  5.④

**4**  ③ 쾌감대는 적당한 착의 상태에서 쾌감을 느낄 수 있는 온열조건으로 온도가 증가할수록 높은 습도 영역에서 형성된다.
　　① 불쾌지수는 기온과 기습을 고려한 불쾌함의 정도를 말한다.
　　② 감각온도란 온도, 기류 및 방사열과 같은 것에 인자를 고려하여 인간 감각을 통해 느끼는 온도를 감각온도라 하며 계절별 최적 감각온도는 겨울이 여름보다 높다.
　　④ 기류가 작고 기온과 습도가 높아지면 체열발산이 감소한다.

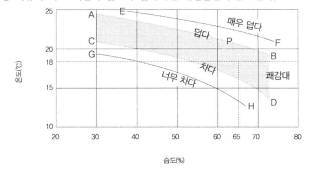

**5**  지역사회 기반의 정신건강서비스는 지역사회의 생활을 향상시키고, 입원이나 입소를 최소한으로 하여 환자 중심적인 치료가 우선적으로 고려되어야 한다.

**6** 위험요인과 질병발생의 인과관계 규명을 위하여 역학적 연구를 설계하고자 할 때 인과적 연관성에 대한 근거의 수준이 가장 높은 연구방법은?

① 실험연구

② 단면연구

③ 코호트연구

④ 환자 - 대조군연구

**7** Myers(1969)는 지역사회 또는 사회적 수준에서 요구되는 바람직한 보건의료의 조건으로 4가지를 제시하였는데, 이 중 치료과정에서 최소의 자원을 투입하여 건강을 빨리 회복시키는 것을 의미하는 것은?

① 형평성

② 접근성

③ 효과성

④ 효율성

........................................................................................................

**ANSWER** 6.① 7.④

**6** ① 실험연구 : 연구자가 연구대상자의 참여 및 주요인 및 교란요인에 노출, 무작위 배정을 통하여 여러 연구 조건들을 직접 통제하여 연구수행과정에서 발생할 수 있는 각종 바이러스가 연구결과에 영향을 미치는 것을 최소한 것으로 인과적 연관성에 대한 근거의 수준이 가장 높다.
② 단면연구 : 질병과 질병에 대한 위험요인 노출정보를 같은 시점 또는 같은 기간 내에 도출할 수 있는 역학적 연구형태로써 연구 설계 중 유일하게 유병률을 산출할 수 있는 연구방법이다.
③ 코호트 연구 : 질병의 위험요인을 밝히고자 위험요인에 노출된 인구집단을 장시간 동안 추적관찰하여 질병이나 사망의 발생률을 비교하는 역학적 연구 설계이다.
④ 환자 - 대조군연구 : 연구하고자 하는 질병이 있는 환자군과 질병이 없는 대조군에서 유험요인에 대한 두 집단의 노출 정도를 비교하는 연구이다.

**7** Myers가 제시한 양질의 보건의료 요건 구성요소로서의 4가지
㉠ 접근용이성(accessibility) : 사용자들이 필요하면 언제 어디서든 쉽게 이용할 수 있도록 재정적, 지리적, 사회, 문화적인 측면에서 보건의료서비스가 송급되어야 함을 말한다.
㉡ 질적 적정성(quality) : 보건의료와 관련하여 의학적 적정성과 사회적 적정성이 질적으로 동시에 달성될 수 있어야 함을 의미한다.
㉢ 지속성(continuity) : 보건의료는 시간적·지리적으로 상관성을 가져야하고 보건의료 기관들 간에 유기적으로 협동하여 보건의료서비스를 수행해야한다.
㉣ 효율성(efficiency) : 보건의료 목적을 달성하는 데 투입되는 자원의 양을 최소화하거나 일정한 자원의 투입으로 최대의 목적을 달성할 수 있어야 함을 의미한다.

**8** 〈보기〉에서 설명하는 물질로 가장 옳은 것은?

───── 〈보기〉 ─────

은백색 중금속으로 합금제조, 합성수지, 도금작업, 도료, 비료제조 등의 작업장에서 발생되어 체내로 들어가면 혈액을 거쳐 간과 신장에 축적된 후 만성중독 시 신장기능장애, 폐기종, 단백뇨 증상을 일으킨다.

① 비소                                    ② 수은
③ 크롬                                    ④ 카드뮴


**9** 질병예방적 관점에 따른 보건의료의 분류로 가장 옳은 것은?

① 재활치료는 2차 예방에 해당한다.
② 금주사업은 1차 예방에 해당한다.
③ 예방접종은 2차 예방에 해당한다.
④ 폐암 조기진단은 1차 예방에 해당한다.


....................................................................................................................................................

**ANSWER** 8.④  9.②

**8**  ④ 카드뮴 : 만성중독의 3대 증상에는 폐기종과 신장기능 장애, 단백뇨가 있으며 대표적인 증상으로는 뼈의 통증, 골연화증, 골소공증 등 골격계 장애가 있다.
  ① 비소 : 수용성 무기비소는 급성 독성을 가지고 있으며, 장기간 섭취할 경우 만성중독이 발생하여 피부증상 및 말초신경장애, 당뇨, 신장계통의 이상, 심혈관계 질병, 암 등의 건강문제를 유발시킨다.
  ② 수은 : 자궁 내 태아의 조기 발육장애를 일으키는 독성물질이다. 주로 작업장에서 원소수은을 증기로 흡입할 때 인간에 대한 노출이 이루어지며, 수은에 오염된 물고기나 조개를 섭취하는 것도 중요한 노출경로이다.
  ③ 크롬 : 급성중독의 경우 신장장해, 만성중독의 경우 코, 폐 및 위장의 점막에 병변을 일으키며 대표적인 증상으로는 비중격천공이 있다.

**9**  보건의료의 분류
  ㉠ 1차 예방 : 건강한 개인을 대상으로 특정건강문제가 발생하기 이전 질병을 예방하거나 질병이 발생하더라도 그 정도를 약하게 하는 것을 의미한다(예방접종, 건강증진, 보건교육, 상담, 영양관리 등).
  ㉡ 2차 예방 : 질병의 초기 즉 조기에 발견하고 이를 치료하여 원래의 건강상태를 되찾도록 하는 것이다(건강검진, 집단검진, 조기치료, 당뇨환자의 식이요법 등).
  ㉢ 3차 예방 : 질병의 발견과 치료 후 남는 여러 가지 신체적 장애와 기능을 회복시키고 질병으로 인한 신체적 정신적 후유증을 최소화하는 것을 말하며 합병증을 최소화하는 것을 말한다(재활치료, 사회생활복귀, 정신질환자의 사회복귀 훈련 등).

**10** 〈보기〉에서 설명하는 인구구조로 가장 옳은 것은?

─────── 〈보기〉 ───────

감소형 인구구조로서 출생률이 사망률보다 낮은 인구구조를 말한다. 주로 평균수명이 높은 선진국에 나타나는 모형이다.

① 종형(bell form)  ② 항아리형(pot form)
③ 피라미드형(pyramid form)  ④ 별형(star form)


**11** 수질 오염에 대한 설명으로 가장 옳은 것은?

① 물의 pH는 보통 7.0 전후이다.
② 암모니아성 질소의 검출은 유기성 물질에 오염된 후 시간이 많이 지난 것을 의미한다.
③ 물속에 녹아있는 산소량인 용존산소는 오염된 물에서 거의 포화에 가깝다.
④ 생물화학적 산소요구량이 높다는 것은 수중에 분해되기 쉬운 유기물이 적다는 것을 의미한다.

......................................................................................................................

**ANSWER** 10.②  11.①

**10**  ② 항아리형(pot form, 감퇴형) : 출생률과 사망률이 모두 낮으면서 출생률이 사망률보다 낮아 인구가 감소하는 특징이 있으며, 주로 평균수명이 높은 선진국에서 나타난다.
  ① 종형(bell form, 선진국형) : 출생률이 낮아 유소년층 인구가 낮고 평균수명이 연장되어 노년층의 비율이 높다. 선진국에서 나타난다.
  ③ 피드미드형(pyramid form, 후진국형) : 유소년층이 큰 비중을 차지하며 다산다사의 미개발국가나 다산소사의 개발도상국에서 나타난다.
  ④ 별형(star form, 도시형) : 인구전입으로 청장년층의 비율이 높은 도시나 신개발지역에서 나타나는 유형으로써 노년인구나 유소년인구에 비해 생산연령인구가 많다는 특징이 있다.

**11**  ① 순수하고 오염되지 않은 물의 pH는 보통 7로 산성도, 알칼리성도 아닌 중성상태이다.
  ② 암모니아성 질소는 단백질이 분해되면서 생성되는 물질이며 우리나라의 강과 호수에서 검출되는 암모니아성 질소는 생활하수 및 축산폐수가 주 원인으로 알려져 있다.
  ③ 용존산소량은 물의 오심상태를 나타내는 항목 중에 하나로 물에 녹아있는 산소의 양을 말한다. 맑은 물에서 용존산소량은 거의 포화값에 가까우며 유기물 등으로 오염되어 있는 물에서 용존산소량이 1ppm 이하가 되기도 한다. 일반적인 물고기들은 용존산소량의 4 ~ 5ppm 이하가 되면 생존할 수 없다.
  ④ 생화학적 산소요구량은 물속에 있는 호기성 미생물이 유기물을 분해하는 데 필요한 산소의 소모량을 말하며, 높을수록 유기물이 많이 포함된 오염된 물이라는 것을 의미한다.

**12** 역학적 삼각형(epidemiologic triangle) 모형으로 설명할 수 있는 질환으로 가장 옳은 것은?

① 골절　　　　　　　　　　　　　　② 콜레라

③ 고혈압　　　　　　　　　　　　　④ 폐암

**13** 〈보기〉에서 교차비(odds ratio)를 구하는 식으로 가장 옳은 것은?

| 위험 요인 노출 | 질병 발생 | |
|---|---|---|
| | 발생(+) | 비발생(−) |
| 노출(+) | a | b |
| 비노출(−) | c | d |

① $\dfrac{ad}{bc}$

② $\dfrac{a}{a+b} \div \dfrac{c}{c+d}$

③ $\dfrac{a+c}{a+b+c+d}$

④ $\dfrac{c}{c+d}$

**12** 역학적 삼각형(epidemiologic triangle) … F.G.Clark가 질병발생의 요인을 숙주와 병인, 환경이라는 3가지 요인의 상호작용에 의한 것이라고 주장한 것이다. 숙주에 영향을 주는 요인에는 생물적 요인(성별, 연령, 종족 등), 체질적 요인(건강, 영양, 면역 등), 행태적 요인(생활습관, 개인위생 등), 유전적 요인이 있다. 병인에 영향을 주는 요인에는 병원소 밖에서 생존 및 증식하는 증력과 전파의 난이성, 숙주로의 침입 및 감염능력, 질병을 일으키는 능력이 있으며 환경영향을 주는 요인에는 물리·화학적 요인(계절, 기후 등)과 사회·문화적 요인(인구분포, 사회구조 등), 생물적 요인(매개곤충, 기생충 등)이 있다. 이는 가장 널리 사용되어온 모형이나 비감염성 질환의 발생을 설명하기에는 부적절하다. 거미줄 모형은 질병이 발생하는 경로를 표현하여 질병예방대책을 마련하는 데 도움을 주며, 수레바퀴모형은 질병발생에 대한 원인 요소들의 기여정도에 중점을 두어 역학적 분석에 도움을 준다. 거미줄 모형과 수레바퀴모형은 만성비감염성질환의 원인을 표현하는데 적합하여 골절, 고혈압, 폐암 등을 설명하는 데 적합하다.

**13** 교차비(odds ratio) … 어떤 성공할 확률이 실패할 확률의 몇 배인지를 나타내는 확률을 의미한다. 즉, 위험인자에 노출된 사람 중에서 질병에 걸린 사람의 수를 질병에 걸리지 않은 사람의 수로 나누고 이를 다시 위험인자에 노출되지 않은 사람 중 질병에 걸린 사람 수를 질병에 걸리지 않은 사람으로 나누는 것을 말한다. 이것은 주로 위험인자에 노출된 경우 노출되지 않은 경우에 비해 질환이 발생할 위험이 몇 배 더 크다고 해석된다. 즉 요인이 없을 때(위험인자가 없을 때)에 대한 요인이 있을 때(위험 인자가 있을 때)의 교차비(odds ratio)를 나타낸다.

**14** 우리나라 보건행정조직에 대한 설명으로 가장 옳지 않은 것은?

① 「지역보건법」에 기반하여 보건소와 보건지소가 설치되어 있다.

② 「보건소법」은 1995년 「지역보건법」으로 개정되었다.

③ 보건진료소는 보건의료 취약지역에 설치되며, 보건진료소장은 보건진료 전담공무원이 맡는다.

④ 건강생활지원센터는 시·군·구 단위로 설치되고 감염병 관리 및 치료 기능을 담당하고 있다.

**15** 인구구조 지표에 대한 설명으로 가장 옳은 것은?

① 부양비는 경제활동연령 인구에 대한 비경제활동연령 인구의 비율로 표시된다.

② 노년부양비는 0 ~ 14세 인구에 대한 65세 이상 인구의 비율로 표시된다.

③ 노령화지수는 15 ~ 64세 인구에 대한 65세 이상 인구의 비율로 표시된다.

④ 1차 성비는 출생 시 여자 100명에 대한 남자 수로 표시된다.

---

**ANSWER** 14.④  15.①

**14** ④ 지방자치단체는 보건소의 업무 중에서 특별히 지역주민의 만성질환 예방 및 건강한 생활습관 형성을 지원하는 건강생활지원센터를 대통령령으로 정하는 기준에 따라 해당 지방자치단체의 조례로 설치할 수 있다〈지역보건법 제14조(건강생활지원센터의 설치)〉. 건강생활지원센터는 읍·면·동(보건소가 설치된 읍·면·동은 제외한다)마다 1개씩 설치할 수 있다〈지역보건법 제11조(건강생활지원센터의 설치)〉.
　① 「지역보건법」 제10조(보건소의 설치) 및 제13조(보건지소의 설치)에 따라 설치되어 있다.
　② 1995년 2월 29일, 「보건소법」에서 「지역보건법」으로 명칭을 바꾸었다.
　③ "보건진료소"란 의사가 배치되어 있지 아니하고 계속하여 의사를 배치하기 어려울 것으로 예상되는 의료 취약지역에서 보건진료 전담공무원으로 하여금 의료행위를 하게 하기 위하여 시장·군수가 설치·운영하는 보건의료시설을 말한다〈농어촌 등 보건의료를 위한 특별조치법 제2조(정의) 제4호〉.

**15** ① 부양비(Dependency ratio)는 생산가능인구(15 ~ 64세)에 대한 유소년인구(0 ~ 14세)와 고령인구(65세 이상)의 합의 백분비로 인구의 연령구조를 나타내는 지표이다.
　② 노년부양비란 생산연령인구(15 ~ 64세) 100명에 대한 고령(65세 이상) 인구의 비를 뜻한다.
　③ 노령화지수는 유소년(14세 이하)인구 100명에 대한 고령(65세 이상) 인구의 비이다.
　④ 1차 성비는 수정될 때의 성비, 2차 성비는 출생성비, 3차 성비는 생식연령의 성비, 4차 성비는 생식연령 이후의 성비로 나뉜다.

**16** 지역주민의 건강문제에 대한 조사결과가 정규분포를 따른다고 할 때 이 곡선에 대한 설명으로 가장 옳은 것은?

① 평균 근처에서 낮고 양측으로 갈수록 높아진다.
② 평균에 따라 곡선의 높낮이가 달라진다.
③ 표준편차에 따라 곡선의 위치가 달라진다.
④ 표준편차가 작으면 곡선의 모양이 좁고 높아진다.

----

**ANSWER** 16.④

**16** 정규분포란 아래 [그림1]의 그래프처럼 중간값과 평균값의 분포가 가장 높고 양 극단의 최댓값과 최솟값이 매우 적다는 것을 의미한다. 표준편차가 클수록 [그림2]처럼 곡선이 완만해지며 표준편차가 작으면 [그림3]처럼 곡선의 모양이 좁고 높아진다. 평균에 따라 곡선의 위치가 달라지며 표준편차에 따라 곡선의 높낮이가 달라진다.

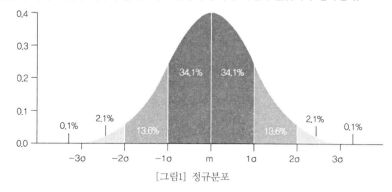

[그림1] 정규분포

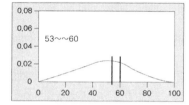

[그림2] 평균이 53, 표준편차가 15일 경우

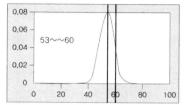

[그림3] 평균이 53, 표준편차가 5일 경우

**17** 식중독에 대한 설명으로 가장 옳지 않은 것은?

① 세균성 식중독은 크게 감염형과 독소형으로 분류된다.

② 대부분의 세균성 식중독은 2차 감염이 거의 없다.

③ 노로바이러스는 온도, 습도, 영양성분 등이 적정하면 음식물에서 자체 증식이 가능하다.

④ 살모넬라, 장염비브리오는 감염형 식중독 원인균에 해당한다.


**18** 알마아타 선언에서 제시한 일차보건의료(primary health care)의 필수적인 사업 내용에 해당하는 것은?

① 전문 의약품의 공급                    ② 직업병 예방을 위한 산업보건
③ 안전한 식수공급과 기본적 위생          ④ 희귀질병과 외상의 적절한 치료

**17** ③ 노로바이러스는 주로 물을 통해 전염되며 자체 증식은 불가능하다. 식중독이란 식품의 섭취로 인하여 인체에 유해한 미생물 또는 유독물질에 의하여 발생하였거나 발생한 것으로 판단되는 감염성 또는 독소형 질환(「식품위생법」 제2조 제14호)이다. 식중독은 크게 미생물(세균성, 바이러스성)과 화학물질(자연독, 인공화합물)로 나눌수 있다.

① 세균성 식중독은 크게 독소형과 감염형으로 구분할 수 있다.

② 세균성 식중독 중 감염형에 해당되는 노로바이러스의 경우 2차 감염이 흔하게 일어나기 때문에 집단적인 발병 양상을 보인다.

④ 세균성 식중독 중 감염형에는 살모넬라, 장염비브리오균, 병원성 대장균 등이 있다.

**18** 알마아타 선언 중 제7조 일차보건의료(primary health care)

㉠ 국가 및 그 공동체의 경제적 조건 및 사회 문화적, 정치적 특성으로부터 발전하고 사회, 의료 서비스 연구와 공공 보건 경험의 관련 결과의 적용에 기초한다.

㉡ 그에 따라 촉진, 예방, 치료 및 재활 서비스를 제공하여 커뮤니티의 주요 건강 문제를 해결한다.

㉢ 최소한 일반적인 건강 문제와 그것들을 예방하고 통제하는 방법에 관한 교육, 식품 공급의 촉진과 적절한 영양 섭취, 안전한 물과 기본 위생의 적절한 공급, 가족계획을 포함한 산모와 아동 건강관리, 주요 감염 예방, 일반 질병 및 부상의 적절한 치료, 필수 약물을 제공한다.

㉣ 보건 부문 외에도, 국가 및 지역사회 개발의 모든 관련 부문과 양상, 특히 농업, 동물 사육, 식품, 산업, 교육, 주택, 공공 사업, 통신 및 기타 부문이 포함되며, 이러한 모든 부문의 조정된 노력을 요구한다.

㉤ 일차보건의료의 계획, 조직, 운영 및 관리에 최대한의 지역사회와 개인의 자립성을 요구 및 촉진하고, 지역, 국가 및 기타 가용 자원을 최대한 활용하고, 이를 위해 적절한 교육을 통해 지역사회에 참여할 수 있는 능력을 개발한다.

㉥ 기능적으로 통합되고, 상호 보완적인 의료 시스템(전달 체계)을 통해 지속되어야 하며, 이는 모두를 위한 종합적인 의료 서비스의 점진적인 개선을 이끌어 내고, 가장 도움이 필요한 사람들에게 우선순위를 주어야 한다.

㉦ 지역 및 의뢰 수준에서 의사, 간호사, 조산사, 보조원 및 지역사회 종사자를 포함한 보건 종사자와 필요한 경우 전통의료 시술자를 포함하여 사회 및 기술적으로 의료 팀으로서 일하기 위해 적절히 훈련된 종사자에 의존한다.

**19** 「환경정책기본법 시행규칙」에 의한 대기환경 기준에서 1시간 및 8시간 평균치만 설정되어 있는 대기오염물질은?

① 오존, 아황산가스

② 오존, 일산화탄소

③ 일산화탄소, 아황산가스

④ 아황산가스, 초미세먼지(PM-2.5)

**20** 인위적으로 항체를 주사하여 얻는 면역은?

① 자연능동면역

② 자연수동면역

③ 인공능동면역

④ 인공수동면역

**ANSWER** 19.② 20.④

**19** 환경기준〈환경정책기본법 시행령 별표 1〉

| 항목 | 기준 |
|---|---|
| 아황산가스(SO2) | • 연간 평균치 0.02ppm 이하<br>• 24시간 평균치 0.05ppm 이하<br>• 1시간 평균치 0.15ppm 이하 |
| 일산화탄소(CO) | • 8시간 평균치 9ppm 이하<br>• 1시간 평균치 25ppm 이하 |
| 이산화질소(NO2) | • 연간 평균치 0.03ppm 이하<br>• 24시간 평균치 0.06ppm 이하<br>• 1시간 평균치 0.10ppm 이하 |
| 미세먼지(PM-10) | • 연간 평균치 50μg/m³ 이하<br>• 24시간 평균치 100μg/m³ 이하 |
| 초미세먼지(PM-2.5) | • 연간 평균치 15μg/m³ 이하<br>• 24시간 평균치 35μg/m³ 이하 |
| 오존(O3) | • 8시간 평균치 0.06ppm 이하<br>• 1시간 평균치 0.1ppm 이하 |
| 납(Pb) | 연간 평균치 0.5μg/m³ 이하 |
| 벤젠 | 연간 평균치 5μg/m³ 이하 |

**20** 능동면역 … 항원에 적극적으로 반응하여 특이 항체를 생성하는 것이며, 자연 능동면역은 질병을 앓고 난 후 획득하는 것을 말한다(수두, 홍역, 볼거리). 인공 능동면역은 예방접종을 통해 질병을 피할 수 있게 된 것을 말한다(소아마비, 홍역, 풍진, 장티푸스, 콜레라, 결핵 등). 수동면역이란 다른 사람이나 동물에 의해 만들어진 항체를 체내에 주입하는 것을 말하며, 자연 수동면역은 태아가 모체로부터 받는 면역을 말한다. 인공 수동면역이란 다른 사람이나 동물에 의해 만들어진 항체를 주입하는 것(광견병, 파상풍, 독사에 물린 경우 인체 감마 글로불린 주사를 맞는 것)이 해당된다.

**1** 공중보건학의 발전사 중 시기적으로 가장 늦은 것은?

① L. Pasteur의 광견병 백신 개발

② John Snow의 「콜레라에 관한 역학조사 보고서」

③ R. Koch의 결핵균 발견

④ Bismark에 의해 세계 최초의 근로자 질병보호법 제정

---

**ANSWER** 1.①

**1** ① L. Pasteur 광견병 백신 개발 : 1885년

② John Snow의 콜레라에 관한 역학조사 보고서 : 1848년

③ 로버트 코흐(R. Koch)의 결핵균 발견 : 1882년

④ 비스마르크에 의해 세계 최초로 질병보호법 제정 : 1883년

**2** 1978년 카자흐스탄에서 열린 일차보건의료에 대한 국제회의에서 채택된 「알마아타 선언(Declaration of Alma – Ata)」에서 정의한 일차보건의료(Primary health care)에 대한 설명으로 가장 옳지 않은 것은?

① 국가와 지역사회의 경제적, 사회문화적, 정치적 특성을 반영한다.

② 지역사회 건강문제, 건강증진, 질병 예방, 치료, 재활 서비스를 다룬다.

③ 농업, 축산, 식품, 산업, 교육, 주택, 공공사업 등 지역 및 국가개발과 관련된 다양한 분야가 고려된다.

④ 지역사회의 필요에 대응하고자 전문의를 중심으로 한 수준 높은 의료서비스 제공을 강조한다.

**ANSWER** 2.④

**2** 일차보건의료의 실현을 위해 주민의 자주적인 참여가 필수이며, 행정기관과 지역주민, 보건의료 종사자가 모두 노력해야 한다.

※ **알마아타 선언** … 1978년, 카자흐스탄의 알마아타에서 세계보건기구 후원으로 열린 국제의료회의에서 '일차보건의료'라는 단어가 시작되었고, 세계보건기구는 이 알마아타 선언 이후 '일차보건의료'를 보건의료정책의 주요 전략으로 채택하였다. 그 내용은 아래와 같다.

   ㉠ 국가 및 그 공동체의 경제적 조건 및 사회문화적, 정치적 특성으로부터 발전하고 사회, 의료 서비스 연구와 공공보건 경험의 관련 결과의 적용에 기초한다.

   ㉡ 그에 따라 촉진, 예방, 치료 및 재활 서비스를 제공하여 지역사회의 주요 건강 문제를 해결한다.

   ㉢ 최소한 일반적인 건강 문제와 그것들을 예방하고 통제하는 방법에 관한 교육, 식품 공급의 촉진과 적절한 영양섭취, 안전한 물과 기본 위생의 공급, 가족계획을 포함한 산모와 아동 건강관리, 주요 감염 예방, 일반 질병 및 부상의 적절한 치료, 필수 약물을 제공한다.

   ㉣ 국가 및 지역사회 개발의 관련 부문과 양상, 특히 농업, 동물 사육, 식품, 산업, 교육, 주택, 공공사업, 통신이 포함되며, 이러한 모든 부문의 조정된 노력을 요구한다.

   ㉤ 일차보건의료의 계획, 조직, 운영 및 관리에 최대의 지역사회와 개인의 자립성을 요구 및 촉진하고 지역, 국가 및 기타 가용자원을 적극 활용하고 이를 위해 적절한 교육을 통해 지역사회에 참여할 수 있는 능력을 개발한다.

   ㉥ 기능적으로 통합되고 상호보완적인 의뢰 시스템을 통해 지속되어야 하며, 이는 모두를 위한 종합적인 의료 서비스의 개선을 이끌어내고 가장 도움이 필요한 사람들에게 우선순위를 주어야 한다.

   ㉦ 지역 및 의료 수준에서 의사, 간호사, 조산사, 보조원 및 지역사회 종사자를 포함한 보건 종사자와 필요한 경우 전통의료 시술자를 포함하여 사회 및 기술적으로 의료 팀으로서 일하기 위해 적절한 훈련된 종사자에 의존한다.

**3** 제5차 국민건강증진종합계획(Health Plan 2030, 2021~2030)에서 제시한 기본원칙에 해당하지 않는 것은?

① 건강친화적인 환경 구축

② 전문가와 공무원 주도의 건강 책무성 제고

③ 보편적인 건강수준 향상과 건강 형평성 제고

④ 국가와 지역사회의 모든 정책 수립에 건강을 우선적으로 반영


**4** 단면조사 연구(Cross - Sectional Study)의 장점에 대한 설명으로 가장 옳은 것은?

① 희귀한 질병의 연구에 적합하다.

② 연구시행이 쉽고 비용이 적게 든다.

③ 질병 발생 원인과 결과 해석의 선후관계가 분명하다.

④ 연구대상자의 수가 적어도 적용할 수 있는 방법이다.

---

**ANSWER** 3.② 4.②

**3**  전문가, 공무원뿐만 아니라 일반 국민의 건강정책 의견을 수렴하고 주도적 역할을 부여한다.
　※ 제5차 국민건강증진종합계획의 기본원칙
　　㉠ 국가와 지역사회의 모든 정책 수립에 건강을 우선으로 반영한다.
　　㉡ 보편적인 건강수준의 향상과 건강형평성 제고를 함께 추진한다.
　　㉢ 모든 생애과정과 생활터에 적용한다.
　　㉣ 건강 친화적인 환경을 구축한다.
　　㉤ 누구나 참여하여 함께 만들고 누릴 수 있도록 한다.
　　㉥ 관련된 모든 부문이 연계하고 협력한다.

**4**  ② 단면조사 연구는 인구집단을 특정한 시점이나 기간 내에 질병을 조사하고 질병과 인구집단의 관련성을 연구하는 방법으로, 한 번에 대상집단의 질병양상과 이에 관련된 속성을 동시에 파악할 수 있어 경제적이다.
　① 희귀질환의 연구에 적합한 것은 후향적 조사(환자 - 대조군 조사)이다.
　③ 전향적 조사
　④ 후향적 조사
　※ 전향적 조사와 후향적 조사의 장·단점

| 구분 | 전향적 조사 | 후향적 조사 |
|---|---|---|
| 장점 | • 객관성을 유지할 수 있다<br>• 여러 결과를 동시에 관찰할 수 있다<br>• 상대위험도와 귀속위험도를 산출할 수 있다.<br>• 시간적 선후관계를 알 수 있다. | • 시간이 절약된다.<br>• 비용이 절약된다.<br>• 희소질환에 적합하다.<br>• 단시간 내 결론에 도달할 수 있다.<br>• 대상자 수가 적다. |
| 단점 | • 많은 대상자가 필요하다.<br>• 많은 시간이 필요하다.<br>• 비용이 많이 든다. | • 기억·기록에 편견이 개재될 수 있다.<br>• 정보수집이 불확실하다.<br>• 대조군 선정이 어렵다.<br>• 위험도 산출이 불가능하다. |

**5** 기여위험도에 대한 설명으로 가장 옳지 않은 것은?

① 코호트 연구(Cohort Study)와 환자 – 대조군 연구(Case – Control Study)에서 측정 가능하다.

② 귀속위험도라고도 한다.

③ 위험요인에 노출된 집단에서의 질병발생률에서 비노출된 집단에서의 질병발생률을 뺀 것이다.

④ 위험요인이 제거되면 질병이 얼마나 감소될 수 있는지를 예측할 수 있다.

**6** 코로나19 확진자를 발견하기 위해 1,000명을 대상으로 선별검사를 실시한 후, 〈보기〉와 같은 결과를 얻었다. 선별검사의 민감도[%]는?

〈보기〉

| 검사결과 | 코로나19 발생 여부 | | 계 |
|---|---|---|---|
| | 발생(+) | 미발생(−) | |
| 양성(+) | 91 | 50 | 141 |
| 음성(−) | 9 | 850 | 859 |
| 계 | 100 | 900 | 1,000 |

① 64.5

② 91.0

③ 94.4

④ 98.9

**5** ① 상대위험도에 대한 설명이다. 상대위험도(비교위험도)는 질병 발생의 위험요인을 갖고 있거나, 폭로군에서의 질병 발생률을 폭로되지 않은 군에서의 질병 발생률로 나눈 것이다.
②③④ 기여위험도(귀속위험도)는 어떤 위험한 요인에 의해 초래되는 결과의 위험도를 측정하는 방법으로 예방대책을 세우는 데 이용된다.

**6** 민감도는 코로나19 발생(+) 환자가 양성 판정을 받을 확률이다.
즉, 91/(91 + 9) = 91/100 = 91.0(%)이다.

**7** 당뇨병과 같은 만성질환 관리사업의 약품 수급에 대한 계획 시 가장 유용한 지표는?

① 유병률(prevalence rate)

② 발생률(incidence rate)

③ 발병률(attack rate)

④ 치명률(case fatality rate)

**8** 매개물에 의한 기생충 분류와 그 예시를 잘못 짝지은 것은?

① 토양매개성 기생충 - 회충, 편충, 십이지장충

② 어패류매개성 기생충 - 간흡충, 폐흡충, 요꼬가와흡충

③ 모기매개성 기생충 - 말라리아원충

④ 물·채소매개성 기생충 - 유구조충, 선모충

---

**ANSWER** 7.① 8.④

**7** 당뇨병과 같은 만성질환은 질병을 가지고 있는 비율을 측정하는 유병률을 지표로 활용할 수 있다.

※ 측정지표

　　㉠ **유병률** : 한 시점에서 한 개인이 질병에 걸려 있을 확률의 추정치를 제공하는 것으로, 어떤 특정한 시간에 전체 인구 중에서 질병을 가지고 있는 비율(구성비)이다.

　　　유병률 = 어느 시점(기간)에 있어서의 환자 수/인구 × 1000

　　㉡ **발생률** : 특정한 기간 동안에 일정한 인구집단 중에서 새롭게 질병 또는 사건이 발생하는 비율이다.

　　㉢ **발병률** : 어떤 집단이 한정된 기간에 한해서만 어떤 질병에 걸릴 위험에 놓여 있을 때 기간 중 주어진 집단 내에 새로 발병한 총수의 비율이다.

　　㉣ **치명률** : 질병의 심각한 정도를 나타내는 수치로 특정질병에 이환된 자 중 사망한 자를 비율로 나타낸다.

**8** 유구조충과 선모충은 육류 매개 기생충에 해당한다.

※ 육류 매개 기생충

　　㉠ **무구조충** : 쇠고기 생식으로 감염되고 식욕부진, 허기증, 소화불량, 구토 등의 증상을 보인다.

　　㉡ **유구조충** : 돼지고기 생식으로 감염되고 식욕부진, 소화불량, 경빈혈, 설사 등의 증상을 보인다.

　　㉢ **선모충** : 근육에 기생하여 열이 나게 한다. 돼지고기의 생식으로 감염되고 발열, 설사, 근육통, 폐렴 등의 증상을 보인다.

**9** 법정감염병 중 제3급감염병으로 분류되어 있는 브루셀라증에 대한 설명으로 가장 옳지 않은 것은?

① 주요 병원소는 소, 돼지, 개, 염소 등 가축이다.

② '파상열'이라고도 하며, 인수공통감염병이다.

③ 야외에서 풀밭에 눕는 일을 삼가고 2 ~ 3년마다 백신 접종을 하는 것이 좋다.

④ 감염경로는 주로 오염된 음식이며, 브루셀라균으로 오염된 먼지에 의해서도 감염이 가능하다.

---

**ANSWER** 9.③

**9** 신증후군출혈열(유행성출혈열)에 대한 설명이다.

※ 브루셀라증 … 농민, 도살장 근로자, 식용육 취급자에게 많이 발생하는 법정 제3급감염병이다.

  ㉠ 병원소 : 소, 양, 염소, 말, 돼지 등이다.

  ㉡ 증상 : 발열, 두통, 쇠약, 심한 땀, 오한, 관절통 등이다.

  ㉢ 잠복기 : 5 ~ 21일이다.

  ㉣ 전파방식 : 감염동물의 조직, 혈액, 소변, 유산 폐기물, 우유 등을 접촉하거나 섭취할 때 감염된다.

  ㉤ 치명률 : 2%이다.

  ㉥ 예방법 : 농민, 도살장 근로자, 식육 판매자에게 보건교육을 실시한다. 감염된 가축을 찾아서 폐기하고 식육검사, 우유소독을 철저히 한다.

**10** 「감염병의 예방 및 관리에 관한 법률」상 감염병의 신고규정에 대한 설명으로 가장 옳지 않은 것은?

① 제2급감염병 및 제3급감염병의 경우에는 24시간 이내에 신고하여야 한다.

② 감염병 발생 보고를 받은 의료기관의 장은 보건복지부장관 또는 관할 보건소장에게 신고하여야 한다.

③ 감염병 발생 보고를 받은 소속 부대장은 관할 보건소장에게 신고하여야 한다.

④ 의료기관에 소속되지 아니한 의사는 감염병 발생 사실을 관할 보건소장에게 신고하여야 한다.

---

**ANSWER** 10.②

**10** ①② 보고를 받은 의료기관의 장 및 제16조의2에 따른 감염병병원체 확인기관의 장은 제1급감염병의 경우에는 즉시, 제2급감염병 및 제3급감염병의 경우에는 24시간 이내에, 제4급감염병의 경우에는 7일 이내에 질병관리청장 또는 관할 보건소장에게 신고하여야 한다〈감염병의 예방 및 관리에 관한 법률 제11조(의사 등의 신고) 제3항〉

③ 「감염병의 예방 및 관리에 관한 법률」 제11조(의사 등의 신고) 제4항

④ 「감염병의 예방 및 관리에 관한 법률」 제11조(의사 등의 신고) 제1항

  ⊙ 감염병 환자 등을 진단하거나 그 사체를 검안한 경우

  ⓒ 예방접종 후 이상반응자를 진단하거나 그 사체를 검안한 경우

  ⓒ 감염병 환자등이 제1급감염병부터 제3급감염병까지에 해당하는 감염병으로 사망한 경우

  ② 감염병 환자로 의심되는 사람이 감염병병원체 검사를 거부하는 경우

**11** 대기오염 사건 중 병인에 아황산가스가 포함되지 않은 것은?

① Meuse Valley(벨기에), 1930년 12월

② Donora(미국), 1948년 10월

③ Poza Rica(멕시코), 1950년 11월

④ London(영국), 1952년 12월

**12** 〈보기〉에서 설명하는 수질오염의 지표는?

─────── 〈보기〉 ───────

수중의 유기물질이 호기성 상태에서 미생물에 의해 분해되어 안정화되는 데 소비되는 산소량으로, 유기물질 함량을 간접적으로 측정하여 하수의 오염도를 확인할 때 사용하는 지표이다.

① 수소이온 농도(pH)

② 용존산소량(Dissolved Oxygen, DO)

③ 화학적 산소요구량(Chemical Oxygen Demand, COD)

④ 생물화학적 산소요구량(Biochemical Oxygen Demand, BOD)

----

**ANSWER** 11.③ 12.④

**11** ③ 포자리카(Poza Rica) 사건 : 1950년 11월에 멕시코 공업지대에서 일어난 대기오염 사건으로 황화수소가 대량으로 누출되어 발생 하였다.

① 뮤즈계곡(Meuse Valley) 사건 : 1930년 12월 벨기에의 공업지대인 뮤즈계곡에서 일어난 사건으로 아황산가스, 황산, 미세입자 등이 원인이다.

② 도노라(Donora) 사건 : 1948년 10월 미국 펜실베니아주 도노라 지방에서 일어난 사건으로 아황산가스, 황산염 등이 원인이다.

④ 런던(London) 스모그 사건 : 1952년 12월 영국 런던에서 발생한 대표적인 대기오염 사건으로 아황산가스, 먼지 등이 원인이다.

**12** ④ 생물화학적 산소요구량(BOD) : 물속의 유기물질이 호기성 세균에 의해 분해되어 안정화되는 과정에서 요구되는 산소량으로, 유기물질 함량을 간접적으로 측정하여 하수의 오염도를 확인할 때 사용한다.

① 수소이온 농도(pH;수소이온 지수) : 물속에 존재하는 수소이온 농도의 많고 적음을 나타내는 지수이다.

② 용존산소량(DO) : 물속에 녹아있는 산소량을 mg/L(ppm)로 나타낸 것이다.

③ 화학적 산소요구량(COD) : 수중에 함유되어 있는 유기물질을 강력한 산화제로 화학적으로 산화시킬 때 소모되는 산화제의 양에 상당하는 산소량이다.

**13** 기온에 대한 설명으로 가장 옳지 않은 것은?

① 일반적으로 기온이란 지상 1.5m 높이에서의 대기의 건구온도를 말한다.

② 인간이 의복에 의하여 체온을 조절할 수 있는 외기온도의 범위는 대략 10 ~ 26℃이다.

③ 성층권에서는 고도가 높을수록 온도가 하락한다.

④ 연교차는 저위도보다는 고위도에서 크다.

**14** 산업장의 작업환경관리 중 격리에 해당하는 것은?

① 개인용 위생보호구를 착용한다.

② 위험한 시설을 안정한 시설로 변경한다.

③ 유해 물질을 독성이 적은 안전한 물질로 교체한다.

④ 분진이 많을 때 국소배기장치를 통해 배출한다.

**15** 다이옥신에 대한 설명으로 가장 옳지 않은 것은?

① 다이옥신은 주로 불소화합물의 연소과정에서 발생된다.

② 소각장이나 화학공장에서 배출된 다이옥신으로 주변의 목초지나 토양이 오염된다.

③ 오염된 목초나 곡물을 소, 돼지, 닭 등의 사료로 이용하면 다이옥신이 가축에 2차적으로 축적된다.

④ 오염된 하천이나 바다의 어류를 먹음으로써 다이옥신이 인체 내에 3차적으로 축적된다.

---

**ANSWER** 13.③ 14.① 15.①

**13** 대류권을 벗어나 성층권으로 가게 되면, 즉 고도가 높을수록 온도는 올라간다.

**14** ②③ 대치에 해당한다.
④ 환기에 해당한다.

**15** 다이옥신은 제초제에 불순물로 포함되어 있거나 PVC와 같은 유기화합물을 소각할 때 불완전 연소에 의해 발생한다.

**16** 한 여성이 가임기간 동안 몇 명의 여아를 낳는지를 나타내는 지표로 사망률까지 고려한 출산력 지표는?

① 합계출산율
② 총재생산율
③ 순재생산율
④ 일반출생률

**17** 〈보기〉에서 설명하는 교육기법은?

─────────────── 〈보기〉 ───────────────

지역사회 노인들의 치매 예방 및 관리를 위해 건강증진 전문가, 신경과 전문의, 정신과 전문의 등 3
명의 전문가가 발표를 한 후, 청중이 공개토론 형식으로 참여하였다.

① 집단토론
② 심포지엄
③ 버즈세션
④ 패널토의

---

**ANSWER** 16.③ 17.②

**16** ① 합계출산율 : 여성 1명이 평생 동안 낳을 수 있는 평균 자녀 수를 말한다.
② 총재생산율 : 여성 1명이 가임기간(15 ~ 49세) 동안 낳을 수 있는 평균 여아 수를 말한다.
④ 일반출산율 : 총 출생아 수를 해당 연도의 가임기 여성 인구(15 ~ 49세)로 나눈 수치다.

**17** 심포지엄 … 특정한 테마를 놓고 2명 또는 그 이상의 사람들이 각자 견해를 발표하는 토론이다.
※ 보건교육방법
ⓘ 패널토의(panel discussion) : 공동으로 문제의 해결을 모색하기 위해 수명의 구성원이 토의에 직접 참여하는 방식이다.
ⓛ 버즈세션(buzz session) : 전체 구성원을 4 ~ 6명의 소그룹으로 나누고 각각의 소그룹이 개별토의를 진행한 뒤 각 그룹의
결론을 패널형식으로 토론하고 최후의 리더가 전체적인 결론을 내리는 토의방법이다.
ⓒ 세미나(seminar) : 교수의 지도하에 학생들이 공동으로 토론하는 방법이다.

**18** 지역사회주민을 대상으로 한 정신보건 예방관리사업에서 3차예방 수준의 사업 내용은?

① 우울증 예방에 대한 홍보 책자 배포

② 우울증 위험군을 대상으로 정기적 선별검사 시행

③ 지역 내 사업장의 직무 스트레스 관리 프로그램 운영 · 지원

④ 정신병원 퇴원 예정자를 대상으로 사회생활 적응 프로그램 운영

**ANSWER** 18.④

**18** 3차예방은 병의 회복기로, 사회로 환원하기 위한 재활치료가 이에 해당된다.

※ 질병의 예방

ⓐ 1차예방 : 건강한 개인을 대상으로 특정 건강 문제가 발생하기 전에 질병을 예방하거나 질병이 발생하더라도 그 정도를 약하게 하는 것을 의미한다(예방접종, 건강증진, 보건교육, 상담, 영양관리 등).

ⓑ 2차예방 : 질병을 조기에 발견하고 이를 치료하여 원래의 건강 상태를 되찾도록 하는 것이다(건강검진, 조기치료, 당뇨환자의 식이요법 등).

ⓒ 3차예방 : 질병의 발견과 치료 후 남는 여러 가지 신체적 장애와 기능을 회복시키고 질병으로 인한 신체적 · 정신적 후유증, 합병증을 최소화하는 것을 말한다(재활치료, 사회생활 복귀, 정신질환자의 사회복귀 훈련 등).

**19** 인두제에 대한 설명으로 가장 옳은 것은?

① 의료진의 과잉진료가 증가한다.

② 진료의 지속성이 증대된다.

③ 신의료기술 및 신약개발 등에 집중한다.

④ 의료진의 재량권이 확대되어 의료의 질적 수준이 높다.

---

**ANSWER** 19.②

**19** ② 인두제에 대한 설명이다.
①③④ 행위별 수가제에 대한 내용이다. 의사의 재량권이 크고 서비스의 질적 수준이 높을 수 있지만, 과잉진료와 의료비 상승을 유도할 수 있다.

※ 보험료 보수지불방식
 ㉠ 행위별 수가제 : 입원한 환자를 대상으로 환자가 병원에 입원해 있는 동안 제공된 각각의 의료서비스의 사용량과 가격에 의해 진료비를 계산 및 지급하는 방식이다.
 ㉡ 포괄수가제 : 환자 종류당 총괄보수단가를 설정하여 보상하는 방식으로, 어떤 질병에 대해 미리 정해진 금액의 치료비 또는 수술비를 내도록 하는 진료비 정액제이다.
 ㉢ 인두제 : 등록된 환자 또는 사람 수에 따라서 일정액을 보상받는 방식이다.
 ㉣ 봉급제 : 일정한 진료비를 지급하는 방식이다.
 ㉤ 총액계약제 : 지불자 측과 진료자 측이 진료보수총액의 계약에 대해 사전에 체결하는 방식이다.

| 보수지불 방식 | 장점 | 단점 |
|---|---|---|
| 행위별 수가제 | • 의사의 재량권이 크다.<br>• 서비스의 양과 질이 최대화된다. | • 행정적으로 복잡하다.<br>• 의료비 상승을 유도한다.<br>• 과잉진료 및 의료서비스가 남용될 수 있다.<br>• 의료인과 보험자 간의 마찰이 생긴다. |
| 포괄수가제 | • 경제적인 진료가 가능하다.<br>• 의료기관의 생산성이 증대된다.<br>• 행정적으로 간편하다. | • 서비스가 최소화 · 규격화된다.<br>• 행정적인 간섭요인이 증대된다. |
| 인두제 | • 진료의 계속성이 보장된다.<br>• 비용이 저렴하다.<br>• 행정업무절차가 간편해진다.<br>• 질병예방에 관심이 증대된다. | • 환자의 선택권이 제한된다.<br>• 서비스량이 최소화된다.<br>• 환자후송 의뢰가 증가한다. |
| 봉급제 | • 의사의 수입이 안정되고 직장이 보장된다.<br>• 불필요한 경쟁심이 억제된다. | • 진료가 형식화 · 관료화된다. |
| 총괄계약제 | • 총의료비를 억제할 수 있다.<br>• 의료인 단체에 의한 과잉진료의 자율적 억제가 가능하다. | • 첨단 의료서비스의 도입동기가 상실된다.<br>• 진료비 계약을 둘러싼 교섭에 어려움이 있다. |

**20** 「국민건강보험법」상 요양급여비용의 산정에서 요양급여비용을 계약하는 사람을 옳게 짝지은 것은?

① 보건복지부장관과 시 · 도지사

② 대통령과 의약계를 대표하는 사람들

③ 보건복지부장관과 국민건강보험공단의 이사장

④ 국민건강보험공단의 이사장과 의약계를 대표하는 사람들

**ANSWER** 20.④

**20** 요양급여비용은 공단의 이사장과 의약계를 대표하는 사람들의 계약으로 정한다.

※ 요양급여비용의 산정〈국민건강보험법 제45조〉

ㄱ 요양급여비용은 공단의 이사장과 대통령령으로 정하는 의약계를 대표하는 사람들의 계약으로 정한다. 이 경우 계약기간은 1년으로 한다.

ㄴ ㄱ에 따라 계약이 체결되면 그 계약은 공단과 각 요양기관 사이에 체결된 것으로 본다.

ㄷ ㄱ에 따른 계약은 그 직전 계약기간 만료일이 속하는 연도의 5월 31일까지 체결하여야 하며, 그 기한까지 계약이 체결되지 아니하는 경우 보건복지부장관이 그 직전 계약기간 만료일이 속하는 연도의 6월 30일까지 심의위원회의 의결을 거쳐 요양급여비용을 정한다. 이 경우 보건복지부장관이 정하는 요양급여비용은 ㄱ 및 ㄴ에 따라 계약으로 정한 요양급여비용으로 본다.

ㄹ ㄱ 또는 ㄷ에 따라 요양급여비용이 정해지면 보건복지부장관은 그 요양급여비용의 명세를 지체 없이 고시하여야 한다.

ㅁ 공단의 이사장은 제33조에 따른 재정운영위원회의 심의 · 의결을 거쳐 ㄱ에 따른 계약을 체결하여야 한다.

ㅂ 심사평가원은 공단의 이사장이 ㄱ따른 계약을 체결하기 위하여 필요한 자료를 요청하면 그 요청에 성실히 따라야 한다.

ㅅ ㄱ에 따른 계약의 내용과 그 밖에 필요한 사항은 대통령령으로 정한다.

**1** 국민의 70%가 코로나19 예방접종으로 집단면역이 형성된다면 나머지 30%는 접종하지 않아도 코로나19 감염으로부터 안전할 수 있다는 보건의료서비스의 특성으로 옳은 것은?

① 정보의 비대칭성

② 수요의 불확실성

③ 치료의 불확실성

④ 외부효과성

**2** 인구집단의 건강을 결정하는 요인 중 사회적 결정요인에 해당하지 않는 것은?

① 노동과 고용조건

② 불건강한 생활습관

③ 소득불평등

④ 성과 인종차별

**ANSWER** 1.④ 2.②

**1** ④ **외부효과성**: 한 사람의 행위로 인해 타인에게 일방적인 이익 혹은 불이익을 제공하는 경우이다.

① **정보의 비대칭성**: 질병의 원인이나 치료방법 등에 관한 지식과 정보는 전문적인 내용이므로 의료인력을 제외하면 일반 소비자는 대부분 알지 못한다.

② **수요의 불확실성**: 의료에 관한 수요는 질병이 발생해야 알 수 있으므로 수요를 예측하기 어렵다.

③ **치료의 불확실성**: 질병이 다양하여 정확한 결과를 측정하기에는 어려움이 있다.

**2** 개인소득과 같은 경제적인 부분과 주거, 이동수단, 작업장, 교육 수준, 문화, 식이, 복지서비스, 성(Gender) 등이 WHO가 2008년에 발표한 사회적 건강결정요인에 해당된다.

**3** 질병의 발생단계에 따른 예방 수준을 1, 2, 3차로 구분할 때, 코로나19와 같은 호흡기계 감염병에 대한 2차 예방활동에 해당하는 것은?

① 예방접종
② 올바른 손씻기와 마스크 착용
③ 접촉자 추적을 통한 질병의 조기검진
④ 방역수칙 준수 등에 대한 홍보 및 보건교육

**4** 「감염병의 예방 및 관리에 관한 법률」상 제1급 법정감염병에 해당하는 것은?

① 인플루엔자
② 유행성이하선염
③ 신종감염병증후군
④ 비브리오패혈증

....................................................................................................................................................................

**ANSWER** 3.③  4.③

**3** ①②④ 1차 예방활동
※ 질병 발생단계에 따른 예방 수준
  ㉠ 1차 예방활동 : 질병의 원인 제거
  ㉡ 2차 예방활동 : 질병 조기검진 및 조기치료 시행
  ㉢ 3차 예방활동 : 재활을 통한 정상기능

**4** ① 제4급 감염병
② 제2급 감염병
④ 제3급 감염병
※ 제1급감염병 … 생물테러감염병 또는 치명률이 높거나 집단 발생의 우려가 커서 발생 또는 유행 즉시 신고하여야 하고, 음압 격리와 같은 높은 수준의 격리가 필요한 감염병으로서, 에볼라바이러스병, 마버그열, 라싸열, 크리미안콩고출혈열, 남아메리카출혈열, 리프트밸리열, 두창, 페스트, 탄저, 보툴리눔독소증, 야토병, 신종감염병증후군, 중증급성호흡기증후군(SARS), 중동호흡기증후군(MERS), 동물인플루엔자 인체감염증, 신종인플루엔자, 디프테리아를 말한다.

**5** 지역사회보건사업평가 중 특정 보건사업을 수행하기 위해 투입된 인력, 조직, 시설, 장비, 재정 등이 적합한지를 판단하는 것은?

① 과정평가                          ② 구조평가
③ 결과평가                          ④ 영향평가


**6** 자연독에 의한 식중독의 원인식품과 독소의 연결이 옳지 않은 것은?

① 바지락 — venerupin

② 감자 — solanine

③ 홍합 — tetrodotoxin

④ 버섯 — muscarine


**7** 정신보건사업의 목적으로 옳지 않은 것은?

① 정신질환자의 격리

② 건전한 정신기능의 유지증진

③ 정신장애의 예방

④ 치료자의 사회복귀


**ANSWER** 5.② 6.③ 7.①

**5** 도나베디안의 사업 과정 평가유형

| 구분 | 내용 |
|---|---|
| 구조평가 | • 시작 시기에 시행<br>• 인력, 시설, 장비, 재정 등의 적절성 판단 |
| 과정평가 | • 중간 시기에 시행<br>• 지역사회 자원 활용 및 사업진행 현황<br>• 업무 수행 능력 판단 |
| 결과평가 | • 종료 시기에 시행<br>• 목표 달성 정도 및 효과성<br>• 장기적인 효과 및 지역사회 환경의 변화 |

**6** 홍합, 섭조개, 대합조개는 Saxitoxin에 의해 식중독이 발생하며 특히 5 ~ 9월에 독성이 강해진다.

**7** 정신보건사업의 목적은 정신질환의 예방활동 및 조기발견·조기치료, 정신질환 치료의 사회복귀를 돕는 것이다.

**8** 감염병의 간접전파 매개체로 옳지 않은 것은?

① 개달물                   ② 식품

③ 비말                    ④ 공기

**9** 일정한 지역 내 인구의 연령과 성별 구성을 나타내는 인구피라미드에 대한 설명으로 옳지 않은 것은?

① 남자의 인구수는 왼쪽에, 여자의 인구수는 오른쪽에 표시한다.

② 종형은 출생률과 사망률이 모두 낮은 인구정지형이다.

③ 항아리형은 19세 이하 인구가 65세 이상 인구의 2배 이하인 인구구조이다.

④ 호로형은 생산연령 인구가 많이 유출되는 농촌형이다.

---

**ANSWER** 8.③ 9.③

**8** ①②④ 매개를 통해 전파되는 간접전파 매개체에 해당된다.

    ※ 비말전파 … 병원체가 매개체에 의한 중간 역할 없이 전파되는 직접전파에 해당한다. 기침이나 재채기, 대화 등으로 생성되며 대개 반경 90cm 이내의 전파거리를 갖는다.

**9** 항아리형은 0 ~ 14세 인구가 50세 이상 인구의 2배 이하인 소산소사형 인구구조이다.

    ※ 인구 피라미드

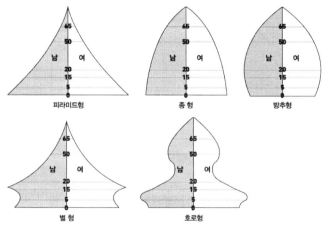

    ㉠ 남자는 왼쪽, 여자는 오른쪽에 표시한다.

    ㉡ 피라미드형 : 0 ~ 14세 인구가 50세 이상 인구의 2배를 초과하고 출생률보다 사망률이 낮은 다산다사형이다.

    ㉢ 종형 : 0 ~ 14세 인구가 50세 이상 인구의 2배이며 출생률과 사망률 둘 다 낮은 이상적인 인구형이다.

    ㉣ 항아리형 : 0 ~ 14세 인구가 50세 이상 인구의 2배 이하이며 출생률이 사망률보다 더 낮은 소산소사형이다. 주로 선진국에서 볼 수 있다.

    ㉤ 별형 : 15 ~ 49세 인구가 50%를 초과하며 생산연령 인구가 많이 유입되는 도시형이다.

    ㉥ 호로형 : 15 ~ 19세 인구가 전 인구의 절반 미만으로 생산연령 인구가 많이 유출되는 농촌형이다.

**10** 건강행동을 예측하기 위한 건강신념모형(Health Belief Model)에 대한 내용으로 옳지 않은 것은?

① 조절요인에는 연령, 성별, 성격, 지식과 같은 집단 또는 개인의 특성이 해당된다.

② 인지된 장애(perceived barriers)란 특정 질병에 걸릴 위험이 있다고 지각하는 것이다.

③ 인지된 민감성(perceived susceptibility)은 개인의 경험에 영향을 받을 수 있다.

④ 인지된 이익(perceived benefit)이란 금연할 경우 가족이 좋아하는 모습을 떠올리는 것이다.


**11** 역학이 추구하는 목적으로 옳지 않은 것은?

① 질병발생의 원인 규명

② 효과적인 질병치료제 개발

③ 질병예방 프로그램 계획

④ 보건사업의 영향 평가


**ANSWER** 10.② 11.②

**10** 인지된 장애는 특정 건강행위에 대한 부정적 인지정도로 건강행위 방해요소로 작용한다. 특정 질병에 걸릴 위험이 있다고 지각하는 것은 인지된 민감성에 해당한다.

※ 건강신념모형(Health Belief Model)의 구성

| 구분 | 내용 |
|---|---|
| 인지된 민감성 | 어떠한 질병에 걸릴 수 있다는 개인의 지각 |
| 인지된 심각성 | 질병의 심각성에 대한 개인의 지각 |
| 인지된 이익 | 특정 행위로부터 제공되는 혜택 및 유익성에 대한 지각 |
| 인지된 장애 | 특정 건강행위에 대한 부정적 인지 정도 |
| 인지된 위험성 | 질병의 위험성에 대한 인지 정도 |
| 행위 계기 | 인지한 위험성에 영향을 주는 요소로 특정한 행위에 참여할 수 있도록 자극 제공 |
| 자기효능감 | 건강 행위를 수행할 수 있다는 확신 |
| 기타 | 인구학적, 사회심리학적, 구조적 변수가 작용할 수 있다. |

**11** 질병 치료제가 아닌 연구 전략을 개발하는 역할을 수행한다.

※ 역학의 목적 및 역할

ㄱ 질병 발생의 원인 규명

ㄴ 연구 전략 개발

ㄷ 질병 예방 보건사업의 기획 및 평가

ㄹ 질병의 자연사에 대한 연구

ㅁ 건강 수준 및 질병 양상, 임상의학에 대한 기여

**12** 역학 연구방법 중 코호트 연구의 장점으로 옳지 않은 것은?

① 질병발생의 위험도 산출이 용이하다.

② 위험요인의 노출에서부터 질병 진행 전체 과정을 관찰할 수 있다.

③ 위험요인과 질병발생 간의 인과관계 파악이 용이하다.

④ 단기간의 조사로 시간, 노력, 비용이 적게 든다.


**13** 리케차에 의한 인수공통감염병으로 옳은 것은?

① 탄저

② 렙토스피라증

③ 큐열

④ 브루셀라증

---

**ANSWER** 12.④ 13.③

**12** 조사 기간이 길어 시간과 비용이 많이 든다.

※ 코호트 연구 장단점

| 구분 | 내용 |
|------|------|
| 장점 | • 위험도 산출에 용이하다.<br>• 인과관계 파악이 용이하다.<br>• 질병 진행 과정을 관찰할 수 있다.<br>• 신뢰성이 높다. |
| 단점 | • 많은 대상자를 요구한다.<br>• 장기간 조사로 시간과 비용이 많이 든다.<br>• 분류 시 착오와 오류가 발생할 수 있다. |

**13** ③ 리케차는 절지동물이 옮기는 질병이며 박테리아와 크기가 흡사하다. 발진티푸스, 발진열, 큐열, 쯔쯔가무시병, 록키산 홍반열 등이 있다.
① 탄저균에 의해 발생하는 감염질환이다.
② 가축, 야생동물의 소변, 감염된 쥐의 소변 등에 의해 병원성 렙토스피라에 감염되어 발생하는 질환이다.
④ 감염된 가축의 분비물 등에서 브루셀라균에 노출되어 감염되는 질환이다.

**14** 「감염병의 예방 및 관리에 관한 법률」상 명시된 필수예방접종 대상 감염병으로만 짝지어지지 않은 것은?

① 일본뇌염, 폐렴구균, 성홍열

② 인플루엔자, A형간염, 백일해

③ 홍역, 풍진, 결핵

④ 디프테리아, 폴리오, 파상풍

**15** 우리나라 국민건강보험제도의 유형으로 옳은 것은?

① 변이형

② 현금배상형

③ 관리의료형

④ 제3자 지불제형

**14** 필수예방접종〈감염병의 예방 및 관리에 관한 법률 제24조〉 ··· 디프테리아, 폴리오, 백일해, 홍역, 파상풍, 결핵, B형간염, 유행성이하선염, 풍진, 수두, 일본뇌염, b형헤모필루스인플루엔자, 폐렴구균, 인플루엔자, A형간염, 사람유두종바이러스 감염증, 그룹 A형 로타바이러스 감염증, 그 밖에 질병관리청장이 감염병의 예방을 위하여 필요하다고 인정하여 지정하는 감염병장티푸스, 신증후군출혈열

**15** ④ 제3자 지불제형 : 진료비를 부담하지 않거나 일부만 부담하고 의료기관이 나머지 진료비를 보험자에게 청구할 때 보험자가 지불하는 유형이다.

① 변이형 : 보험자가 의료기관을 소유하거나 계약에 의해 포괄적인 의료서비스를 제공하는 것을 말한다. 대표적으로 프랑스의 건강보험제도이다.

② 현금배상형 : 상환제라고도 한다. 병원에 지불하고 이후에 진료비를 상환받는 것을 말한다.

③ 관리의료형 : 민간의료보험제도이다.

※ 국민건강보험 특징
   ㉠ 법률에 의한 강제가입 및 납부의 의무
   ㉡ 능력에 따른 차등 부과 및
   ㉢ 균등한 혜택
   ㉣ 보험료의 분담(직장 가입자의 경우 사용자와 근로자의 반반 부담)
   ㉤ 제3자 지불제형

**16** 캠필로박터 식중독에 대한 설명으로 옳지 않은 것은?

① 피가 섞인 설사를 할 수 있다.

② 원인균은 호기적 조건에서 잘 증식한다.

③ 닭고기에서 주로 발견된다.

④ Guillain-Barre syndrome을 일으킬 수 있다.


**17** 「환경정책기본법 시행령」상 환경기준의 대기 항목으로 옳지 않은 것은?

① 벤젠

② 미세먼지

③ 오존

④ 이산화탄소


**18** 내분비계 교란물질(환경호르몬)과 오염 경로의 연결이 옳지 않은 것은?

① 다이옥신 – 폐건전지

② 프탈레이트 – 플라스틱 가소제

③ DDT – 합성살충제

④ 비스페놀A – 합성수지 원료


**ANSWER** 16.② 17.④ 18.①

**16** 정상보다 낮은 산소분압하에 증식하는 미호기성균이다.
※ 캠필로박터 식중독 … 주로 육류에 의해 감염되며 열에 약해 가열 조리과정에서 쉽게 사멸하지만 손질 시 조리도구에 오염되어 감염된다. 주로 설사증상이 나타나며 길랑-바레 증후군을 유발한다.

**17** 「환경정책기본법 시행령」[별표1]에 의한 대기 환경기준에는 아황산가스($SO_2$), 일산화탄소(CO), 이산화질소($NO_2$), 미세먼지(PM-10), 초미세먼지(PM-2.5), 오존($O_3$), 납(Pb), 벤젠이 있다.

**18** 다이옥신은 쓰레기 소각장에서 최초로 발견되었다. 폐건전지는 수은, 카드뮴, 납이 발생하며, 대부분 수입 건전지에 의한다.

**19** 산업재해를 나타내는 재해지표 중 강도율 4가 의미하는 것은?

① 근로자 1,000명당 4명의 재해자

② 1,000 근로시간당 4명의 재해자

③ 근로자 1,000명당 연 4일의 근로손실

④ 1,000 근로시간당 연 4일의 근로손실

**20** 「산업안전보건법 시행규칙」상 중대재해에 해당하지 않는 것은?

① 사망자가 1명 발생한 재해

② 3개월 이상의 요양이 필요한 부상자가 동시에 2명 발생한 재해

③ 부상자가 동시에 10명 발생한 재해

④ 직업성 질병자가 동시에 5명 발생한 재해

---

**ANSWER** 19.④  20.④

**19** 강도율 $= \dfrac{\text{근로손실일수}}{\text{근로시간}} \times 1,000$, 즉 근로시간당 근로손실일수로 재해에 의한 손상의 정도를 의미한다.

※ 산업재해지표

㉠ 강도율 $= \dfrac{\text{근로손실일수}}{\text{근로시간}} \times 1,000$, 즉 근로시간당 근로손실일수로 재해에 의한 손상의 정도

㉡ 도수율 $= \dfrac{\text{재해발생건수}}{\text{근로시간수}} \times 1,000,000$, 즉 100만 근로시간당 재해발생 건수

㉢ 건수율 $= \dfrac{\text{재해발생건수}}{\text{평균 실근로자수}} \times 1,000$, 즉 산업체 근로자 1,000명당 재해발생 건수

㉣ 평균손실일수 $= \dfrac{\text{근로손실일수}}{\text{재해발생건수}} \times 1,000$, 즉 재해발생 건수당 평균손실일수 규모의 정도

**20** 중대재해의 범위〈산업안전보건법 시행규칙 제3조〉

㉠ 사망자가 1명 이상 발생한 재해

㉡ 3개월 이상의 요양이 필요한 부상자가 동시에 2명 이상 발생한 재해

㉢ 부상자 또는 직업성 질병자가 동시에 10명 이상 발생한 재해

**1** 식품의 화학적 보존법은?

① 냉장법
② 절임법
③ 밀봉법
④ 가열법

---

**1**
② **절임법** : 식품에 소금 등을 첨가하여 보존하는 방법으로 염장법, 당장법, 산첨가법 등이 이에 해당한다.
① **냉장법** : 식품을 0 ~ 10℃ 온도에서 저장하는 방법을 말한다.
③ **밀봉법** : 식품이 변질되지 않도록 100℃ 이상의 온도로 가열하여 살균하고, 탈기한 후 밀봉하는 방법이다.
④ **가열법** : 가열하여 미생물을 사멸시키고, 효소를 불활성화 시키는 방법으로 종류에 따라 63℃에서 30분간 가열하는 저온살균법, 100℃ 이상에서 가열하여 살균하는 고온살균법이 있다.
※ **화학적 보존법의 종류**
   ㉠ **염장법** : 10%의 소금을 뿌려 저장성을 높이는 방법으로, 대부분 육류, 수산물 등 가공 및 조리, 저장 시 사용된다.
   ㉡ **당장법** : 설탕절임법이라고도 하며, 40~50% 농도의 설탕에 저장하여 미생물의 증식을 억제하는 방법이다. 쨈, 가당연유 등에 이용된다.
   ㉢ **산첨가법** : 식초절임법이라고도 하며, pH가 낮은 초산을 이용하여 저장효과를 증대시키는 방법이다. 피클 등에 이용된다.
   ㉣ **방부제** : 합성보존료, 산화방지제를 사용하여 미생물의 증식을 억제하는 방법이다.

**2** 다음에 해당하는 오염물질은?

> • 2차 오염물질로 산화력이 매우 강하다.
> • 대기환경보전법령상 대기오염경보 대상이다.
> • 질소산화물이 자외선과 광화학 반응을 일으키는 과정에서 생성된다.

① 오존
② 스모그
③ 라돈
④ 폼알데하이드


**3** 다음에서 설명하는 조직의 원리는?

> 조직의 공동목적을 달성하기 위하여 행동통일 및 업무수행을 조화롭게 배열하는 집단적 노력

① 조정의 원리
② 계층제의 원리
③ 명령통일의 원리
④ 통솔범위의 원리

**ANSWER** 2.① 3.①

**2** ① **오존** : 1차 오염물질인 질소산화물(NOx), 탄화수소류(HCs) 등이 강한 태양광선과 광화학 반응을 일으켜 생성되는 2차 오염물질이다. 강한 산화력으로 살균이나 악취 제거에 이용된다. 또한 독성이 강해 소량이라도 장시간 흡입 시 중독을 일으킨다.
② **스모그** : 공기 중의 안개에 연기가 녹아있는 상태로, 대기 중 여러 성분과 태양광 사이의 상호작용으로 발생한다. 광화학 스모그는 질소산화물(NOx), 탄화수소(HC), 자외선 또는 가시광선에 의해 생성된다.
③ **라돈** : 자연적으로 존재하는 암석 또는 토양에서 발생하는 토륨, 우라늄의 붕괴로 생성되는 방사성 가스다. 호흡기와 폐포에 심각한 피해를 줄 수 있으며 무색무취의 가스로 인간이 스스로 감지할 수 없다.
④ **폼알데하이드** : 단백질 변성작용을 가지고 있으며, 독성이 강해 소화작용을 저해하고 두통이나 구토, 현기증 등을 유발한다.

**3** ① **조정의 원리** : 중복과 낭비를 배제하고 혼선을 방지하여 공동목적을 원활하게 달성할 수 있도록 구성원 간의 행동통일 및 업무수행을 배정하는 원리를 말한다. 능률적인 업무표준과 집행을 유지하고 사업의 계속성을 보장하며, 조직활동 및 개별활동을 방침과 일치시킨다. 불필요한 긴장이나 노고를 사전에 방지하는 데 목적을 둔다.
② **계층제의 원리** : 상하계층 간 직무상의 지휘, 복종관계가 이루어지도록 하는 원리이다.
③ **명령통일의 원리** : 한 사람의 하위자 오직 한 사람의 상급자에게서만 지시나 명령을 받아야 한다는 원리이다.
④ **통솔범위의 원리** : 한 사람의 상급자가 효과적으로 관리감독할 수 있는 이상적인 하위자의 수를 말하며, 이때 업무의 성질, 부하의 능력, 관리자의 능력 등을 고려해야 한다.

**72** | 공중보건

**4** 다음에서 설명하는 보건의료서비스의 사회경제적 특성은?

> • 일반인들은 의료전문가에 비해 보건의료에 대한 전문지식이 적다.
> • 공급자에 의해 수요가 충출된다.

① 가치재
② 정보의 비대칭성
③ 노동집약적
④ 소비재인 동시에 투자재


**5** 다음에 해당하는 하수처리 방법은?

> 1차 침전지를 거친 폐수를 미생물 막으로 덮인 자갈이나 쇄석, 기타 매개층 등 여재 위에 뿌려서 폐수가 여재 사이를 흘러내리며 미생물과 접촉하면서 오염물질이 분해·처리된다.

① 살수여상법
② 활성오니법
③ 산화지법
④ 임호프조

---

**ANSWER** 4.② 5.①

**4** ② 정보의 비대칭성 : 소비자의 무지라고도 한다. 소비자는 보건의료에 대한 지식이 부족하여 서비스 공급자에게 의존할 수밖에 없는데, 소비자와 공급자 간의 정보가 불균형적으로 분포되어 있을 경우를 말한다.
　① 가치재 : 주택이나 교육처럼 소득 수준과는 상관없이 누구에게나 필요한 재화를 말한다.
　③ 노동집약적 : 재고가 존재하지 않고, 다양한 인력들의 협력이 필요하다. 인적 서비스로 자동화에는 한계가 있다.
　④ 소비재인 동시에 투자재 : 소비자가 의료서비스를 구입하고 진료비를 지불하는데, 금액만큼 다른 재화에 소비하는 지출이 감소하고 저축할 여력이 줄어들게 되므로 의료 서비스에 대한 지출은 소비자의 소비로 분류된다. 단, 건강을 위해 지출한 비용은 미래를 위한 투자의 개념이라고 할 수 있다.

**5** ① 살수여상법 : 1차 처리를 거쳐 2차 처리의 호기성 처리법에 해당한다. 주로 산업폐수처리에 사용되며, 갑작스러운 수량 변화에도 조치가 가능하나 높은 수압을 요구하며 파리가 번식하고 악취가 발생한다.
　② 활성오니법 : 도시의 하수 처리 방법으로, 슬러지 발생량이 비교적 많은 편이다. 오니와 호기성 미생물을 혼합하여 생물학적으로 오니를 정화한다.
　③ 산화지법 : 하수를 연못이나 웅덩이에 저장하여 자정작용에 의해 안정시키는 과정이다. 자연적인 처리로 소요 면적이 넓다. 비용이 적게 들지만 처리 효율도 낮다.
　④ 임호프조 : 독일의 Karl Imhoff에 의하여 고안된 방법으로, 하나의 조를 칸막이로 분리하여 윗층에는 1차 침전지, 2층에는 오니소화실을 배치한다. 주로 공장폐수처리에 사용된다.

**6** 「먹는물 수질기준 및 검사 등에 관한 규칙」상 건강상 유해영향 무기물질에 관한 기준으로 옳은 것은?

① 암모니아성 질소는 1.0mg/L를 넘지 아니할 것

② 납은 0.1mg/L를 넘지 아니할 것

③ 비소는 0.001mg/L를 넘지 아니할 것

④ 질산성 질소는 10mg/L를 넘지 아니할 것

---

**ANSWER** 6.④

**6** 건강상 유해영향 무기물질에 관한 기준〈먹는물 수질기준 및 검사 등에 관한 규칙 별표1〉
- ㉠ 납은 0.01mg/L를 넘지 아니할 것
- ㉡ 불소는 1.5mg/L(샘물·먹는샘물 및 염지하수·먹는염지하수의 경우에는 2.0mg/L)를 넘지 아니할 것
- ㉢ 비소는 0.01mg/L(샘물·염지하수의 경우에는 0.05mg/L)를 넘지 아니할 것
- ㉣ 셀레늄은 0.01mg/L(염지하수의 경우에는 0.05mg/L)를 넘지 아니할 것
- ㉤ 수은은 0.001mg/L를 넘지 아니할 것
- ㉥ 시안은 0.01mg/L를 넘지 아니할 것
- ㉦ 크롬은 0.05mg/L를 넘지 아니할 것
- ㉧ 암모니아성 질소는 0.5mg/L를 넘지 아니할 것
- ㉨ 질산성 질소는 10mg/L를 넘지 아니할 것
- ㉩ 카드뮴은 0.005mg/L를 넘지 아니할 것
- ㉪ 붕소는 1.0mg/L를 넘지 아니할 것(염지하수의 경우에는 적용하지 아니한다)
- ㉫ 브롬산염은 0.01mg/L를 넘지 아니할 것(수돗물, 먹는샘물, 염지하수·먹는염지하수, 먹는해양심층수 및 오존으로 살균 소독 또는 세척 등을 하여 먹는물로 이용하는 지하수만 적용한다)
- ㉬ 스트론튬은 4mg/L를 넘지 아니할 것(먹는염지하수 및 먹는해양심층수의 경우에만 적용한다)
- ㉭ 우라늄은 30μg/L를 넘지 않을 것[수돗물(지하수를 원수로 사용하는 수돗물을 말한다), 샘물, 먹는샘물, 먹는염지하수 및 먹는물공동시설의 물의 경우에만 적용한다)]

**7** 새집증후군의 원인 물질인 휘발성유기화합물(VOCs)이 아닌 것은?

① 일산화탄소(CO)  ② 벤젠(benzene)

③ 톨루엔(toluene)  ④ 스티렌(styrene)

**8** 다음에서 설명하는 용어는?

> • 두 개 이상의 산포도를 비교하고자 할 때 사용한다.
> • 측정치의 크기가 매우 차이가 나거나 단위가 서로 다를 때 유용하다.
> • 표준편차를 산술평균으로 나눈 값이며 백분율로 나타내기도 한다.

① 조화평균  ② 평균편차

③ 분산  ④ 변이계수

....................................................................................................................................................................

**ANSWER** 7.①  8.④

**7** ① 일산화탄소(CO) : 석탄, 휘발유, 디젤유 등 유기물질이 불완전 연소될 때 발생하며 일반 가정이나 산업장, 내연기관을 이용한 차량 등에서 발생한다.

② 벤젠(benzene) : 투명한 무색 액체로, 휘발성이 강하다. 휘발성유기화합물에 해당한다.

③ 톨루엔(toluene) : 특유의 향기가 나는 투명한 무색 액체로 휘발성유기화합물에 해당한다.

④ 스티렌(styrene) : 상온에서 무색 액체로, 특유의 냄새가 나며 끈적거린다. 휘발성유기화합물에 해당한다.

※ 새집증후군(SBS : Sick Building Syndrome)

㉠ 새로 지은 건물의 건축자재, 벽지, 원목, 페인트 등에서 유발하는 유해물질로 인체에 유해한 영향을 미치는 증후군을 말한다.

㉡ 포름알데히드, 클로로포름, 아세톤, 벤젠, 톨루엔 등 휘발성유기화합물이 새집증후군의 원인 물질이다.

**8** ④ 변이계수 : 비교집단 자료들의 평균이 다를 때 사용하는 방법으로 변동계수라고도 한다. 변이계수는 '(표준편차 ÷ 평균) × 100'으로 구하는데, 예를 들어 甲 병원의 평균임금이 200만 원이고 표준편차가 20만 원, 乙 병원의 평균임금이 300만 원이고 표준편차가 23만 원일 때, 두 병원의 변이계수는 甲 병원 = (20만 원 ÷ 200만 원) × 100 =10%, 乙 병원 = (23만 원 ÷ 300만 원) × 100 = 8%이다. 따라서 甲 병원의 임금이 乙 병원의 임금보다 고르지 않음을 알 수 있다.

① 조화평균 : 특정한 자료를 요약하는 데 사용된다. 역수의 산술평균 역수를 말한다. 즉 개별 측정치를 $x_1$, $x_2$, $\cdots x_n$, 전체 사례를 $N$이라고 할 때 조화평균은 $\dfrac{N}{\dfrac{1}{x_1} + \dfrac{1}{x_2} + \cdots + \dfrac{1}{x_n}}$ 로 구할 수 있다.

② 평균편차 : 모든 측정치의 절대치 편차만을 합하여 평균을 낸 것으로 편차는 평균−자료값으로 구할 수 있다.

③ 분산 : 편차를 제곱하여 계산한다. 실제 편차보다 큰 수치가 나오므로 체감 편차가 실제 편차보다 크게 나온다.

**9** 다음에 해당하는 감염병의 위기경보 단계는?

> • 국내 유입된 해외 신종감염병의 제한적 전파
> • 국내 원인불명 · 재출현 감염병의 지역사회 전파

① 관심　　　　　　　　　　　　　　② 주의
③ 경계　　　　　　　　　　　　　　④ 심각


**10** 다음에서 설명하는 역학적 연구방법은?

> • 특정한 시점에서 유병률이나 질병과 요인 간의 연관성을 보는 연구설계이다.
> • 인과관계를 규명하기는 어렵다.
> • (예시) A 연구자는 허리둘레와 당뇨병 간의 연관성을 분석하기 위해 개인별로 허리둘레를 측정하고, 현재 당뇨병이 있는지를 당뇨병 의사진단 여부와 혈액검사를 통해 판정하였다.

① 환자대조군연구　　　　　　　　　② 단면연구
③ 사례연구　　　　　　　　　　　　④ 코호트연구

---

**ANSWER** 9.③　10.②

**9**　③ 경계 : 국내 유입된 해외 신종 감염병의 제한적 전파와 국내 원인불명 · 재출현 감염병의 지역사회 전파 시 대응 체계로 Orange로 나타낸다.
　① 관심 : 해외에서의 신종감염병의 발생 및 유행과 국내 원인불명 · 재출현 감염병의 발생 시 대응 체계로, Blue로 나타낸다.
　② 주의 : 해외에서의 신종감염병의 국내 유입과 국내 원인불명 · 재출현 감염병의 제한적 전파 시 대응 체계로, Yellow로 나타낸다.
　④ 심각 : 국내 유입된 해외 신종감염병의 지역사회 전파 또는 전국적 확산과 국내 원인불명 · 재출현 감염병의 전국적 확산 시 대응 체계로, Red로 나타낸다.

**10**　② 단면연구 : 일정한 인구집단을 대상으로 특정한 시점이나 기간 내에 어떤 질병 또는 상태의 유무를 조사하고 인구 집단이 각각 갖고 있는 각종 속성(연령, 성별, 종교, 사회적 요인 등)과 연구 질병과의 연관성을 규명하는 연구 방법이다. 지역사회건강조사, 국민건강영양조사, 시도별 유병률 등 유병률 산출이 주 목적이다.
　① 환자대조군연구 : 어떤 질병에 이환된 집단을 대상으로 환자군을 선택하고 이환되지 않은 건강한 대조군을 선정하여 가설된 위험요인을 과거에, 또는 위험요인에 노출되었는지를 조사하고 비교함으로써 위험 요인과 질병 발생과의 인과관계를 규명하고 발생 원인을 찾아내는 연구 방법이다.
　③ 사례연구 : 특정한 집단에 초점을 두고 자료를 수집하여 종합적으로 해당 사례의 문제를 이해하고 해결하는 연구 방법이다.
　④ 코호트연구 : 연구 시작 시점에서 질병 요인에 노출된 집단과 그렇지 않은 집단을 일정 기간 추적하여 질병의 발생 여부를 관찰하는 연구 방법이다.

**11** 태반이나 모유 수유를 통하여 모체로부터 항체를 받아 얻어지는 면역은?

① 자연능동면역

② 인공능동면역

③ 자연수동면역

④ 인공수동면역


**12** 「정신건강증진 및 정신질환자 복지서비스 지원에 관한 법률」상 '정신건강증진시설'에 해당하는 것만을 모두 고르면?

> ㉠ 정신건강복지센터
> ㉡ 정신요양시설
> ㉢ 정신재활시설
> ㉣ 정신의료기관

① ㉠, ㉡

② ㉠, ㉢, ㉣

③ ㉡, ㉢, ㉣

④ ㉠, ㉡, ㉢, ㉣

---

**ANSWER** 11.③  12.③

**11** ③ 자연수동면역 : 태아가 모체의 태반을 통해 항체를 받거나 생후 모유수유를 통해 생기는 면역으로, 4~6개월간 지속된다.

① 자연능동면역 : 질환에 이환된 후 획득한 면역을 말한다.

② 인공능동면역 : 인위적으로 면역이 생기게 하는 것으로 항원을 체내에 투입하여 항체를 형성하는 예방접종을 말한다.

④ 인공수동면역 : 회복기혈청, 면역혈청, 감마글로불린, 항독소 등을 체내에 투입하여 항체를 형성하는 방법으로, 예방 목적이 아닌 치료 목적이다. 접종 즉시 효력이 생기나, 효력 지속시간이 짧다.

※ 면역의 종류

　㉠ 선천적 면역 : 태어날 때부터 가진 면역으로, 종족, 인종, 개인 등에 의한 면역을 말한다.

　㉡ 후천적 면역 : 질병에 이환된 후나 예방접종 등에 의해 형성되는 면역을 말한다. 능동면역(자연능동면역, 인공능동면역)과 수동면역(자연수동면역, 인공수동면역)으로 구분할 수 있다.

| 구분 | 내용 |
|---|---|
| 능동면역 | • 병원체 자체나 병원체로부터 분비되는 독소 침입 등 생체 세포가 스스로 방어활동을 통해 생긴다.<br>• 항원 자극에 의해 체내 조직세포에서 항체가 생성된다.<br>• 수동면역에 비해 영구적으로 지속된다.<br>• 자연능동면역, 인공능동면역이 있다. |
| 수동면역 | • 인간이나 동물에 의해 형성된 면역원을 체내에 주입하는 것이다.<br>• 능동면역에 비해 효력이 빨리 나타나지만, 빨리 사라진다.<br>• 자연수동면역, 인공수동면역이 있다. |

**12** "정신건강증진시설"이란 정신의료기관, 정신요양시설 및 정신재활시설을 말한다〈정신건강증진 및 정신질환자 복지서비스 지원에 관한 법률 제3조(정의) 제4호〉.

**13** 산업재해 지표 중 연 근로시간 100만 시간당 재해의 발생 건수를 나타내는 지표는?

① 건수율

② 사망만인율

③ 강도율

④ 도수율

**14** 국민건강증진법령상 '과다한 음주는 건강에 해롭다'는 경고문구를 판매용 용기에 표기해야 하는 주류의 알코올분 기준은?

① 1도 이상

② 5도 이상

③ 10도 이상

④ 17도 이상

---

**ANSWER** 13.④ 14.①

**13** ④ 도수율 : 빈도율이라고도 하며, 연 근로시간 100만 시간당 재해의 발생 건수를 나타낸다. 재해 발생 상황을 파악하기 위한 표준적 지표이다. 도수율 $= \dfrac{\text{재해 발생 건수}}{\text{연근로시간}} \times 1,000,000$

① 건수율 : 발생률이라고도 하며, 근로자 1,000명당 재해 발생 건수를 나타낸다. 재해 발생 상황을 총괄적으로 파악하는 데 적합하나, 근로 시간 및 재해의 강도가 고려되지 않는다는 단점이 있다. 건수율 $= \dfrac{\text{재해 발생 건수}}{\text{평균 실근로자수}} \times 1,000$

② 사망만인율 : 근로자 10,000명당 발생하는 업무상 질병 사망자 수의 비율을 나타낸다. 사망만인율 $= \dfrac{\text{사고사망자 수}}{\text{상시 근로자 수}} \times 10,000$

③ 강도율 : 연 근로시간 1,000 시간당 작업 손실 일수를 나타낸다. 재해의 강도와 손상 정도를 나타내며 재해로 인한 실질적인 손해를 파악할 수 있다. $\dfrac{\text{작업손실일수}}{\text{연근로시간}} \times 1,000$

**14** 법 제8조 제4항에 따라 그 판매용 용기에 과다한 음주는 건강에 해롭다는 내용의 경고문구를 표기해야 하는 주류는 국내에 판매되는 「주세법」에 따른 주류 중 알코올분 1도 이상의 음료를 말한다〈국민건강증진법 시행령 제13조(경고문구의 표기대상 주류)〉.

**15** 보건 관련 지방행정조직에 대한 설명으로 옳지 않은 것은?

① 보건진료소의 설치 근거 법령은 「농어촌 등 보건의료를 위한 특별조치법」이다.

② 보건소 중 「의료법」상 병원의 요건을 갖춘 보건소는 보건의료원이라는 명칭을 사용할 수 있다.

③ 보건지소에 보건지소장 1명을 두되, 지방의무직공무원 또는 임기제공무원을 보건지소장으로 임용한다.

④ 시·도지사 또는 시장·군수·구청장은 지역보건의료시행계획을 4년마다 수립하여야 한다.

---

**ANSWER** 15.④

**15**  ④ 시·도지사 또는 시장·군수·구청장은 매년 지역보건의료계획에 따라 연차별 시행계획을 수립하여야 한다〈지역보건법 제7조(지역보건의료계획의 수립 등) 제2항〉.

① 시장[도농복합형태(都農複合形態)의 시의 시장을 말하며, 읍·면 지역에서 보건진료소를 설치·운영하는 경우만 해당한다] 또는 군수는 보건의료 취약지역의 주민에게 보건의료를 제공하기 위하여 보건진료소를 설치·운영한다〈농어촌 등 보건의료를 위한 특별조치법 제15조(보건진료소의 설치·운영) 제1항 전단〉.

② 보건소 중 「의료법」에 따른 병원의 요건을 갖춘 보건소는 보건의료원이라는 명칭을 사용할 수 있다〈지역보건법 제12조(보건의료원)〉.

③ 보건지소에 보건지소장 1명을 두되, 지방의무직공무원 또는 임기제공무원을 보건지소장으로 임용한다〈지역보건법 시행령 제14조(보건지소장)〉.

※ 지역보건의료계획의 수립 등 … 시·도지사 또는 시장·군수·구청장은 지역주민의 건강 증진을 위하여 다음 사항이 포함된 지역보건의료계획을 4년마다 제3항 및 제4항에 따라 수립하여야 한다〈지역보건법 제7조 제1항〉.

　　㉠ 보건의료 수요의 측정

　　㉡ 지역보건의료서비스에 관한 장기·단기 공급대책

　　㉢ 인력·조직·재정 등 보건의료자원의 조달 및 관리

　　㉣ 지역보건의료서비스의 제공을 위한 전달체계 구성 방안

　　㉤ 지역보건의료에 관련된 통계의 수집 및 정리

※ 보건소 중 「의료법」 제3조 제2항 제3호 가목에 따른 병원의 요건을 갖춘 보건소는 보건의료원이라는 명칭을 사용할 수 있다〈「지역보건법」 제12조(보건의료원)〉.

**16** 「학교보건법 시행령」상 보건교사의 직무가 아닌 것은?

① 학교보건계획의 수립

② 보건교육자료의 수집 · 관리

③ 각종 질병의 예방처치 및 보건지도

④ 학생 및 교직원의 건강진단과 건강평가

**ANSWER** 16.④

**16** 학생 및 교직원의 건강진단과 건강평가는 학교의사의 직무에 해당한다.

※ **학교에 두는 의료인 · 약사 및 보건교사** … 법 제15조 제1항에 따라 학교에 두는 의사(치과의사 및 한의사를 포함하며, 이하 "학교의사"라 한다) 및 학교에 두는 약사(이하 "학교약사"라 한다)와 같은 조 제2항 · 제3항에 따른 보건교사의 직무는 다음과 같다〈학교보건법 시행령 제23조 제4항〉.

㉠ 학교의사의 직무
- 학교보건계획의 수립에 관한 자문
- 학교 환경위생의 유지 · 관리 및 개선에 관한 자문
- 학생과 교직원의 건강진단과 건강평가
- 각종 질병의 예방처치 및 보건지도
- 학생과 교직원의 건강상담
- 그 밖에 학교보건관리에 관한 지도

㉡ 학교약사의 직무
- 학교보건계획의 수립에 관한 자문
- 학교환경위생의 유지관리 및 개선에 관한 자문
- 학교에서 사용하는 의약품과 독극물의 관리에 관한 자문
- 학교에서 사용하는 의약품 및 독극물의 실험 · 검사
- 그 밖에 학교보건관리에 관한 지도

㉢ 보건교사의 직무
- 학교보건계획의 수립
- 학교 환경위생의 유지 · 관리 및 개선에 관한 사항
- 학생과 교직원에 대한 건강진단의 준비와 실시에 관한 협조
- 각종 질병의 예방처치 및 보건지도
- 학생과 교직원의 건강관찰과 학교의사의 건강상담, 건강평가 등의 실시에 관한 협조
- 신체가 허약한 학생에 대한 보건지도
- 보건지도를 위한 학생가정 방문
- 교사의 보건교육 협조와 필요시의 보건교육
- 보건실의 시설 · 설비 및 약품 등의 관리
- 보건교육자료의 수집 · 관리
- 학생건강기록부의 관리
- 다음의 의료행위(간호사 면허를 가진 사람만 해당한다)
  - 외상 등 흔히 볼 수 있는 환자의 치료
  - 응급을 요하는 자에 대한 응급처치
  - 부상과 질병의 악화를 방지하기 위한 처치
  - 건강진단결과 발견된 질병자의 요양지도 및 관리
  - 위의 의료행위에 따르는 의약품 투여
- 그 밖에 학교의 보건관리

**17** 제4차 국민건강증진종합계획(HP 2020)과 비교하여, 제5차 국민건강증진종합계획(HP 2030)의 기본틀에서 신설된 사업분야는?

① 건강생활 실천 확산

② 감염질환 관리

③ 인구집단 건강관리

④ 건강친화적 환경 구축

**ANSWER** 17.④

**17** 제4차 국민건강증진종합계획의 사업분야는 건강생활실천확산, 만성퇴행성질환과 발병위험요인관리, 감염질환관리, 안전환경보건, 인구집단건강관리, 사업체계관리이며 제5차 국민건강증진종합계획의 사업분야는 건강생활실천, 정신건강관리(제4차 HP2020 건강생활실천 분야의 확대), 비감염성질환 예방관리(제4차 HP2020 만성퇴행성질환과 발병위험요인관리 분야의 확대), 감염 및 환경성 질환 예방 관리, 인구집단별 건강관리, 건강친화적 환경 구축이다. 따라서 신설된 사업분야는 건강친화적 환경 구축이다.

※ 제4차 국민건강증진종합계획(HP 2020)과 제5차 국민건강증진종합계획(HP 2030)의 비교

| 구분 | 제4차 국민건강증진종합계획(HP 2020) | 제5차 국민건강증진종합계획(HP 2030) |
|---|---|---|
| 비전 | 온 국민이 함께 만들고 누리는 건강세상 | 모든 사람이 평생 건강을 누리는 사회 |
| 목표 | 건강수명 연장과 건강형평성 제고 | 건강수명 연장과 건강형평성 제고 |
| 기본<br>원칙 | – | HiAP, 건강형평성, 모든 생애과정, 건강친화환경, 누구나 참여, 다부문 연계 |
| 사업<br>분야 | • 건강생활 실천확산 : 금연, 절주, 신체활동, 영양<br>• 만성퇴행성질환과 발병위험요인관리 : 암, 건강검진, 관절염, 심뇌혈관질환, 비만, 정신보건, 구강보건<br>• 감염질환 관리 : 예방접종, 비상방역체계, 의료관련 감염, 결핵, 에이즈<br>• 인구집단 건강관리 : 모성건강, 영유아건강, 노인건강, 근로자건강증진, 군인건강증진, 학교보건, 다문화가족건강, 취약가정방문건강, 장애인건강<br>• 안전환경 보건 : 식품정책, 손상예방<br>• 사업체계 관리 : 인프라, 평가, 정보·통계, 재원 | • 건강생활 실천 : 금연, 절주, 영양, 신체활동, 구강건강<br>• 정신건강관리 : 자살예방, 치매, 중독, 지역, 사회정신건강<br>• 비감염성 질환 예방관리 : 암, 심뇌혈관질환(심뇌혈관질환, 선행질환), 비만, 손상<br>• 감염 및 기후변화성 질환 예방관리 : 감염병 예방 및 관리(결핵, 에이즈, 의료감염·항생제 내성, 예방행태개선), 감염병위기대비대응(검역/감시, 예방접종), 기후변화성 질환<br>• 인구집단별 건강관리 : 영유아, 아동·청소년, 여성, 노인, 장애인, 근로자, 군인<br>• 건강친화적 환경 구축 : 건강친화적법제도개선, 건강정보이해력 제고, 혁신적 정보기술의 적용, 재원 마련 및 운용, 지역사회자원(인력, 시설) 확충 및 거버넌스 구축 |

**18** 검역법령상 검역감염병 접촉자에 대한 최대 격리기간으로 옳지 않은 것은?

① 황열 : 6일
② 동물인플루엔자 인체감염증 : 10일
③ 에볼라바이러스병 : 14일
④ 콜레라 : 5일


**19** 다음에 해당하는 힐(A. B. Hill)의 인과관계 판정 기준은?

> • 요인에 대한 노출은 항상 질병 발생에 앞서 있어야 한다.
> • 흡연과 폐암 간의 연관성을 파악하기 위해서 폐암에 걸린 사람들을 조사했더니 과거에 흡연을 한 사람들이 대부분이었다.

① 요인과 결과 간의 시간적 선후 관계
② 연관성의 강도
③ 양 – 반응 관계
④ 생물학적 설명 가능성

**18** 검역감염병의 최대 잠복기간 … 법 제17조 제3항에 따른 검역감염병의 최대 잠복기간은 다음 구분에 따른다〈검역법 시행규칙 제14조의3〉.
 ㉠ 콜레라 : 5일
 ㉡ 페스트 : 6일
 ㉢ 황열 : 6일
 ㉣ 중증 급성호흡기 증후군(SARS) : 10일
 ㉤ 동물인플루엔자 인체감염증 : 10일
 ㉥ 중동 호흡기 증후군(MERS) : 14일
 ㉦ 에볼라바이러스병 : 21일
 ㉧ 법 제2조 제1호 바목 및 자목에 해당하는 검역감염병 : 법 제4조의2 제1항에 따른 검역전문위원회에서 정하는 최대 잠복기간

**19** ① 요인과 결과 간의 시간적 선후 관계 : 요인에 대한 노출은 항상 질병 발생에 앞서 있어야 하며, 노출과 질병 발생 간의 기간도 적절해야 한다.
 ② 연관성의 강도 : 연관성의 강도가 클수록 인과관계가 있을 가능성이 높다.
 ③ 양-반응 관계 : 요인에 노출되는 정도가 높을수록 질병 발생 가능성도 증가한다.
 ④ 생물학적 설명 가능성 : 생물학적으로 설명이 가능하면 인과관계가 형성된다.

**20** 「국민건강보험법」상 국민건강보험공단의 업무 범위에 해당하지 않는 것은?

① 보험료의 부과 · 징수

② 보험급여 비용의 지급

③ 가입자 및 피부양자의 자격관리

④ 요양급여의 적정성 평가

**20** 심사평가원은 요양급여에 대한 의료의 질을 향상시키기 위하여 요양급여의 적정성 평가를 실시할 수 있다〈국민건강보험법 제47조의4(요양급여의 적정성 평가) 제1항〉.

※ 업무 등 … 공단은 다음 각 호의 업무를 관장한다〈국민건강보험법 제14조 제1항〉.

　㉠ 가입자 및 피부양자의 자격 관리

　㉡ 보험료와 그 밖에 이 법에 따른 징수금의 부과 · 징수

　㉢ 보험급여의 관리

　㉣ 가입자 및 피부양자의 질병의 조기발견 · 예방 및 건강관리를 위하여 요양급여 실시 현황과 건강검진 결과 등을 활용하여 실시하는 예방사업으로서 대통령령으로 정하는 사업

　㉤ 보험급여 비용의 지급

　㉥ 자산의 관리 · 운영 및 증식사업

　㉦ 의료시설의 운영

　㉧ 건강보험에 관한 교육훈련 및 홍보

　㉨ 건강보험에 관한 조사연구 및 국제협력

　㉩ 이 법에서 공단의 업무로 정하고 있는 사항

　㉪ 「국민연금법」, 「고용보험 및 산업재해보상보험의 보험료징수 등에 관한 법률」, 「임금채권보장법」 및 「석면피해구제법」(이하 "징수위탁근거법"이라 한다)에 따라 위탁받은 업무

　㉫ 그 밖에 이 법 또는 다른 법령에 따라 위탁받은 업무

　㉬ 그 밖에 건강보험과 관련하여 보건복지부장관이 필요하다고 인정한 업무

**1** 제5차 국민건강증진종합계획 (Health Plan 2030)의 6개 분과 사업분야로 가장 옳은 것은?

① 사업체계관리      ② 정신건강관리

③ 안전환경보건      ④ 만성질환관리

---

**ANSWER** 1.②

**1** ①③④ 제4차 국민건강증진종합계획(HP 2020)

※ 제4차 국민건강증진종합계획(HP 2020)과 제5차 국민건강증진종합계획(HP 2030)의 비교

| 구분 | 제4차 국민건강증진종합계획(HP 2020) | 제5차 국민건강증진종합계획(HP 2030) |
|---|---|---|
| 비전 | 온 국민이 함께 만들고 누리는 건강세상 | 모든 사람이 평생 건강을 누리는 사회 |
| 목표 | 건강수명 연장과 건강형평성 제고 | 건강수명 연장과 건강형평성 제고 |
| 기본 원칙 | – | HiAP, 건강형평성, 모든 생애과정, 건강친화환경, 누구나 참여, 다부문 연계 |
| 사업 분야 | • 건강생활 실천확산 : 금연, 절주, 신체활동, 영양<br>• 만성퇴행성질환과 발병위험요인관리 : 암, 건강검진, 관절염, 심뇌혈관질환, 비만, 정신보건, 구강보건<br>• 감염질환 관리 : 예방접종, 비상방역체계, 의료관련감염, 결핵, 에이즈<br>• 인구집단 건강관리 : 모성건강, 영유아건강, 노인건강, 근로자건강증진, 군인건강증진, 학교보건, 다문화가족건강, 취약가정방문건강, 장애인건강<br>• 안전환경 보건 : 식품정책, 손상예방<br>• 사업체계 관리 : 인프라, 평가, 정보·통계, 재원 | • 건강생활 실천 : 금연, 절주, 영양, 신체활동, 구강건강<br>• 정신건강관리 : 자살예방, 치매, 중독, 지역, 사회정신건강<br>• 비감염성 질환 예방관리 : 암, 심뇌혈관질환(심뇌혈관질환, 선행질환), 비만, 손상<br>• 감염 및 기후변화성 질환 예방관리 : 감염병 예방 및 관리(결핵, 에이즈, 의료감염·항생제 내성, 예방행태개선), 감염병위기대비대응(검역/감시, 예방접종), 기후변화성 질환<br>• 인구집단별 건강관리 : 영유아, 아동·청소년, 여성, 노인, 장애인, 근로자, 군인<br>• 건강친화적 환경 구축 : 건강친화적법제도개선, 건강정보이해력 제고, 혁신적 정보기술의 적용, 재원마련 및 운용, 지역사회자원(인력, 시설) 확충 및 거버넌스 구축 |

**2** 「국민건강증진법」상 국민건강증진종합계획 및 「지역보건법」상 지역보건의료계획의 수립에 대한 설명으로 가장 옳은 것은?

① 국민건강증진종합계획은 10년마다 수립한다.

② 지역보건의료계획은 5년마다 수립한다.

③ 지역보건의료계획에는 인력·조직·재정 등 보건의료자원의 조달 및 관리에 관한 사항이 포함되어야 한다.

④ 국민건강증진종합계획에는 보건의료수요의 측정에 관한 사항이 포함되어야 한다.


**3** 보건학 연구에서 기술통계의 산포성(dispersion)을 나타내는 통계량으로 가장 옳지 않은 것은?

① 사분위수 범위(interquartile range)　　② 최빈치(mode)

③ 분산(variation)　　④ 표준편차(standard deviation)


---

**ANSWER** 2.③　3.②

**2** ① 보건복지부장관은 국민건강증진정책심의위원회의 심의를 거쳐 국민건강증진종합계획을 5년마다 수립하여야 한다. 이 경우 미리 관계중앙행정기관의 장과 협의를 거쳐야 한다〈국민건강증진법 제4조(국민건강증진종합계획의 수립) 제1항〉.

② 시·도지사 또는 시장·군수·구청장은 지역주민의 건강 증진을 위하여 보건의료 수요의 측정, 지역보건의료서비스에 관한 장기·단기 공급대책, 인력·조직·재정 등 보건의료자원의 조달 및 관리, 지역보건의료서비스의 제공을 위한 전달체계 구성 방안, 지역보건의료에 관련된 통계의 수집 및 정리가 포함된 지역보건의료계획을 4년마다 수립하여야 한다〈지역보건법 제7조(지역보건의료계획의 수립 등) 제1항〉.

④ 종합계획에 포함되어야 할 사항은 국민건강증진의 기본목표 및 추진방향, 국민건강증진을 위한 주요 추진과제 및 추진방법, 국민건강증진에 관한 인력의 관리 및 소요재원의 조달방안, 제22조의 규정에 따른 국민건강증진기금의 운용방안, 아동·여성·노인·장애인 등 건강취약 집단이나 계층에 대한 건강증진 지원방안, 국민건강증진 관련 통계 및 정보의 관리 방안, 그 밖에 국민건강증진을 위하여 필요한 사항이다〈국민건강증진법 제4조(국민건강증진종합계획의 수립) 제2항〉.

**3** ② 최빈치(mode) : 도수분포에 있어서 변량 가운데 가장 많이 나타나는 것이다. 인구집단의 연령이 5, 6, 5, 5, 7, 9, 8, 6세일 때 최빈치는 5세이다.

① 사분위수 범위 : 제1사분위수($Q_1$), 제3사분위수($Q_3$)사이의 거리를 말한다. 즉, 사분위수 범위는 $Q_3 - Q_1$ 이다.

③ 표준편차 : 편차 점수를 전부 더해 사례수로 나눈다. 즉 분산의 제곱근 값이다.

④ 분산 : 데이터의 흩어진 정도를 의미하는 것으로, 편차를 제곱하여 계산한다. 실제 편차보다 큰 수치가 나오므로 체감 편차가 실제 편차보다 크게 나온다.

※ 산포성 … 대푯값을 중심으로 자료들이 흩어진 정도를 뜻한다. 하나의 수치로 표현되며, 수치가 작을수록 대푯값에 밀집되어 있다. 즉, 얼마나 밀집 또는 분산되어 있는지 정도를 나타내는 지표다.

**4** 발생률과 유병률에 대한 설명으로 가장 옳지 않은 것은?

① 누적발생률은 각 연구 대상자들이 질병에 걸리지 않은 상태로 남아있던 기간의 합을 계산하여 관찰 인시(person-time)의 형태로 분모를 산출한다.

② 이환 기간이 짧은 환자보다 긴 환자가 유병률 조사에 들어올 가능성이 높다.

③ 완치 효과는 없지만 치명률은 낮추는 중재는 유병률을 높아지게 한다.

④ 이환 기간이 매우 짧은 질병은 유병률이 발생률에 근사한다.


**5** 한국인 영양소 섭취기준 지표에서 인구집단의 약 97~98%에 해당하는 사람들의 영양소 필요량을 충족시키는 섭취 기준은?

① 평균필요량
② 권장섭취량
③ 충분섭취량
④ 에너지적정비율

- - - - - - - - - - - - - - - - - - - - - - - - - - - - - - - - - - - - - - - - - - - - - - - - - - - - - - - - - - - - - - - - - - - - - -

**4** 누적발생률은 전체 대상자의 관찰기간이 동일할 때, 일정 기간 동안에 단위인구당 발생한 환자 수로 표시한다.

$$누적발생률 = \frac{일정\ 기간\ 동안에\ 새로\ 발생한\ 환자\ 수}{일정\ 기간\ 내\ 발병위험에\ 노출된\ 인구수} \times 1,000$$

※ 유병률·발생률과 이환기간의 관계

| 구분 | 낮은 유병률 | 높은 유병률 |
|------|------------|------------|
| 유병률 | 발생률이 낮은 질병 | 발생률이 높은 질병 |
| 생존 기간 | 발생 후 바로 사망 | 생존 기간이 긴 질병 |
| 이환 기간 | 이환기간이 짧은 질병 | 이환기간이 긴 질병 |

**5** ② **권장섭취량**: 평균필요량에 표준편차 2배를 더한 수치로, 인구집단의 약 97~98%에 해당하는 사람들의 영양소 필요량을 충족시키는 섭취 기준이다. 평균필요량의 표준편차에 대한 충분한 자료가 없는 비타민 B1, B2, B6, 엽산은 변인계수를 10%로 가정하여 산출한다.

① **평균필요량**: 건강한 사람들의 절반에 해당하는 사람들의 일일 필요량을 충족시키는 값이다.

③ **충분섭취량**: 필요량에 대한 자료가 부족하거나 중앙값, 표준편차를 구하기 어려울 경우 사용되며, 주로 역학조사에서 건강한 사람들의 영양소 섭취 수준을 기준으로 한다.

④ **에너지적정비율**: 탄수화물, 단백질, 지방의 균형잡힌 에너지 구성 비율을 의미한다. 탄수화물은 55~65%, 단백질은 7~20%, 지방은 15~30%의 비율을 권고한다.

**6** 다음은 '흡연력이 폐암 위험도와 관련이 있는가?'에 대한 환자 − 대조군 연구자료이다. 과거 흡연력과 폐암 위험도에 대한 교차비(odds ratio)의 값은?

|  |  | 환자 | 대조군 |
|---|---|---|---|
| 흡연력 | 있음 | 2 | 2 |
|  | 없음 | 1 | 8 |

① $\frac{1}{8}$

② $\frac{1}{4}$

③ 4

④ 8

**7** 감염재생산수(reproduction number, R)의 결정요인으로 가장 옳지 않은 것은?

① 감염원이 감염을 전파시킬 수 있는 기간

② 병원체가 숙주 내에 침입하여 증식하는 능력

③ 단위 시간 동안 감염원이 감수성자와 접촉하는 횟수

④ 감염원이 감수성자와 1회 접촉시 감염을 전파시킬 확률

........................................................................................................................

**ANSWER** 6.④ 7.②

**6** 교차비는 질병 환자와 대조군의 위험요인 노출 여부에 대한 것으로, 교차비 $= \frac{ad}{bc}$ 로 구할 수 있다.

| 비고 |  | 환자군 | 대조군 |
|---|---|---|---|
| 질병 | 유 | a | b |
|  | 무 | c | b |

과거 읍연력과 폐암 위험도에 대한 교차비를 구하면,

| 비고 |  | 환자군 | 대조군 |
|---|---|---|---|
| 흡연력 | 있음 | 2 | 2 |
|  | 없음 | 1 | 8 |

교차비 $= \frac{2\times8}{2\times1} = \frac{16}{2} = 8$

※ 교차비 > 1일 때 위험요인에 대한노출이 환자군에서 더 높음을 의미하며, 교차비 = 1일 때 환자군과 대조군의 위험요인에 대한 노출이 같음을 의미한다. 교차비 < 1일 때 위험요인에 대한 노출이 환자군에서 더 낮음을 의미한다.

**7** 감염재생산수는 한 인구집단 내에서 특정한 개인으로부터 다른 개인에게 질병이 확대되어 나가는 잠재력이다. 따라서 감염원이 감염을 전파시킬 수 있는 기간, 감염원이 감수성자와 단위 시간 동안 접촉하는 횟수, 감염원이 감수성자와 1회 접촉 시 감염을 전파시킬 확률로 결정되며 숙주 내에 침입하여 증식하는 능력은 해당되지 않는다.

※ R < 1일 때 질병의 유행이 발생하지 않고 소멸된다. R = 1일 때 풍토병이 되며, R > 1일 때 질병이 유행한다.

**8** 선충류에 의한 기생충질환의 예방대책으로 가장 옳지 않은 것은?

① 회충증 : 분변관리 철저, 보건교육 강화

② 말레이사상충증 : 환경위생 강화, 모기류 구제

③ 아니사키스증 : 해산어류나 두족류 생식 금지

④ 이질아메바증 : 음료수 소독, 집단구충 실시

**9** 「대기환경보전법」상 용어의 뜻으로 가장 옳지 않은 것은?

① 먼지 : 대기 중에 떠다니거나 흩날려 내려오는 입자상 물질

② 매연 : 연소할 때 생기는 유리(遊離) 탄소가 주가 되는 미세한 입자상물질

③ 검댕 : 연소할 때 생기는 유리(遊離) 탄소가 응결하여 입자의 지름이 1미크론 이하가 되는 입자상물질

④ 가스 : 물질이 연소·합성·분해될 때 발생하거나 물리적 성질로 인하여 발생하는 기체상물질

........................................................................................................................................................

**ANSWER** 8.④ 9.③

**8** ④ 이질아메바증 : 오염된 음료나 음식 또는 곤충이나 동물에 의해 전파감염된다. 물은 끓여서 마시도록 하며 환자나 보균자는 격리치료를 받아야 한다.

① 회충증 : 분변에 의하여 오염된 야채를 통해 경구감염된다. 그러므로 정화조를 이용하여 분변관리에 철저하고 야채를 데치고 세정하는 등 감염을 예방한다.

② 말레이사상충증 : 숲모기, 학질모기 등을 매개로 전파된다. 환경 위생관리에 철저해야 하며, 모기 서식처 제거 및 해외출국 시 야간 외출을 자제하여 예방한다.

③ 아니사키스증 : 해산어류로부터 감염된다. 해산어류 등의 생식을 금지하여 감염을 예방한다.

**9** "검댕"이란 연소할 때에 생기는 유리(遊離) 탄소가 응결하여 입자의 지름이 1미크론 이상이 되는 입자상물질을 말한다.〈대기환경보전법 제2조(정의) 제8호〉.

**10** 〈보기〉에서 습열멸균법을 모두 고른 것은?

---
〈보기〉
---

　㉠ 화염멸균법　　　　　　　　　　㉡ 저온살균법
　㉢ 자비소독법　　　　　　　　　　㉣ 간헐멸균법

---

① ㉠, ㉣　　　　　　　　　　　　② ㉠, ㉡, ㉢

③ ㉡, ㉢, ㉣　　　　　　　　　　④ ㉠, ㉡, ㉢, ㉣

**ANSWER** 10.③

**10** 습열멸균법은 온도가 상승한 상태의 기체 또는 액체로, 열기 에너지가 미생물 사멸시켜 멸균하는 방법이다. 습열멸균법에는 자비소독법, 고압증기멸균법, 간헐멸균법, 저온살균법, 초고온 순간멸균법이 있으며, 화염멸균법은 건열멸균법에 해당한다.

※ 건열멸균법과 습열멸균

| 구분 | | 내용 |
|---|---|---|
| 건열멸균법 | 화염멸균법 | 멸균하려는 물품을 직접 불꽃과 접촉시켜 표면의 미생물을 멸균시키는 방법으로, 화염 속에서 20초 이상 접촉시킨다. |
| 습열멸균법 | 자비소독법 | 식기류, 도자기류, 의류, 금속류 등을 끓는 물에서 15~20분간 소독하는 방법이다. |
| | 고압증기멸균법 | 고온 및 고압의 포화증기로 멸균하는 방법이다. 실험실 또는 연구실에서 주로 사용한다. |
| | 간헐멸균법 | 고압증기멸균법으로 멸균할 수 없는 경우에 유통증기를 30~60분간 가열하는 방법이다. |
| | 저온살균법 | 63℃에서 30분 또는 70℃에서 15~30분간 가열하여 멸균하는 방법이다. |
| | 초고온 순간멸균법 | 135℃에서 2초간 접촉하는 방법으로 우유 멸균처리 시 이용된다. |

**11** 「실내공기질 관리법 시행규칙」에 따른 다중이용시설의 실내공기질 권고기준 적용 대상 오염물질은?

① 미세먼지(PM-10)

② 일산화탄소

③ 이산화탄소

④ 이산화질소


**12** 작업강도의 분류에서 강노동의 에너지대사율(relative metabolic rate, RMR)은?

① 1~2

② 2~4

③ 4~7

④ 7 이상

---

**ANSWER** 11.④ 12.②

**11** 실내공기질 권고기준 항목에는 이산화질소(ppm), 라돈(($Bq/m^3$), 총휘발성유기화합물($\mu g/m^3$), 곰팡이(CFU/$m^3$)가 있다.

※ 실내공기질 권고기준〈실내공기질 관리법 시행규칙 별표3〉

| 다중이용시설 \ 오염물질 항목 | 이산화질소 (ppm) | 라돈 ($Bq/m^3$) | 총휘발성 유기화합물 ($\mu g/m^3$) | 곰팡이 (CFU/$m^3$) |
|---|---|---|---|---|
| 지하역사, 지하도상가, 철도역사의 대합실, 여객자동차터미널의 대합실, 항만시설 중 대합실, 공항시설 중 여객터미널, 도서관·박물관 및 미술관, 대규모점포, 장례식장, 영화상영관, 학원, 전시시설, 인터넷컴퓨터게임시설제공업의 영업시설, 목욕장업의 영업시설 | 0.1 이하 | 148 이하 | 500 이하 | – |
| 의료기관, 산후조리원, 노인요양시설, 어린이집, 실내 어린이놀이시설 | 0.05 이하 | | 400 이하 | 500 이하 |
| 실내주차장 | 0.30 이하 | | 1,000 이하 | – |

**12** ② RMR은 5단계로 분류할 수 있는데 강노동의 RMR은 2~4이다.

① 중등노동

③ 중노동

④ 격노동

※ RMR 단계

ㄱ 경노동 : RMR 0~1

ㄴ 중등노동 : RMR 1~2

ㄷ 강노동 : RMR 2~4

ㄹ 중노동 : RMR 4~7

ㅁ 격노동 : RMR 7 이상

**13** 고온 노출에 의한 신체 영향 중 고온순화로 인한 생리적 변화에 대한 설명으로 가장 옳지 않은 것은?

① 심박수가 증가한다.

② 땀 분비량과 분비속도가 증가한다.

③ 땀의 염분 농도가 감소한다.

④ 사구체여과율이 증가한다.

**14** 식중독을 유발하는 식물과 유독성분을 옳게 짝지은 것은?

① 오색두 – 고시폴(gossypol)

② 피마자씨 – 리신(ricin)

③ 오두 – 청산(HCN)

④ 고사리 – 시쿠톡신(cicutoxin)

---

**ANSWER** 13.① 14.②

**13** ① 갑자기 고온 환경에 노출되면 심장박동수와 직장온도 및 피부온도가 증가하지만, 지속적인 노출 시 심장박동수와 직장온도 및 피부온도는 정상으로 돌아온다.
　② 땀 분비량은 시간당 최대 2~3L로 증가하며 분비속도도 증가한다.
　③ 부신 피질의 알도스테론 분비가 증가하면서 염분 농도는 감소한다.
　④ 사구체여과율이 증가하면서 소변 내 염분 배출이 최소화된다.

**14** ② 피마자씨에는 알레르기성 단백질인 독성 리신(ricin)이 들어있다.
　① 오색두–아미그달린(amygdalin), 목화씨–고시폴(gossypol)
　③ 오두–아코니틴(aconitine), 작두콩–청산(HCN)
　④ 고사리–프타퀼로사이드(ptaquiloside), 독미나리–시쿠톡신(cicutoxin)

**15** 〈보기〉는 A 지역의 인구 구성에 대한 정보이다. 이 지역의 노령화지수(Aging index) 의 값은?

─────────── 〈보기〉 ───────────

- 0~14세 인구 : 10명
- 15~164세 인구 : 100명
- 65세 이상 인구 : 40명

① 10
② 40
③ 50
④ 400

**16** 의료급여 진료체계에 대한 설명으로 가장 옳은 것은?

① 의료급여 진료체계는 2단계로 구분한다.

② 1차 의료급여기관은 입원을 원칙으로 한다.

③ 2차 의료급여기관은 시 · 도지사가 개설을 허가한 의료기관을 말한다.

④ 3차 의료급여기관은 1 · 2차 의료급여기관 중에서 보건복지부장관이 지정하는 의료기관을 말한다.

----

**ANSWER** 15.④  16.③

**15** 노령화지수는 $\dfrac{\text{노년인구}}{\text{유년인구}} \times 100$으로 구할 수 있다. 따라서, $\dfrac{40}{10} \times 100 = 400$이다.

※ 연령별 구조
  ㉠ 영아 인구 : 1세 미만의 인구(초생아, 신생아, 영아)
  ㉡ 유년 인구 : 1~14세 인구(유아, 학령 전기, 학령기)
  ㉢ 생산연령인구 : 15~64세 인구(청년, 중년, 장년)
  ㉣ 노년 인구 : 65세 이상 인구

**16** ③ 2차 의료급여 기관은 시 · 도지사의 개설 허가를 받은 의료기관으로, 수술 등 단기간 입원치료가 필요한 진료 또는 복잡한 치료법이 적용되는 외래치료 의료기관을 말한다.
  ① 1차 의료급여기관, 2차 의료급여기관, 3차 의료급여기관으로 구분할 수 있다. 1차 의료급여기관은 진찰 결과 또는 진찰 중에 2차 의료급여기관의 진료가 필요하다고 판단한 경우와 2차 의료급여기관은 3차 의료급여기관의 진료가 필요하다고 판단을 한 경우에는 의료급여의뢰서(유효기간 7일)를 각각 발급하여야 하며 의료급여의뢰서를 발급 받은 수급권자는 의료급여의뢰서에 정한 2차 의료급여기관 또는 3차 의료급여기관에서 진료를 받을 수 있다.
  ② 1차 의료급여기관은 초기 진단과 일상적인 질환에 대한 환자의 일상적인 요구에 대응하는 진료이다.
  ④ 3차 의료급여기관은 2차 의료급여기관 중 보건복지부장관이 지정한 의료기관이다.

**17** 「모자보건법 시행규칙」에 따른 임산부와 영유아의 정기 건강진단 실시기준으로 가장 옳은 것은?

① 임신 29주에서 36주까지의 임산부 : 4주마다 1회

② 임신 37주 이후의 임산부 : 2주마다 1회

③ 출생 후 1년 이내의 영유아 : 3개월마다 1회

④ 출생 후 1년 초과 5년 이내의 영유아 : 6개월마다 1회

**ANSWER** 17.④

**17**  ① 2주마다 1회
② 1주마다 1회
③ 1개월마다 1회
※ 임산부 · 영유아 및 미숙아 등의 정기 건강진단 실시기준〈모자보건법 시행규칙 별표 1〉
  ㉠ 임산부
  • 임신 28주까지 : 4주마다 1회
  • 임신 29주에서 36주까지 : 2주마다 1회
  • 임신 37주 이후 : 1주마다 1회
  • 특별자치시장 · 특별자치도지사 또는 시장 · 군수 · 구청장은 임산부가 「장애인복지법」에 따른 장애인인 경우, 만 35세 이상인 경우, 다태아를 임신한 경우 또는 의사가 고위험 임신으로 판단한 경우에는 위에 정해진 건강진단 횟수를 넘어 건강진단을 실시할 수 있다.
  ㉡ 영유아
  • 신생아 : 수시
  • 영유아
  – 출생 후 1년 이내 : 1개월마다 1회
  – 출생 후 1년 초과 5년 이내 : 6개월마다 1회
  ㉢ 미숙아 등
  • 분만의료기관 퇴원 후 7일 이내에 1회
  • 1차 건강진단 시 건강문제가 있는 경우에는 최소 1주에 2회
  • 발견된 건강문제가 없는 경우에는 ㉡의 영유아 기준에 따라 건강진단을 실시한다.

**18** 「학교보건법」에서 정하는 〈보기〉의 내용을 실시하고 필요한 조치를 해야 하는 자는?

〈보기〉

- 학생과 교직원에 대하여 건강검사를 하여야 한다.
- 건강검사의 결과 질병에 감염되었거나 감염될 우려가 있는 학생에 대하여 질병의 치료 및 예방에 필요한 조치를 하여야 한다.
- 학생의 신체발달 및 체력증진, 질병의 치료와 예방, 음주·흡연과 약물 오용(誤用)·남용(濫用)의 예방, 성교육, 정신건강증진 등을 위하여 보건 교육을 실시하고 필요한 조치를 하여야 한다.

① 교육감
② 학교의 장
③ 담임교사
④ 보건교사

---

**18** 학교의 장은 학생과 교직원에 대하여 건강검사를 하여야 한다. 다만, 교직원에 대한 건강검사는 「국민건강보험법」 제52조에 따른 건강검진으로 갈음할 수 있다〈학교보건법 제7조(건강검사 등) 제1항〉. 학교의 장은 제7조에 따른 건강검사의 결과 질병에 감염되었거나 감염될 우려가 있는 학생에 대하여 질병의 치료 및 예방에 필요한 조치를 하여야 한다〈학교보건법 제11조(치료 및 예방조치 등) 제1항〉. 학교의 장은 학생의 신체발달 및 체력증진, 질병의 치료와 예방, 음주·흡연과 마약류를 포함한 약물 오용(誤用)·남용(濫用)의 예방, 성교육, 이동통신단말장치 등 전자기기의 과의존 예방, 도박 중독의 예방 및 정신건강 증진 등을 위하여 보건교육을 실시하고 필요한 조치를 하여야 한다〈학교보건법 제9조(학생의 보건관리)〉.

※ 교육감은 검사비, 치료비 등 제2항 각 호의 조치에 필요한 비용을 지원할 수 있다〈학교보건법 제11조(치료 및 예방조치 등) 제3항〉.

**19** 「노인장기요양보험법」상 장기요양급여 종류에 대한 내용으로 가장 옳은 것은?

① 가족요양비는 재가급여에 포함된다.

② 요양병원간병비는 시설급여에 포함된다.

③ 단기보호는 시설급여에 포함된다.

④ 방문간호는 재가급여에 포함된다.

----

**ANSWER** 19.④

**19** ① 가족요양비는 제24조(가족요양비)에 따라 지급하는 가족장기요양급여로 특별현금급여에 해당한다〈노인장기요양보험법 제23조(장기요양급여의 종류) 제1항 3호 가목〉.

② 요양병원간병비는 제26조(요양병원간병비)에 따라 지급하는 요양병원장기요양급여로 특별현금급여에 해당한다〈노인장기요양보험법 제23조(장기요양급여의 종류) 제1항 3호 다목〉.

③ 단기보호는 수급자를 보건복지부령으로 정하는 범위 안에서 일정 기간 동안 장기요양기관에 보호하여 신체활동 지원 및 심신기능의 유지·향상을 위한 교육·훈련 등을 제공하는 장기요양급여에 해당한다〈노인장기요양보험법 제23조(장기요양급여의 종류) 제1항 1호 마목〉.

※ 장기요양급여의 종류

| 구분 | | 내용 |
|---|---|---|
| 재가급여 | 방문요양 | 장기요양요원이 수급자의 가정 등을 방문하여 신체활동 및 가사활동 등을 지원하는 장기요양급여 |
| | 방문목욕 | 장기요양요원이 목욕설비를 갖춘 장비를 이용하여 수급자의 가정 등을 방문하여 목욕을 제공하는 장기요양급여 |
| | 방문간호 | 장기요양요원인 간호사 등이 의사, 한의사 또는 치과의사의 지시서에 따라 수급자의 가정 등을 방문하여 간호, 진료의 보조, 요양에 관한 상담 또는 구강위생 등을 제공하는 장기요양급여 |
| | 주·야간보호 | 수급자를 하루 중 일정한 시간 동안 장기요양기관에 보호하여 신체활동 지원 및 심신기능의 유지·향상을 위한 교육·훈련 등을 제공하는 장기요양급여 |
| | 단기보호 | 수급자를 보건복지부령으로 정하는 범위 안에서 일정 기간 동안 장기요양기관에 보호하여 신체활동 지원 및 심신기능의 유지·향상을 위한 교육·훈련 등을 제공하는 장기요양급여 |
| | 기타재가급여 | 수급자의 일상생활·신체활동 지원 및 인지기능의 유지·향상에 필요한 용구를 제공하거나 가정을 방문하여 재활에 관한 지원 등을 제공하는 장기요양급여로서 대통령령으로 정하는 것 |
| 시설급여 | | 장기요양기관에 장기간 입소한 수급자에게 신체활동 지원 및 심신기능의 유지·향상을 위한 교육·훈련 등을 제공하는 장기요양급여 |
| 특별현금급여 | | 가족요양비, 특례요양비, 요양병원간병비 |

**20** 우리나라 사회보험 종류별 보장내용으로 가장 옳은 것은?

① 의료를 보장하는 사회보험은 국민연금과 산재보험이다.

② 소득을 보장하는 사회보험은 건강보험과 고용보험이다.

③ 의료와 소득을 모두 보장하는 사회보험은 산재보험이다.

④ 의료와 소득을 모두 보장하는 사회보험은 고용보험이다.

........................................................................................

**ANSWER** 20.③

**20** ③④ 의료와 소득을 모두 보장하는 사회보험은 산재보험으로, 1964년에 시행되었다.
① 의료를 보장하는 사회보험은 건강보험, 산재보험이다.
② 소득을 보장하는 사회보험은 산재보험, 상병수당, 고용보험, 연금보험이다.

※ 4대 사회보험제도 주요 특성

| 구분 | 국민연금 | 건강보험 | 고용보험 | 산재보험 |
|---|---|---|---|---|
| 시행 연도 | 1988년 | 1977년<br>(노인장기요양보험 2008. 7. 1. 실시) | 1995년 | 1964년 |
| 기본 성격 | 소득보장, 장기보험 | 의료보장, 단기보험 | 실업고용,<br>중기보험 | 산재보상,<br>단기보험 |
| 급여 방식 | 현금급여, 소득비례 | 현물급여, 균등급여 | 현금급여,<br>소득비례 | 현물-균등급여,<br>현금-소득비례 |
| 재정 및 관리 | 수정적립방식,<br>전체일괄관리 | 부과방식, 이원화(직장, 지역)관리 | 수정적립방식 | 순부과방식 |
| 관리 단위 | 개인별 관리 | 사업장·세대별 관리 | 사업 | 사업장 |
| 보험료 관장 | 보건복지부장관 | 보건복지부장관 | 고용노동부장관 | 고용노동부장관 |
| 자격관리 방식 | 직장·지역 통합관리 | 직장·지역통합관리 | 사업별관리,<br>가입자관리 | 사업별관리,<br>가입자관리 |
| 보험료 부과 단위 | 사업장, 지역(개인별) | 사업장, 지역(세대별) | 사업 | 사업 |

**1** 다음 설명에 해당하는 표본추출 방법은?

> 모집단에 대한 사전지식이 있을 때 모집단을 우선 몇 개의 동질적 소집단으로 분류한 다음 각 소집단으로부터 대상자를 무작위로 추출한다.

① 단순무작위추출법(simple random sampling)

② 계통추출법(systematic sampling)

③ 층화무작위추출법(stratified random sampling)

④ 집락추출법(cluster sampling)

**2** 알마아타 선언에서 제시한 일차보건의료의 필수내용이 아닌 것은?

① 예방접종

② 안전한 식수의 공급

③ 치료기술의 개발

④ 모자보건사업

---

**ANSWER** 20.③

**1** ③ **층화무작위추출법** : 모집단을 몇 개의 동질적인 소집단(층)으로 분류한 다음 각 소집단에서 무작위로 표본을 추출하는 것이다. 소집단의 특성을 반영하여 정확한 결과를 얻을 수 있다.
  ① **단순무작위추출법** : 집단의 모든 구성원이 동일한 확률로 선택될 수 있도록 무작위로 표본을 추출하는 방법이다.
  ② **계통추출법** : 모집단의 구성원들을 일정한 간격으로 선택하는 방법이다.
  ④ **집락추출법** : 모집단을 이질적인 소집단(집락)으로 나누고, 이 중 몇 개의 집락을 무작위로 선택하고 선택된 집락 내에서 모든 구성원 또는 일부를 표본으로 추출하는 방법이다.

**2** ③ 치료기술을 개발하는 것은 첨단 의료기술로 일차보건의료에 해당되는 내용이 아니다.
  ※ **알마아타 선언** … 1978년에 세계보건기구(WHO)와 유엔아동기금(UNICEF)이 공동으로 채택한 선언이다. 모든 사람이 일차보건의료에 접근하는 것이 목표이다. 일차보건의료의 필수내용은 예방접종, 안전한 식수의 공급, 모자보건사업, 기본적인 위생시설 제공, 질병 예방 및 관리, 필수 의약품 제공 등이 있다.

**3** 민간보험과 구별되는 우리나라 국민건강보험의 특징은?

① 임의 가입

② 균등한 급여수준

③ 보험료의 정액제

④ 자유경쟁의 원리 적용

**4** 세계보건기구(WHO)에 대한 설명으로 옳지 않은 것은?

① 1948년에 발족하였다.

② 5개의 지역사무소를 두고 있다.

③ 우리나라는 서태평양 지역사무소 소속이다.

④ 우리나라는 65번째로 가입하였다.

**5** 특정 지역에서 단기간 내에 빠른 속도로 전파되는 감염병의 역학적 유형은?

① 세계성(pandemic)

② 산발성(sporadic)

③ 토착성(endemic)

④ 유행성(epidemic)

---

**ANSWER** 3.② 4.② 5.④

**3** ① 국민건강보험은 강제적으로 가입하는 방식이다.

③ 소득에 비례하여 보험료를 부과하는 정률제를 채택하고 있다.

④ 정부가 운영하는 단일 보험자로 자유경쟁의 원리를 적용하지 않는다.

※ 국민건강의 주요 특징… 강제가입, 균등한 급여 수준, 보험료의 정률제, 비경쟁 원리

**4** WHO는 6개의 지역사무소를 운영하고 있다. 지역사무소는 아프리카, 아메리카, 동남아시아, 유럽, 중동, 서태평양 지역에 위치한다.

**5** ④ 유행성: 특정 지역에서 단기간 내에 빠른 속도로 전파되어 많은 사람들이 동시에 감염되는 감염병으로 독감 유행이 대표적이다.

① 세계성: 세계적 범위로 확산되어 여러 나라와 대륙에 걸쳐 영향을 미치는 감염병으로 COVID-19 팬데믹이 있다.

② 산발성: 감염병이 특정 지역에서 불규칙하게, 드물게 발생하는 것으로 단일 사건의 식중독 발생 등을 의미한다.

③ 토착성: 특정 지역이나 인구에서 지속적으로 존재하며 발생하는 감염병으로 말라리아가 일부 열대 지역에서 토착병으로 존재하는 것이다.

**6** 「검역법」상 '검역감염병'에 해당하는 것은?

① 콜레라
② 후천성면역결핍증(AIDS)
③ 말라리아
④ 결핵


**7** 다음에서 설명하는 식중독의 원인균은?

---

• 어패류 섭취에 의해 많이 발생한다.
• 70℃에서 15분간 조리하면 식중독을 예방할 수 있다.

---

① 클로스트리디움 퍼프린젠스(Clostridium perfringens)
② 캠필로박터(Campylobacter jejuni)
③ 장염비브리오(Vibrio parahaemolyticus)
④ 바실러스 세레우스(Bacillus cereus)


**8** 불쾌지수 측정에 필요한 온열요소만을 모두 고르면?

---

㉠ 기온
㉡ 기습
㉢ 기류
㉣ 복사열

---

① ㉠, ㉡
② ㉠, ㉢
③ ㉡, ㉣
④ ㉢, ㉣

---

**ANSWER** 6.① 7.③ 8.①

**6** 「검역법」 제2조(정의)에 의해 검역감염병은 콜레라, 페스트, 황열, 중증 급성호흡기 증후군(SARS), 동물인플루엔자 인체감염증, 신종인플루엔자, 중동 호흡기 증후군(MERS), 에볼라바이러스병이 해당한다.

**7** ③ 장염비브리오 : 주로 어패류(생선, 조개류 등)를 섭취함으로써 발생하는 식중독의 원인균이다. 70°C에서 15분간 조리하면 사멸하여 식중독을 예방할 수 있다.
① 클로스트리디움 퍼프린젠스 : 주로 육류, 가금류 및 가공식품에서 발생한다.
② 캠필로박터 : 주로 가금류, 오염된 물 및 비살균 우유에서 발생한다.
④ 바실러스 세레우스 : 주로 쌀, 파스타 및 여러 식품에서 발생하며, 토양이나 먼지에 널리 분포하는 세균이다.

**8** 불쾌지수(Discomfort Index) … 사람의 체감 온도를 나타내는 지표이다. 사람의 열적 쾌적감에 큰 영향을 주고 불쾌지수를 측정하는 데 필수적인 요소인 기온과 기습(습도)을 바탕으로 계산된다.

**9** 다음 특징을 모두 가지는 공기의 조성 성분은?

> • 공기의 78%를 차지한다.
> • 이상기압일 때 발생하는 잠함병의 원인이 된다.
> • 호흡할 때 단순히 기도를 출입할 뿐 생리적으로 불활성인 기체이다.

① 산소
② 질소
③ 이산화탄소
④ 일산화탄소

**10** 식품의 보존방법 중 물리적 방법은?

① 방사선 처리법
② 염장법
③ 보존료 첨가법
④ 산 저장법

**11** 보건지표와 그 산출에 필요한 정보가 옳게 짝지어지지 않은 것은?

① 조출생률 – 당해 연도 출생아 수, 당해 연도 15 ~ 49세까지의 여자 수
② 영아사망률 – 당해 연도 1세 미만 사망아 수, 당해 연도 출생아 수
③ 비례사망지수 – 당해 연도 50세 이상 사망자 수, 당해 연도 사망자 수
④ $\alpha$ -index – 당해 연도 영아 사망자 수, 당해 연도 신생아 사망자 수

---

**ANSWER** 9.② 10.① 11.①

**9**  ① 산소 : 공기의 약 21%를 차지하며, 생명체의 호흡과 생리적 과정에 필수적인 역할을 한다.
　③ 이산화탄소 : 공기의 소량을 차지하며, 호흡과정에서 중요한 역할을 하지만 공기의 78%를 차지하지 않는다.
　④ 일산화탄소 : 매우 소량 존재하며, 독성이 있어 호흡 시 체내 산소 운반을 방해한다.

**10**  ① 방사선 처리법 : 물리적 방법이다. 방사선을 이용하여 식품의 미생물을 사멸하거나 억제하여 보존성을 높이는 방법이다.
　② 염장법 : 화학적 방법으로 소금을 이용하여 식품의 수분 활동을 낮추어 미생물의 성장을 억제하는 방법이다.
　③ 보존료 첨가법 : 화학적 방법으로 보존료를 첨가하여 미생물의 성장을 억제하는 방법이다.
　④ 산 저장법 : 화학적 방법으로 산을 이용하여 pH를 낮추어 미생물의 성장을 억제하는 방법이다.

**11**  출생률은 당해 연도 출생아 수를 총인구로 나누어 나오는 것으로 당해 연도 15 ~ 49세까지의 여자 수는 필요하지 않다.

**12** 「감염병의 예방 및 관리에 관한 법률」상 감염병병원체 확인기관이 아닌 것은?

① 보건소

② 보건지소

③ 보건환경연구원

④ 질병관리청


**13** 「의료법 시행규칙」상 '진료기록부 등'을 보존기간이 긴 것부터 순서대로 바르게 나열한 것은?

① 수술기록, 처방전, 환자 명부

② 환자 명부, 처방전, 검사내용 및 검사소견기록

③ 진료기록부, 조산기록부, 처방전

④ 처방전, 진료기록부, 환자 명부


........................................................................................

**ANSWER** 12.② 13.③

**12** 「감염병의 예방 및 관리에 관한 법률」 제16조의2(감염병병원체 확인기관)에 의하면 실험실 검사 등을 통하여 감염병병원체를 확인할 수 있는 확인기관은 질병관리청, 질병대응센터, 「보건환경연구원법」 제2조에 따른 보건환경연구원, 「지역보건법」 제10조에 따른 보건소, 「의료법」 제3조에 따른 의료기관 중 진단검사의학과 전문의가 상근(常勤)하는 기관, 「고등교육법」 제4조에 따라 설립된 의과대학 중 진단검사의학과가 개설된 의과대학, 「결핵예방법」 제21조에 따라 설립된 대한결핵협회(결핵환자의 병원체를 확인하는 경우만 해당한다), 「민법」 제32조에 따라 한센병환자 등의 치료·재활을 지원할 목적으로 설립된 기관(한센병환자의 병원체를 확인하는 경우만 해당한다), 인체에서 채취한 검사물에 대한 검사를 국가, 지방자치단체, 의료기관 등으로부터 위탁받아 처리하는 기관 중 진단검사의학과 전문의가 상근하는 기관이 있다.

**13** 진료기록부(10년), 조산기록부(5년), 처방전(2년)

※ **진료기록부 등의 보존** … 의료인이나 의료기관 개설자는 법 제22조제2항에 따른 진료기록부등을 다음 각 호에 정하는 기간 동안 보존하여야 한다〈의료법 시행규칙 제15조〉.

ㄱ 환자 명부 : 5년

ㄴ 진료기록부 : 10년

ㄷ 처방전 : 2년

ㄹ 수술기록 : 10년

ㅁ 검사내용 및 검사소견기록 : 5년

ㅂ 방사선 사진(영상물을 포함한다) 및 그 소견서 : 5년

ㅅ 간호기록부 : 5년

ㅇ 조산기록부 : 5년

ㅈ 진단서 등의 부본(진단서·사망진단서 및 시체검안서 등을 따로 구분하여 보존할 것) : 3년

**14** 질병통계에 사용되는 역학지표에 대한 설명으로 옳은 것은?

① 2차 발병률은 질병의 중증도를 나타낸다.

② 발생률은 어떤 시점에 특정 질병에 이환되어 있는 환자 수이다.

③ 유행기간이 매우 짧을 때에는 유병률과 발생률이 같아진다.

④ 유병률은 일정한 기간에 한 인구 집단 내에서 새로 발생한 환자 수이다.

**15** 산업재해보상보험에 대한 설명으로 옳은 것은?

① 상시 근로자 1인 미만인 사업장은 제외된다.

② 사업주가 보험료 전액을 부담하는 것을 원칙으로 한다.

③ 사업주의 자유의사에 따라 가입을 선택할 수 있다.

④ 근로자가 통상적인 경로와 방법으로 출퇴근 중 발생하는 사고는 업무상 재해가 아니다.

**16** 「정신건강증진 및 정신질환자 복지서비스 지원에 관한 법률」상 정신건강전문요원에 해당하지 않는 것은?

① 정신건강임상심리사

② 정신건강사회복지사

③ 정신건강작업치료사

④ 정신건강보건교육사

......................................................................................................................................................................

**ANSWER** 14.③  15.②  16.④

**14**   ③ 유행기간이 매우 짧아지면 질병이 빨리 발생하고 회복되기 때문에 발생률과 유병률이 유사해질 수 있다.
　　　① 2차 발병률은 감염된 사람과 접촉하여 감염된 사람의 비율을 나타내는 지표로, 질병의 중증도가 아니라 전파력을 나타낸다.
　　　② 발생률은 일정 기간 동안 새로 발생한 질병의 환자 수로 특정 시점의 환자 수는 유병률이다.
　　　④ 유병률은 특정 시점에서 인구 집단 내에 존재하는 총 환자 수로, 새로 발생한 환자 수는 발생률이다.

**15**   ② 산업재해보상보험의 보험료는 사업주가 전액 부담하는 것이 원칙으로 근로자는 보험료를 부담하지 않는다.
　　　① 상시 근로자 1인 이상인 사업장은 산업재해보상보험 적용 대상이지만, 1인 미만인 사업장도 적용받을 수 있습니다. 다만,
　　　　적용 예외 사업장이 있다.
　　　③ 산업재해보상보험은 법에 의해 의무적으로 가입해야 하는 보험으로, 사업주의 자유의사로 가입을 선택할 수 없다.
　　　④ 근로자가 통상적인 경로와 방법으로 출퇴근 중 발생하는 사고는 업무상 재해로 인정된다.

**16**   「정신건강증진 및 정신질환자 복지서비스 지원에 관한 법률」제17조(정신건강전문요원의 자격 등)에 따라 정신건강임상심리사,
　　　정신건강간호사, 정신건강사회복지사 및 정신건강작업치료사로 구분한다.

**17** 다음 빈칸에 들어갈 값은?

> 「산업재해보상보험법」상 장해보상일시금은 '장해등급표'에 따라 [ ]개 등급으로 나누어 지급한다.

① 5

② 7

③ 10

④ 14

**18** 다음 사례에서 신종감염병 C에 대한 여자의 2021년 치명률(%)은?

> 2021년 인구수가 100,000명(남자 60,000명, 여자 40,000명)인 지역의 사망자 수는 1,000명(남자 750명, 여자 250명)이다. 이때 유행한 신종감염병 C의 확진자 수는 총 300명(남자 200명, 여자 100명)이며, 그중 2021년도 사망자는 25명(남자 15명, 여자 10명)이다.

① 4

② 10

③ 15

④ 40

---

**ANSWER** 17.④  18.②

**17** 「산업재해보상보험법 시행령」[별표6] 장해등급의 기준에 따라서 등급은 14개의 등급으로 나뉜다.

**18** 치명률(Case Fatality Rate, CFR)은 특정 질병으로 인해 사망한 사람의 수를 해당 질병에 걸린 총 확진자 수로 나누어 백분율로 나태낸 것이다.

$$치명률(\%) = \left( \frac{여자\,사망자의\,수}{여자\,확진자의\,수} \right) \times 100 = \left( \frac{10}{100} \right) \times 100 = 10(\%)$$

2021년 신종감염병 C에 대한 여자의 치명률은 10%이다.

**19** 신증후군출혈열에 대한 설명으로 옳지 않은 것은?

① 등줄쥐가 매개체이다.

② 10 ~ 12월에 가장 많이 발생한다.

③ 병원체가 리케차이다.

④ 임상양상 중 이뇨기가 있다.

**20** 국민건강보험법령상 요양급여 대상에 해당하는 것은?

① 안경, 콘텍트렌즈 등을 대체하기 위한 시력교정술

② 멀미 예방, 금연 등을 위한 진료

③ 장애인 진단서 등 각종 증명서 발급을 목적으로 하는 진료

④ 파상풍 혈청주사 등 치료목적으로 사용하는 예방주사

--------------------------------------------------------------------

**ANSWER** 19.③  20.④

**19**  ③ 신증후군출혈열의 병원체는 리케차가 아니라 한타바이러스(Hantavirus)이다. 리케차는 발진티푸스와 같은 다른 질병의 병원체이다.
① 신증후군출혈열은 등줄쥐와 같은 설치류가 매개체로서 바이러스를 전파한다.
② 신증후군출혈열은 주로 가을철(10~12월)에 많이 발생한다.
④ 신증후군출혈열의 임상양상에는 발열기, 저혈압기, 핍뇨기, 이뇨기, 회복기의 다섯 단계가 있다.

**20**  ①②③ 미용 목적이나 생활 편의 수술, 예방을 목적으로 하는 진료, 증명서 발급을 위한 진료는 요양급여 대상이 아니다.
※ **요양급여** … 가입자와 피부양자의 질병, 부상, 출산 등에 대하여 진찰 · 검사, 약제(藥劑) · 치료재료의 지급 처치 · 수술 및 그 밖의 치료, 예방 · 재활, 입원, 간호, 이송(移送)의 요양급여를 실시한다〈국민건강보험법 제41조〉.
※ **비급여대상** … 업무 또는 일상생활에 지장이 없는 경우에 실시 또는 사용되는 행위 · 약제 및 치료재료, 신체의 필수 기능개선 목적이 아닌 경우에 실시 또는 사용되는 행위 · 약제 및 치료재료, 예방진료로서 질병 · 부상의 진료를 직접목적으로 하지 아니하는 경우에 실시 또는 사용되는 행위 · 약제 및 치료재료, 보험급여 시책상 요양급여로 인정하기 어려운 경우 및 그 밖에 건강보험급여원리에 부합하지 아니하는 경우로서 다음 각목에서 정하는 비용 · 행위 · 약제 및 치료재료, 건강보험제도의 여건상 요양급여로 인정하기 어려운 경우, 약사법령에 따라 허가를 받거나 신고한 범위를 벗어나 약제를 처방 · 투여하려는 자가 보건복지부장관이 정하여 고시하는 절차에 따라 의학적 근거 등을 입증하여 비급여로 사용할 수 있는 경우 등이 있다〈국민건강보험 요양급여의 기준에 관한 규칙 [별표 2]〉.

**1** 초등학생들의 신체발달 상황을 파악하기 위하여 체중을 조사한 결과 평균이 $\mu$이고 분산이 $\sigma^2$인 정규분포(noimal distribution)를 따른다고 한다. 이러한 분포를 평균이 0이고 분산이 1인 분포로 변환하고자 할 때 체중 x값의 표준화에 필요한 z값(z-score)의 산출식으로 옳은 것은?

① $(\chi - \mu)/\sigma$

② $(\chi - \mu)/\sigma^2$

③ $(\chi - \sigma)/\mu$

④ $(\chi - \sigma^2)/\mu$

**2** 방어회와 오징어회를 먹은 후 심한 복통과 오한, 구토 증상이 나타났을 경우 감염된 기생충으로 옳은 것은?

① 선모충

② 무구조충

③ 아니사키스

④ 요코가와흡충

---

**ANSWER** 1.① 2.③

**1** 주어진 체중 $x$는 평균이 $\mu$이고 분산이 $\sigma^2$인 정규분포를 따른다. 이 값을 평균이 0이고 분산이 1인 표준 정규분포로 변환하기 위해서 $(\chi - \mu)/\sigma$을 표준화에 필요한 산출식으로 사용해야 한다.

**2** ③ 아니사키스 : 생선과 오징어와 같은 해산물에 기생하는 기생충에 해당한다. 감염된 해산물을 섭취했을 때 인간에게 아니사키스증(Anisakiasis)을 유발한다. 아니사키스증(Anisakiasis)의 주요 증상으로는 심한 복통, 오한, 구토 등이 있다.

① 선모충 : 주로 덜 익힌 돼지고기나 야생 동물을 섭취했을 때 감염된다.

② 무구조충 : 소고기를 통해 감염된다.

④ 요코가와흡충 : 민물고기를 통해 감염된다.

**3** 생태학적 모형에 따른 보건사업 단계 중 개인 간 수준의 전략 유형에 해당하는 것은?

① 청소년 성교육

② 집단규범 변경과 사회적 지지그룹 구성

③ 보건소와 어린이집연합회가 공동으로 '건강한 어린이집인증제' 실시

④ 실내와 공공장소에서의 금연 정책

**4** 전향적 코호트 연구와 비교하였을 때, 환자 - 대조군 연구에 대한 설명으로 가장 옳은 것은?

① 질병발생률이 낮은 희귀질환은 부적절하다.

② 상대위험도 및 귀속위험도를 구할 수 있다.

③ 환자의 기억력이 정확하지 않으면 착오가 생길 수 있다.

④ 많은 연구대상자가 필요하며, 대상자가 도중에 탈락할 수 있다.

**5** 현재의 공기 1m³에 포화될 수 있는 수증기 량과 그중에 함유되어 있는 수증기량과의 차이는?

① 절대습도                        ② 포화습도

③ 상대습도                        ④ 포차

---

**ANSWER** 3.② 4.③ 5.④

**3** 생태학적 모형은 건강에 영향을 미치는 다양한 수준의 요인들을 고려하여, 개인/개인 간/조직/지역사회/공공정책으로 전략 유형을 나누어 접근한다. '집단규범 변경과 사회적 지지그룹 구성'은 개인 간 수준의 전략유형에 해당한다.

**4** ① 환자-대조군 연구는 희귀질환을 연구하는 데 적합하다. 희귀질환은 전향적 코호트 연구는 많은 인구를 오랜 기간 추적해야 하기 때문에 비효율적이다.

② 환자-대조군 연구에서 오즈비(odds ratio)를 구한다. 상대위험도(relative risk)와 귀속위험도(attributable risk)는 코호트 연구에서 주로 사용된다.

④ 환자-대조군 연구는 전향적 코호트 연구보다 적은 수의 연구대상자가 필요하다. 환자-대조군 연구는 이미 질병이 발생한 환자와 대조군을 비교하는 방식이므로 도중에 탈락하는 문제가 적은 편이다.

**5** ① 절대습도 : 공기 중에 포함된 수증기의 실제 질량이다.

② 포화습도 : 특정 온도에서 공기가 포화 상태일 때 포함할 수 있는 최대 수증기량이다.

③ 상대습도 : 현재 공기 중의 수증기량을 같은 온도에서의 포화 수증기량과 비교한 백분율이다.

**6** 모자보건법령상 산후조리업에 종사하는 사람이 받아야 하는 예방접종에 해당하는 것은?

① 장티푸스
② 결핵
③ 한센병
④ 인플루엔자


**7** 하인리히(Heinrich)의 재해 구성비율 1 : 29 : 300의 법칙에서 29가 의미하는 것으로 옳은 것은?

① 330회 사고 가운데 경상해사고 29회
② 330회 사고 가운데 중상해사고 29회
③ 300회 사고 가운데 경상해사고 29회
④ 300회 사고 가운데 무상해사고 29회


**8** 〈보기〉의 공중보건 역사상 발생했던 사건들을 시간 순서대로 바르게 나열한 것은?

---- 〈보기〉 ----

㉠ 제너에 의해 우두접종법이 발견되었다.
㉡ 라마치니가 '노동자의 질병'을 발간하였다.
㉢ 영국의 채드윅은 '열병보고서'를 정부에 제출하였다.
㉣ 페스트 예방대책으로 라구사에서 40일 간의 격리기간을 두었다.

① ㉡ - ㉣ - ㉠ - ㉢
② ㉣ - ㉠ - ㉡ - ㉢
③ ㉣ - ㉠ - ㉢ - ㉡
④ ㉣ - ㉡ - ㉠ - ㉢

----

**ANSWER** 6.④ 7.① 8.④

**6** 「모자보건법 시행령」제16조(건강진단 및 예방접종 등) 제4항에 따라서 인플루엔자 예방접종(연 1회 실시), 백일해(百日咳) 예방접종(산후조리원에 근무하기 2주 전까지 실시) 예방접종을 실시한다.

**7** 하인리히의 법칙에 따르면, 330회의 사고가 발생할 때 그 중 1회는 중상해를 동반한 '중대사고'이고, 29회는 '경상해사고'이고, 300회는 '무상해사고'이다.

**8** ㉣ 라구사(현 크로아티아의 두브로브니크)에서 페스트 확산을 막기 위해 40일 간의 격리인 검역(quarantine)을 시행한 것은 1377년이다.
㉡ 이탈리아의 의사 베르나르디노 라마치니가 산업의학의 기초를 다진 '노동자의 질병'을 발간한 것은 1700년이다.
㉠ 에드워드 제너가 천연두를 예방하기 위해 우두접종법을 발견한 것은 1796년이다.
㉢ 에드윈 채드윅이 영국 정부에 '열병보고서'를 제출한 것은 1842년이다.

**9** 뢰머(Roemer)의 보건의료체계 분류 중 〈보기〉가 설명하는 유형으로 가장 옳은 것은?

─────────────── 〈보기〉 ───────────────

사회보험이나 조세로 보건의료서비스를 제공한다. 의사들은 개원할 수 있고 진료비는 제3자 지불기구로부터 지급받는다. 의료공급이 민간 중심으로 되어 있지만, 사회보험을 통해 의료제공자에 대한 정부의 개입이 비교적 강한 편이다. 사회보험이 중심이지만 민간의료보험이 보완적으로 발달해 있고, 의료의 질은 높은 편이지만 국민의료비의 증가 추이가 높은 편이다. 정부 세출에서 보건의료비가 차지하는 비중이 크다는 것이 큰 특징이다.

① 보편적 포괄형                    ② 복지지향형

③ 사회주의형                       ④ 자유기업형


**10** 〈보기〉의 측정값에 대한 산술평균, 중위수, 최빈수로 옳은 것은?

─────────────── 〈보기〉 ───────────────

1, 6, 7, 10, 4, 2, 3, 15, 4, 8

|    | 산술평균 | 중위수 | 최빈수 |
|----|------|------|------|
| ① | 4 | 4 | 1 |
| ② | 5 | 5 | 1 |
| ③ | 6 | 5 | 4 |
| ④ | 6 | 6 | 4 |

．．．．．．．．．．．．．．．．．．．．．．．．．．．．．．．．．．．．．．．．．．．．．．．．．．．．．．．．．．．．．．．．．．．．．．．．．．．．．．．

**ANSWER** 9.② 10.③

**9** 〈보기〉의 유형은 복지지향형 보건의료체계에 해당한다. 복지지향형은 의료서비스가 사회보험이나 조세를 통해 제공되며, 의료제공자는 민간 중심으로 구성되어 있으나 정부의 개입이 비교적 강하게 나타나는 구조이다. 대표적인 국가로는 독일, 프랑스 등이 있다.

**10** ㉠ 산술평균 : 산술평균은 모든 값을 더한 후 값의 개수로 나누는 것으로 $\frac{1+6+7+10+4+2+3+15+4+8}{10} = \frac{60}{40} = 6$이다.

㉡ 중위수 : 중위수는 데이터를 크기 순서대로 나열했을 때 가운데 위치한 값이다. 주어진 값을 크기 순서대로 나열하면 1, 2, 3, 4, 4, 6, 7, 8, 10, 15이고 데이터의 개수가 짝수(10개)이다. 가운데 두 값은 4와 6이므로, 중위수는 $\frac{4+6}{2} = 5$에 해당한다.

㉢ 최빈수 : 가장 자주 나타나는 값이다. 〈보기〉의 측정값에서 4가 두 번 나타나기 때문에 4가 최빈수에 해당한다.

**11** 가시광선의 작용으로 가장 옳은 것은?

① 혈압 강하작용을 한다.

② 명암 및 색채의 구별을 가능하게 한다.

③ 피부결핵이나 피부병을 치료한다.

④ 체온을 상승시켜 혈관확장을 일으킨다.


**12** 「국민건강증진법」에 근거한 제5차 국민건강증진종합계획 (HP2030)의 비전에 해당하는 것은?

① 온 국민이 함께하는 건강세상

② 75세의 건강장수 실현이 가능한 사회

③ 모든 사람이 평생건강을 누리는 사회

④ 온 국민이 함께 만들고 누리는 건강세상


**13** 노인보건사업을 수행할 때 고려해야 하는 접근원칙에 대한 설명으로 가장 옳지 않은 것은?

① 질병 중심의 접근

② 사람 중심의 접근

③ 포괄적, 통합적 접근

④ 지역사회기반 서비스 접근


**ANSWER** 11.② 12.③ 13.①

**11** ② 가시광선은 인간의 눈에 보이는 빛의 범위에 속하는 전자기파이다. 명암과 색채를 인식하는 역할을 한다. 시각을 통해 물체의 형태와 색상을 구별하는 데 중요한 역할을 한다.
① 광선 요법과 관련이 있지만 가시광선의 작용으로 적절하지 않다.
③ 자외선(UV) 치료와 관련이 있다.
④ 적외선(IR) 복사와 관련이 있다.

**12** 제5차 국민건강증진종합계획의 비전은 '모든 사람이 평생건강을 누리는 사회'에 해당한다.
※ 제5차 국민건강증진종합계획 목표
⊙ (모든 사람) 성, 계층·지역 간 건강형평성을 확보, 적용 대상을 모든 사람으로 확대한다.
⊙ (평생 건강을 누리는 사회) 출생부터 노년까지 전 생애주기에 걸친 건강권 보장, 정부를 포함한 사회 전체를 포괄한다.

**13** ① 질병 중심의 접근은 특정 질병이나 상태에 초점을 맞추는 방식에 해당한다. 노인보건사업에서는 노인의 전반적인 건강과 웰빙을 고려하는 포괄적이고 사람 중심의 접근이 중요하다.

**14** 기초대사량에 대한 설명으로 가장 옳은 것은?

① 최소한의 생명을 유지하고 신체활동을 위해 필요한 에너지 대사량이다.

② 체지방과 근육량이 많을수록, 체표면적이 작을수록 기초대사량이 높아진다.

③ 아침 식사 후 8~10시간이 지나고 정신적으로 안정된 상태에서 측정한다.

④ 체중 60kg인 성인 남자의 1일 기초대사량은 약 1,400kcal이다.

**15** 「학교보건법」에서 지정하고 있는 내용으로 옳지 않은 것은?

① 교육환경보호구역의 설정

② 대기오염대응매뉴얼의 작성

③ 학생건강증진 기본계획의 수립

④ 감염된 것으로 의심되는 교직원에 대한 등교 중지

**16** 특정 지역사회 안에서 어떤 보건문제가 발생할 확률이 50%라고 할 때 오즈(odds) 값으로 옳은 것은?

① 0                                          ② 0.5

③ 1                                          ④ 2

----

**ANSWER** 14.④ 15.① 16.③

**14** ④ 기초대사량은 생명을 유지하는 데 필요한 최소한의 에너지 대사량이다. 개인의 체중, 체조성, 나이, 성별 등에 따라 기초대사량은 다르다.

① 기초대사량은 최소한의 생명을 유지하기 위해 필요한 에너지 대사량이다. 신체활동을 위한 에너지는 포함되지 않는다.

② 근육량이 많을수록 기초대사량이 높아지지만, 체지방이 많다고 기초대사량이 높아지지 않는다. 체표면적이 클수록 기초대사량이 높다.

③ 기초대사량은 아침 식사 전, 12시간 금식 상태에서, 편안하게 누워있는 상태에서 측정한다.

**15** ② 「학교보건법」제5조(대기오염대응매뉴얼의 작성 등)

③ 「학교보건법」제7조의2(학생건강증진 시행계획의 수립·시행 등)

④ 「학교보건법」제8조(등교 중지) 제3항

**16** 오즈(odds)는 특정 사건이 발생할 확률을 발생하지 않을 확률로 나눈 값이다.

발생할 확률 P가 50%면 발생하지 않을 확률도 50%에 해당한다.

오즈는 발생할 확률을 발생하지 않을 확률로 나눈 값이므로 오즈 값은 $\frac{50\%}{50\%} = 1$ 이다.

**17** 의료비 상승의 억제효과가 큰 진료비 지불방식부터 순서대로 바르게 나열한 것은?

① 인두제 > 행위별수가제 > 포괄수가제

② 인두제 > 포괄수가제 > 행위별수가제

③ 포괄수가제 > 인두제 > 행위별수가제

④ 포괄수가제 > 행위별수가제 > 인두제



**18** 표준예방접종일정표에 따라 생후 6개월에 3차 예방접종이 진행되는 감염병으로 가장 옳은 것은?

① 수두, 디프테리아

② 폐 렴구균감염증, b형 헤모필루스인플루엔자

③ A형간염, B형간염

④ 일본뇌염, 로타바이러스 감염증

---

**ANSWER** 17.② 18.②

**17** • 인두제 : 의사에게 환자 1인당 일정 금액을 지급하는 방식이다. 의사에게 더 많은 환자를 보는 것보다 효율적인 진료를 제공하도록 인센티브를 주므로 의료비 상승 억제 효과가 가장 크다.
  • 포괄수가제 : 특정 질병군에 대해 정해진 금액을 지급하는 방식이다. 환자가 어떤 치료를 받든 동일한 금액이 지급되므로 과잉 진료를 억제하는 효과가 있다.
  • 행위별수가제 : 제공된 서비스의 종류와 양에 따라 지불하는 방식이다. 더 많은 서비스를 제공할수록 더 많은 보수를 받기 때문에 의료비가 상승할 가능성이 가장 크다.

**18** 6개월에 3차 예방접종이 진행되는 감염병으로는 HepB(B형간염), DTaP(디프테리아·파상풍·백일해), Hb(b형 헤모필루스인플루엔자), PCV(폐렴구균 단백결합), RV(로타바이러스 감염증)가 있다.

**19** 9~11월 주수기에 주로 농부에게서 발병하며, 들쥐의 배설물을 매개로 감염되는 급성 발열성 질환으로 가장 옳은 것은?

① 말라리아
② 일본뇌염
③ 쯔쯔가무시병
④ 렙토스피라증

....................................................................................................................................................

**ANSWER** 19.④

**19** ④ 렙토스피라증 : 렙토스피라증(Leptospirosis)은 렙토스피라(Leptospira) 속의 세균에 의해 발생하는 질환이다. 감염된 동물의 소변이나 오염된 물과의 접촉을 통해 전파된다. 쥐와 같은 설치류의 배설물이 주요 매개체이다. 습하고 따뜻한 환경에서 발병하고 농부나 야외 작업을 하는 사람들에게서 주로 발생한다.
①② 모기에 의해 전파된다.
③ 쯔쯔가무시병 : 털진드기 유충에 의해 전파되고, 가을철에 주로 발생한다.

**20** 산소중독증의 증상에 해당하지 않는 것은?

① 폐부종

② 이통(耳痛)

③ 감각둔화

④ 충혈

**20** 산소중독증의 대표적인 증상은 신경계 경련, 호흡계 손상 등이 있다. 폐부종, 이통, 충혈 등이 일반적인 증상으로 나타난다.

# 03

# 의료관계법규

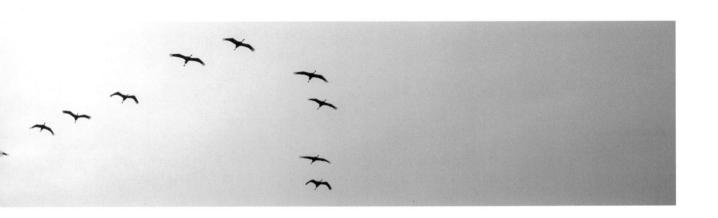

**1** 「의료법 시행규칙」상 병원감염 예방을 위하여 감염관리위원회를 설치·운영해야 하는 의료기관으로 옳은 것은? [기출변형]

① 200개 이상의 병상을 갖춘 병원 및 종합병원
② 150개 이상의 병상을 갖춘 병원 및 종합병원
③ 100개 이상의 병상을 갖춘 병원급 의료기관
④ 종합병원 및 중환자실을 운영하는 의료기관

---

**ANSWER** 1.③

**1** 100개 이상의 병상을 갖춘 병원급 의료기관의 장은 감염관리위원회와 감염관리실을 설치·운영하고 감염관리 업무를 수행하는 전담 인력을 두는 등 필요한 조치를 하여야 한다〈의료법 제47조 제1항, 의료법 시행규칙 제43조 제1항〉.

**2** 「의료법」 및 「진단용 방사선 발생장치의 안전관리에 관한 규칙」상 진단용 방사선의 안전관리책임자의 직무로 명시되지 않은 것은?

① 방사선 관계 종사자에 대한 피폭선량을 측정한 결과 방사선 관계 종사자의 선량한도를 초과한 자에 대한 건강진단 등의 필요한 조치

② 피폭선량 측정에 영향을 미치는 방사선 관계 종사자의 소속 변동사실의 측정기관에의 통보

③ 환자 및 방사선 관계 종사자에 대한 방사선피해로부터의 방어조치

④ 소속 방사선 관계 종사자에 대한 자체교육훈련의 실시

---

**ANSWER** 2.①

**2** 안전관리책임자의 직무〈진단용 방사선 발생장치의 안전관리에 관한 규칙 제11조〉
ㄱ 안전관리업무의 계획 · 점검 및 평가
ㄴ 소속 방사선 관계 종사자에 대한 자체교육훈련의 실시
ㄷ 환자 및 방사선 관계 종사자에 대한 방사선피해로부터의 방어조치
ㄹ 진단 영상정보 관련 설비의 안전관리
ㅁ 피폭선량 측정에 영향을 미치는 방사선 관계 종사자의 소속 변동사실의 측정기관에의 통보
ㅂ 방사선 관계 종사자의 피폭선량 측정에 영향을 미치는 피폭선량계의 파손 및 분실사실의 측정기관에의 통보
ㅅ 신고와 검사 또는 측정에 관한 사항
ㅇ 진단용 방사선 발생장치, 방사선 관계 종사자 및 방사선 방어시설(이하 "진단용 방사선 발생장치등"이라 한다)에 관한 서류의 작성 · 비치 및 보존에 관한 사항

**3** 의료기관 개설자가 의료업을 폐업하거나 1개월 이상 휴업할 때, 필요한 절차로 옳은 것은?

① 종합병원은 휴업, 폐업시 모두 관할 시·도지사에게 허가를 받아야 한다.

② 병원은 휴업·폐업시 모두 관할 시장·군수·구청장에게 신고하여야 한다.

③ 의원은 휴업할 때에는 시장·군수·구청장에게 신고, 폐업할 때에는 허가를 받아야 한다.

④ 요양병원은 휴업할 때에는 시장·군수·구청장에게 허가, 폐업할 때에는 신고하여야 한다.

**4** 「의료법」상 시·도지사에게 자격인정을 받아야 하는 직종을 모두 고른 것은?

| | |
|---|---|
| ㉠ 안마사 | ㉡ 조산사 |
| ㉢ 간호조무사 | ㉣ 의료유사업자 |

① ㉠

② ㉡㉢

③ ㉠㉡㉣

④ ㉠㉡㉢㉣

---

**ANSWER** 3.② 4.①

**3** 의료기관 개설자는 의료업을 폐업하거나 1개월 이상 휴업(입원환자가 있는 경우에는 1개월 미만의 휴업도 포함)하려면 보건복지부령으로 정하는 바에 따라 관할 시장·군수·구청장에게 신고하여야 한다〈의료법 제40조 제1항〉.

**4** ㉠ 안마사 : 시·도지사에게 자격인정을 받아야 한다〈의료법 제82조 제1항〉.

㉡ 조산사 : 보건복지부장관의 면허를 받아야 한다〈의료법 제6조〉.

㉢ 간호조무사 : 보건복지부장관의 자격인정을 받아야 한다〈의료법 제80조 제1항〉.

㉣ 의료유사업자 : 의료유사업자의 시술행위, 시술업무의 한계 및 시술소의 기준 등에 관한 사항은 보건복지부령으로 정한다〈의료법 제81조 제3항〉.

**5** 「의료법」및「의료기관세탁물 관리규칙」상 세탁물처리에 대한 설명으로 옳지 않은 것은?

① 의료기관에서 나오는 세탁물은 의료인·의료기관 또는 특별자치시장·특별자치도지사·시장·군수·구청장에게 신고한 자가 아니면 처리할 수 없다.

② 의료기관의 개설자는 세탁물의 처리업무에 종사하는 사람에게 감염 예방에 관한 교육을 실시하고 그 결과를 기록하고 유지하여야 한다.

③ 의료기관세탁물처리업 신고를 한 자는 세탁물의 처리업무에 종사하는 사람에게 감염 예방에 관한 교육을 실시하고 그 결과를 기록하고 유지하여야 한다.

④ 의료기관세탁물이란 세탁물 중 전염성 물질에 오염되었거나 오염될 우려가 있는 환자의 피·고름에 오염된 세탁물을 말한다.

---

**ANSWER** 5.④

**5** ④ 오염세탁물에 대한 설명에 해당한다.

※ "의료기관세탁물"이란 의료기관에 종사하는 자와 진료받는 환자가 사용하는 것으로서 세탁 과정을 거쳐 재사용할 수 있는 다음의 세탁물을 말한다〈의료기관세탁물 관리규칙 제2조 제1호〉.

　㉠ 침구류 : 이불, 담요, 시트, 베개, 베갯잇 등
　㉡ 의류 : 환자복, 신생아복, 근무복(수술복, 가운 등 환자와 접촉하는 의료기관 종사자가 근무 중 착용하는 의류를 말한다) 등
　㉢ 기타 : 수술포, 기계포, 마스크, 모자, 수건, 기저귀, 커텐, 씌우개류, 수거자루 등

※ "오염세탁물"이란 세탁물 중 전염성 물질에 오염되었거나 오염될 우려가 있는 다음의 세탁물을 말한다〈의료기관세탁물 관리규칙 제2조 제2호〉.

　㉠ 감염병환자가 사용한 세탁물과 감염성 병원균에 오염될 우려가 있는 세탁물
　㉡ 환자의 피·고름·배설물·분비물 등에 오염된 세탁물
　㉢ 동물실험 시 감염증에 걸린 동물의 배설물 또는 분비물에 오염된 세탁물
　㉣ 그 밖에 감염성 병원균에 오염된 세탁물

**6** 다음 중 「감염병의 예방 및 관리에 관한 법률」 및 관계법령에 따라 감염병 예방에 필요한 소독을 하여야 하는 시설을 모두 고른 것은?

---

㉠ 300세대 이상의 공동주택
㉡ 객실 수 20실 이상의 숙박업소
㉢ 연면적 1천제곱미터 이상의 학원
㉣ 수용인원 50명 이상의 어린이집

---

① ㉠㉡
② ㉠㉡㉢
③ ㉠㉡㉣
④ ㉠㉡㉢㉣

....................................................................................................................

**ANSWER** 6.④

**6** 소독을 해야 하는 시설〈감염병의 예방 및 관리에 관한 법률 시행령 제24조〉
㉠ 「공중위생관리법」에 따른 숙박업소(객실 수 20실 이상인 경우만 해당), 「관광진흥법」에 따른 관광숙박업소
㉡ 「식품위생법 시행령」에 따른 식품접객업 업소 중 연면적 300제곱미터 이상의 업소
㉢ 「여객자동차 운수사업법」에 따른 시내버스·농어촌버스·마을버스·시외버스·전세버스·장의자동차, 「항공안전법」에 따른 항공기 및 「공항시설법」에 따른 공항시설, 「해운법」에 따른 여객선, 「항만법」에 따른 연면적 300제곱미터 이상의 대합실, 「철도사업법」 및 「도시철도법」에 따른 여객운송 철도차량과 역사(驛舍) 및 역 시설
㉣ 「유통산업발전법」에 따른 대형마트, 전문점, 백화점, 쇼핑센터, 복합쇼핑몰, 그 밖의 대규모 점포와 「전통시장 및 상점가 육성을 위한 특별법」에 따른 전통시장
㉤ 「의료법」에 따른 병원급 의료기관(병원, 치과병원, 한방병원, 요양병원, 정신병원, 종합병원)
㉥ 「식품위생법」에 따른 집단급식소(한 번에 100명 이상에게 계속적으로 식사를 공급하는 경우만 해당)
㉦ 「식품위생법 시행령」에 따른 위탁급식영업을 하는 식품접객업소 중 연면적 300제곱미터 이상의 업소
㉧ 「건축법 시행령」에 따른 기숙사
㉨ 「소방시설 설치 및 관리에 관한 법률 시행령」에 따른 합숙소(50명 이상을 수용할 수 있는 경우만 해당)
㉩ 「공연법」에 따른 공연장(객석 수 300석 이상인 경우만 해당)
㉪ 「초·중등교육법」 및 「고등교육법」에 따른 학교
㉫ 「학원의 설립·운영 및 과외교습에 관한 법률」에 따른 연면적 1천제곱미터 이상의 학원
㉬ 연면적 2천제곱미터 이상의 사무실용 건축물 및 복합용도의 건축물
㉭ 「영유아보육법」에 따른 어린이집 및 「유아교육법」에 따른 유치원(50명 이상을 수용하는 어린이집 및 유치원만 해당)
㉮ 「공동주택관리법」에 따른 공동주택(300세대 이상인 경우만 해당)

**7** 「감엽병의 예방 및 관리에 관한 법률」 및 관계법령상 역학조사반의 구성 및 운영에 대한 설명으로 옳은 것은? [기출변형]

① 보건복지부에 중앙역학조사반을 둔다.

② 시 · 도 역학조사반은 10인 이내의 반원으로 구성한다.

③ 역학조사반은 감염병 분야와 예방접종 후 이상반응 분야로 구분하여 운영한다.

④ 역학조사에서 고의로 사실을 누락 · 은폐하는 경우 2년 이하의 징역 또는 1천만 원 이하의 벌금에 처한다.

........................................................................................................................

**ANSWER** 7.③

**7** ① 역학조사를 하기 위하여 질병관리청에 중앙역학조사반을 둔다〈감염병의 예방 및 관리에 관한 법률 시행령 제15조 제1항〉.

② 시 · 군 · 구역학조사반은 각각 10명 이상의 반원으로 구성한다〈감염병의 예방 및 관리에 관한 법률 시행령 제15조 제2항〉.

④ 역학조사에서 고의적으로 사실을 누락 · 은폐하는 행위를 한 경우, 2년 이하의 징역 또는 2천만 원 이하의 벌금에 처한다〈감염병의 예방 및 관리에 관한 법률 제79조 제1호〉.

※ **역학조사반의 구성**〈감염병의 예방 및 관리에 관한 법률 시행령 제15조〉

　㉠ 역학조사를 하기 위하여 질병관리청에 중앙역학조사반을 두고, 시 · 도에 시 · 도역학조사반을 두며, 시 · 군 · 구(자치구를 말한다)에 시 · 군 · 구역학조사반을 둔다.

　㉡ 중앙역학조사반은 30명 이상, 시 · 도역학조사반 및 시 · 군 · 구역학조사반은 각각 10명 이상의 반원으로 구성한다.

　㉢ 역학조사반의 반장은 방역관 또는 역학조사관으로 한다.

　㉣ 역학조사반원은 다음의 어느 하나에 해당하는 사람 중에서 질병관리청장, 시 · 도지사 및 시장 · 군수 · 구청장이 각각 임명하거나 위촉한다.

　　1. 방역, 역학조사 또는 예방접종 업무를 담당하는 공무원

　　2. 역학조사관 또는 수습역학조사관

　　3. 「농어촌 등 보건의료를 위한 특별조치법」에 따라 채용된 공중보건의사

　　4. 「의료법」에 따른 의료인

　　5. 그 밖에 감염병 등과 관련된 분야의 전문가 등으로서 질병관리청장, 시 · 도지사 및 시장 · 군수 · 구청장이 역학조사를 위해 필요하다고 인정하는 사람

　㉤ 역학조사반은 감염병 분야와 예방접종 후 이상반응 분야로 구분하여 운영하되, 분야별 운영에 필요한 사항은 질병관리청장이 정한다.

**8** 「감염병의 예방 및 관리에 관한 법률」에서 규정에 따라 감염병 발생 및 유행 여부 또는 예방접종 후 이상반응에 관한 조사가 긴급히 필요한 경우 역학조사를 실시하여야 하는 자는? [기출변형]

① 질병관리청장                    ② 보건복지부장관

③ 검역소장                        ④ 보건소장


**9** 「결핵예방법」상 결핵에 감염되어 결핵감염검사에서 양성으로 확인되었으나 결핵에 해당하는 임상적, 방사선학적 또는 조직학적 소견이 없고 결핵균검사에서 음성으로 확인된 자는?

① 결핵의사(疑似)환자              ② 잠복결핵감염자

③ 전염성결핵환자                  ④ 결핵환자


---

**ANSWER** 8.① 9.②

**8**  역학조사의 시기〈감염병의 예방 및 관리에 관한 법률 시행령 제13조〉
　㉠ 질병관리청장이 역학조사를 하여야 하는 경우
　　가. 둘 이상의 시·도에서 역학조사가 동시에 필요한 경우
　　나. 감염병 발생 및 유행 여부 또는 예방접종 후 이상반응에 관한 조사가 긴급히 필요한 경우
　　다. 시·도지사의 역학조사가 불충분하였거나 불가능하다고 판단되는 경우
　㉡ 시·도지사 또는 시장·군수·구청장(자치구의 구청장을 말한다)이 역학조사를 하여야 하는 경우
　　가. 관할 지역에서 감염병이 발생하여 유행할 우려가 있는 경우
　　나. 관할 지역 밖에서 감염병이 발생하여 유행할 우려가 있는 경우로서 그 감염병이 관할구역과 역학적 연관성이 있다고 의심되는 경우
　　다. 관할 지역에서 예방접종 후 이상반응 사례가 발생하여 그 원인 규명을 위한 조사가 필요한 경우

**9**  용어의 정의〈결핵예방법 제2조〉
　㉠ 결핵 : 결핵균으로 인하여 발생하는 질환을 말한다.
　㉡ 결핵환자 : 결핵균이 인체 내에 침입하여 임상적 특징이 나타나는 자로서 결핵균검사에서 양성으로 확인된 자를 말한다.
　㉢ 결핵의사(疑似)환자 : 임상적, 방사선학적 또는 조직학적 소견상 결핵에 해당하지만 결핵균검사에서 양성으로 확인되지 아니한 자를 말한다.
　㉣ 전염성결핵환자 : 결핵환자 중 객담(喀痰)의 결핵균검사에서 양성으로 확인되어 타인에게 전염시킬 수 있는 환자를 말한다.
　㉤ 잠복결핵감염자 : 결핵에 감염되어 결핵감염검사에서 양성으로 확인되었으나 결핵에 해당하는 임상적, 방사선학적 또는 조직학적 소견이 없으며 결핵균검사에서 음성으로 확인된 자를 말한다.

**10** 「국민건강증진법」상 경고문구·발암성물질·금연상담 전화번호를 표기하지 아니하거나 이와 다른 경고문구·발암성물질·금연상담 전화번호를 표기한 자에 대한 벌칙은?

① 3년 이하의 징역 또는 3천만 원 이하의 벌금

② 1년 이하의 징역 또는 1천만 원 이하의 벌금

③ 6개월 이하의 징역 또는 500만 원 이하의 과태료

④ 1개월 이하의 징역 또는 100만 원 이하의 벌금

**11** 「의료기사 등에 관한 법률」 및 관계법령상 치과기공소에 대한 설명으로 옳지 않은 것은?

① 치과의사는 치과기공소를 개설할 수 있다.

② 치과기공사는 치과기공물제작등업무를 수행할 때 치과의사가 발행한 치과기공물제작의뢰서에 따라야 한다.

③ 치과기공사는 1개소의 치과기공소만을 개설할 수 있다.

④ 치과의사 또는 치과기공소 개설자는 치과기공물제작의뢰서를 각자 3년 동안 보존하여야 한다.

**ANSWER** 10.② 11.④

**10** 벌칙〈국민건강증진법 제31조의2〉 … 다음의 어느 하나에 해당하는 자는 1년 이하의 징역 또는 1천만 원 이하의 벌금에 처한다.
㉠ 정당한 사유 없이 '주류광고의 제한·금지 특례'에 따른 광고내용의 변경 등 명령이나 광고의 금지 명령을 이행하지 아니한 자
㉡ '금연 및 절주운동 등'을 위반하여 경고문구를 표기하지 아니하거나 이와 다른 경고문구를 표기한 자
㉢ '담배에 관한 경고문구 등 표시'를 위반하여 경고그림·경고문구·발암성물질·금연상담전화번호를 표기하지 아니하거나 이와 다른 경고그림·경고문구·발암성물질·금연상담전화번호를 표기한 자
㉣ '담배에 관한 광고의 금지 또는 제한'을 위반하여 담배에 관한 광고를 한 자
㉤ '보건교육사자격증의 교부 등'을 위반하여 다른 사람에게 자격증을 빌려주거나 빌린 자
㉥ '보건교육사자격증의 교부 등'을 위반하여 자격증을 빌려주거나 빌리는 것을 알선한 자

**11** ④ 치과의사 및 치과기공소 개설자는 치과기공물제작의뢰서를 각자 2년 동안 보존하여야 한다〈의료기사 등에 관한 법률 시행규칙 제12조의5 제2항〉.
①③ 「의료기사 등에 관한 법률」 제11조의2
② 「의료기사 등에 관한 법률」 제11조의3 제1항

**12** 「국민건강증진법」에 따라 국민건강증진기금의 효율적인 운영과 국민건강증진사업의 원활한 추진을 위하여 필요한 정책 수립의 지원과 사업평가 등의 업무를 수행할 수 있도록 설립하는 기관은?

① 국민건강협회
② 국민건강진흥원
③ 국민건강증진협회
④ 한국건강증진개발원

**13** 「의료기사 등에 관한 법률」상 반드시 의료기사 등의 면허를 취소해야 하는 경우에 해당하지 않는 것은?

① 「마약류 관리에 관한 법률」에 따른 마약류 중독자에 해당하는 경우
② 「혈액관리법」을 위반하여 금고 이상의 실형을 선고받고 그 집행이 끝나지 아니한 자에 해당하는 경우
③ 「모자보건법」을 위반하여 금고 이상의 실형을 선고받고 그 집행이 끝나지 아니한 자에 해당하는 경우
④ 면허자격정지기간에 의료기간등의 업무를 하거나 3회 이상 면허자격정지처분을 받은 경우

........................................................................................................

**ANSWER** 12.④ 13.④

**12** 보건복지부장관은 국민건강증진기금의 효율적인 운영과 국민건강증진사업의 원활한 추진을 위하여 필요한 정책 수립의 지원과 사업평가 등의 업무를 수행할 수 있도록 한국건강증진개발원을 설립한다〈국민건강증진법 제5조의3 제1항〉.

**13** 면허의 취소사유〈의료기사 등에 관한 법률 제21조 제1항 제1호〉
㉠「정신건강증진 및 정신질환자 복지서비스 지원에 관한 법률」에 따른 정신질환자. 다만, 전문의가 의료기사등으로서 적합하다고 인정하는 사람의 경우에는 그러하지 아니하다.
㉡「마약류 관리에 관한 법률」에 따른 마약류 중독자
㉢ 피성년후견인, 피한정후견인
㉣ 이 법 또는 「형법」, 「보건범죄 단속에 관한 특별조치법」, 「지역보건법」, 「국민건강증진법」, 「후천성면역결핍증 예방법」, 「의료법」, 「응급의료에 관한 법률」, 「시체해부 및 보존에 관한 법률」, 「혈액관리법」, 「마약류 관리에 관한 법률」, 「모자보건법」 또는 「국민건강보험법」을 위반하여 금고 이상의 실형을 선고받고 그 집행이 끝나지 아니하거나 면제되지 아니한 사람

**14** 다음 중 「노인장기요양보험법」상 장기요양급여 대상자의 본인부담금으로 옳은 것은? [기출변형]

① 장기요양급여의 월 한도액을 초과하는 장기요양급여의 경우 수급자 본인이 전부 부담
② 천재지변 등 보건보지부령으로 정하는 사유로 인하여 생계가 곤란한 경우 본인부담금의 100분의 50 범위에서 차등하여 감경
③ 규정에 따른 급여의 범위 및 대사에 포함되지 아니하는 장기요양급여의 경우 수급자 본인이 100분의 50 부담
④ 소득·재산 등이 보건복지부장관이 정하여 고시하는 일정 금액 이상일 경우, 수급자 본인이 전부 부담

---

**ANSWER** 14.①

**14** 본인부담금〈노인장기요양보험법 제40조〉
㉠ 장기요양급여(특별현금급여는 제외)를 받는 자는 대통령령으로 정하는 바에 따라 비용의 일부를 본인이 부담한다. 이 경우 장기요양급여를 받는 수급자의 장기요양등급, 이용하는 장기요양급여의 종류 및 수준 등에 따라 본인부담의 수준을 달리 정할 수 있다.
  1. 재가급여: 해당 장기요양급여비용의 100분의 15
  2. 시설급여: 해당 장기요양급여비용의 100분의 20
㉡ ㉠에도 불구하고 수급자 중 「의료급여법」 제3조 제1항 제1호에 따른 수급자는 본인부담금을 부담하지 아니한다.
㉢ 다음의 장기요양급여에 대한 비용은 수급자 본인이 전부 부담한다.
  1. 규정에 따른 급여의 범위 및 대상에 포함되지 아니하는 장기요양급여
  2. 수급자가 장기요양인정서에 기재된 장기요양급여의 종류 및 내용과 다르게 선택하여 장기요양급여를 받은 경우 그 차액
  3. 장기요양급여의 월 한도액을 초과하는 장기요양급여
㉣ 다음 중 어느 하나에 해당하는 자에 대해서는 본인부담금의 100분의 60의 범위에서 보건복지부장관이 정하는 바에 따라 차등하여 감경할 수 있다.
  1. 「의료급여법」 제3조 제1항 제2호~제9호까지의 규정에 따른 수급권자
  2. 소득·재산 등이 보건복지부장관이 정하여 고시하는 일정 금액 이하인 자. 다만, 도서·벽지·농어촌 등의 지역에 거주하는 자에 대하여 따로 금액을 정할 수 있다.
  3. 천재지변 등 보건복지부령으로 정하는 사유로 인하여 생계가 곤란한 자

**15** 「보건의료기본법」에 관한 내용으로 옳지 않은 것은?

① 국가와 지방자치단체는 새로운 보건의료제도를 시행하기 위하여 필요하면 시범사업을 실시할 수 있다.

② 국가와 지방자치단체는 보건의료서비스로 인하여 분쟁이 발생하면 그 분쟁이 신속하고 공정하게 해결되도록 하기 위하여 필요한 시책을 강구하여야 한다.

③ 국가와 지방자치단체는 국민건강에 위해를 일으키거나 일으킬 우려가 있는 물품 등을 생산·판매하는 자 등에 대하여는 관계 법령에서 정하는 바에 따라 국민건강의 보호·증진에 드는 비용을 부담하게 할 수 있다.

④ 국가와 지방자치단체는 보건의료정보의 효율적 운영과 통일성 확보 등을 위하여 보건의료정보의 표준화를 위한 시책을 강구하여야 한다.


**16** 다음 중 「정신건강증진 및 정신질환자 복지서비스 지원에 관한 법률」상 정신보건전문요원에 해당하지 않는 사람은?

① 정신건강간호사

② 정신건강상담치료사

③ 정신건강임상심리사

④ 정신건강사회복지사

**15** ④ 보건복지부장관은 보건의료정보의 효율적 운영과 호환성(互換性) 확보 등을 위하여 보건의료정보의 표준화를 위한 시책을 강구하여야 한다〈보건의료기본법 제57조〉.
  ① 「보건의료기본법」 제44조 제1항
  ② 「보건의료기본법」 제46조 제1항
  ③ 「보건의료기본법」 제47조

**16** 정신건강전문요원은 그 전문분야에 따라 정신건강임상심리사, 정신건강간호사, 정신건강사회복지사 및 정신건강작업치료사로 구분한다〈정신건강증진 및 정신질환자 복지서비스 지원에 관한 법률 제17조 제2항〉.

**17** 「혈액관리법」에 따라 혈액원이 혈액 및 혈액제제의 적격여부를 검사하고 부적격혈액을 발견하여 폐기처분하였다면 그 결과를 누구에게 보고하여야 하는가?

① 시 · 도지사

② 보건복지부장관

③ 대한적십자사총재

④ 시장 · 군수 · 구청장


**18** 「응급의료에 관한 법률 시행령」상 보건복지부장관은 응급의료기금의 관리 · 운용에 관한 사항 중 미수금의 대지급(代支給)업무를 누구에게 위탁하는가?

① 건강보험심사평가원

② 국민건강보험공단

③ 지방자치단체

④ 보건복지부

---

**ANSWER** 17.② 18.①

**17** 혈액원 등 혈액관리업무를 하는 자는 검사 결과 부적격혈액을 발견하였을 때에는 보건복지부령으로 정하는 바에 따라 이를 폐기처분하고 그 결과를 보건복지부장관에게 보고하여야 한다. 다만, 부적격혈액을 예방접종약의 원료로 사용하는 등 대통령령으로 정하는 경우에는 그러하지 아니하다〈혈액관리법 제8조 제2항〉.

**18** 기금업무의 위탁〈응급의료에 관한 법률 시행령 제12조〉
㉠ 보건복지부장관은 기금의 관리 · 운용에 관한 사항 중 미수금의 대지급(代支給)업무를 「국민건강보험법」에 따른 건강보험심사평가원에 위탁하여야 한다.
㉡ 보건복지부장관은 기금에서 위탁업무에 소요되는 비용을 심사평가원에 배정 · 지급하여야 한다.

**19** 병원의 마약류취급의료업자가 마약을 도난당하였을 때에는 누구에게 보고하여야 하는가?

① 관할 보건소장

② 관할 경찰서장

③ 관할 시·도지사

④ 관할 시장·군수·구청장

ANSWER 19.③

**19** 사고마약류의 보고 대상

㉠ 마약류 취급자 : 해당 허가관청에 보고

㉡ 마약류취급의료업자

- 병원급 의료기관 : 시·도지사에게 보고
- 의원급 의료기관 : 시장·군수·구청장에게 보고

㉢ 마약류 소매업자 : 약국 개설 등록관청에 보고

※ 사고 마약류 등의 처리〈마약류 관리에 관한 법률 제12조 제1항〉… 마약류취급자 또는 마약류취급승인자는 소지하고 있는 마약류에 대하여 다음의 어느 하나에 해당하는 사유가 발생하면 총리령으로 정하는 바에 따라 해당 허가관청(마약류취급의료업자의 경우에는 해당 의료기관의 개설허가나 신고관청을 말하며, 마약류소매업자의 경우에는 약국 개설 등록관청을 말한다)에 지체 없이 그 사유를 보고하여야 한다.

1. 재해로 인한 상실(喪失)

2. 분실 또는 도난

3. 변질·부패 또는 파손

**20** 「공공보건의료에 관한 법률」상 의료취약지 거점의료기관 지정에 대한 설명으로 옳은 것은?

① 보건복지부장관은 관할 의료취약지의 주민에게 적정한 보건의료를 제공하기 위하여 필요한 시설·인력 및 장비를 갖추었다고 인정하는 의료기관 중에서 거점의료기관을 지정할 수 있다.

② 의료취약지의 거점의료기관을 저정받으려는 의료기관은 보건복지부장관에게 신청하여야 한다.

③ 보건복지부장관은 의료취약지 거점의료기관의 시설·장비 확충 및 운영에 드는 비용의 전부 또는 일부를 지원할 수 있다.

④ 보건복지부장관은 의료취약지 거점의료기관으로 지정된 의료기관의 수가 너무 많거나 적은 경우에는 보건복지부령으로 정하는 바에 따라 지정을 취소할 수 있다.

---

**ANSWER** 20.③

**20** ③ 보건복지부장관 또는 시·도지사 및 시장·군수·구청장은 의료취약지 거점의료기관의 시설·장비 확충 및 운영에 드는 비용의 전부 또는 일부를 지원할 수 있다〈공공보건의료에 관한 법률 제13조 제4항〉.

① 시·도지사는 관할 의료취약지의 주민에게 적정한 보건의료를 제공하기 위하여 필요한 시설·인력 및 장비를 갖추었거나 갖출 능력이 있다고 인정하는 의료기관 중에서 거점의료기관을 지정할 수 있다〈공공보건의료에 관한 법률 제13조 제1항〉.

② 의료취약지 거점의료기관으로 지정받으려는 의료기관은 시·도지사에게 신청하여야 한다. 이 경우 공공보건의료기관이 신청하면 시·도지사는 그 지정을 우선적으로 고려할 수 있다〈공공보건의료에 관한 법률 제13조 제2항〉.

④ 보건복지부장관은 의료취약지 거점의료기관으로 지정된 의료기관의 수가 너무 많거나 적은 경우에는 보건복지부령으로 정하는 바에 따라 시·도지사에게 지정의 개선을 권고할 수 있다〈공공보건의료에 관한 법률 제13조 제5항〉.

**1** 「국민건강증진법」상 보건복지부장관의 국민건강증진종합계획 수립주기는?

① 2년      ② 3년

③ 4년      ④ 5년

**2** 감염병의 예방 및 관리에 관한 법령상 감염병이 발생하여 유행할 우려가 있다고 인정되는 경우 실시되는 역학조사에 포함되어야 하는 내용은?

① 감염병 환자의 인적사항

② 감염병 환자의 과거질병이력

③ 감염병의 치료제에 대한 효과

④ 감염병예방접종 후 이상반응에 대한 진료기록

**ANSWER** 1.④ 2.①

**1** 보건복지부장관은 국민건강증진정책심의위원회의 심의를 거쳐 국민건강증진종합계획을 5년마다 수립하여야 한다. 이 경우 미리 관계중앙행정기관의 장과 협의를 거쳐야 한다〈국민건강증진법 제4조 제1항〉.

**2** 감염병이 발생하여 유행할 우려가 있거나, 감염병 여부가 불분명하나 발병원인을 조사할 필요가 있다고 인정되는 경우 실시하는 역학조사에 포함되어야 하는 내용〈감염병의 예방 및 관리에 관한 법률 시행령 제12조 제1항〉
1. 감염병환자 등 및 감염병의삼자의 인적 사항
2. 감염병환자 등의 발병일 및 발병 장소
3. 감염병의 감염원인 및 감염경로
4. 감염병환자 등 및 감염병의심자에 관한 진료기록
5. 그 밖에 감염병의 원인 규명과 관련된 사항

**3** 「마약류 관리에 관한 법률」상 농업인으로서 섬유나 종자를 채취할 목적으로 대마초를 재배하려는 자가 그 행위를 허가받아야 할 기관은?

① 식품의약품안전처장

② 특별자치시장·시장·군수 또는 구청장

③ 법무부장관

④ 경찰서장

ANSWER 3.②

**3** 마약류취급자의 허가〈마약류 관리에 관한 법률 제6조 제1항〉

※ 마약류취급자가 되려는 자는 총리령으로 정하는 바에 따라 마약류수출입업자·마약류제조업자 및 마약류원료사용자 및 마약류취급학술연구자에 해당하는 자는 식품의약품안전처장의 허가를 받아야 하고, 마약류도매업자와 대마재배자에 해당하는 자는 특별자치시장·시장·군수 또는 구청장의 허가를 받아야 한다. 허가받은 사항을 변경할 때에도 또한 같다.

ⓖ 마약류수출입업자 : 「약사법」에 따른 수입자로서 식품의약품안전처장에게 의약품 품목허가를 받거나 품목신고를 한 자

ⓛ 마약류제조업자 및 마약류원료사용자 : 「약사법」에 따라 의약품제조업의 허가를 받은 자

ⓒ 마약류도매업자 : 「약사법」에 따라 등록된 약국개설자 또는 의약품 도매상의 허가를 받은 자

ⓔ 마약류취급학술연구자 : 연구기관 및 학술기관 등에서 학술연구를 위하여 마약류의 사용을 필요로 하는 자

ⓜ 대마재배자 : 「농업·농촌 및 식품산업 기본법」에 따른 농업인으로서 섬유나 종자를 채취할 목적으로 대마초를 재배하려는 자

**4** 「의료법」상 의료인의 국가시험 등의 응시제한에 관한 사항으로, 부정한 방법으로 국가시험 등에 응시한 경우나 부정행위를 한 사람에 대한 조치에 대한 설명으로 가장 옳은 것은?

① 그 수험을 정지시키거나 합격을 무효처리하고 보건복지부령으로 정하는 바에 따라 3년 이내의 기간 동안 보수교육을 거쳐서 재응시하도록 한다.

② 그 수험을 정지시키거나 합격을 무효처리하고 대통령령으로 정하는 바에 따라 국가시험 등의 응시를 3회의 범위에서 제한할 수 있다.

③ 그 수험을 정지시키거나 합격을 무효처리하고 보건복지부령으로 정하는 바에 따라 그 다음 해에 국가시험 등에 응시할 수 있도록 한다.

④ 그 수험을 정지시키거나 합격을 무효처리하고 대통령령으로 정하는 바에 따라 국가시험 등의 응시할 자격을 영구히 박탈한다.

.........................................................................................................................................

**ANSWER** 4.②

**4** 응시자격 제한 등〈의료법 제10조〉

  ㉠ 정신질환자, 마약·대마·향정신성의약품 중독자, 피성년후견인·피한정후견인, 금고 이상의 실형을 선고받고 그 집행이 끝나거나 그 집행을 받지 아니하기로 확정된 후 5년이 지나지 아니한 자, 금고 이상의 형의 집행유예를 선고받고 그 유예기간이 지난 후 2년이 지나지 아니한 자, 금고 이상의 형의 선고유예를 받고 그 유예기간 중에 있는 자는 국가시험 등에 응시할 수 없다.

  ㉡ 부정한 방법으로 국가시험 등에 응시한 자나 국가시험 등에 관하여 부정행위를 한 자는 그 수험을 정지시키거나 합격을 무효로 한다.

  ㉢ 보건복지부장관은 수험이 정지되거나 합격이 무효가 된 사람에 대하여 처분의 사유와 위반 정도 등을 고려하여 대통령령으로 정하는 바에 따라 그 다음에 치러지는 이 법에 따른 국가시험 등의 응시를 3회의 범위에서 제한할 수 있다.

**5** 「의료법」상 의료법인은 의료기관 의료업무 외에 부대사업을 할 수 있다. 의료법인이 타인에게 임대 또는 위탁하여 운영할 수 있는 부대사업은?

① 의료나 의학에 관한 조사 연구

② 의료인과 의료관계자 양성이나 보수교육

③ 「장사 등에 관한 법률」 제29조 제1항에 따른 장례식장의 설치·운영

④ 「노인복지법」 제31조 제2호에 따른 노인의료복지시설의 설치·운영

..................................................................................................................

**ANSWER** 5.③

**5** 부대사업〈의료법 제49조〉
① 의료법인은 그 법인이 개설하는 의료기관에서 의료업무 외에 다음의 부대사업을 할 수 있다. 이 경우 부대사업으로 얻은 수익에 관한 회계는 의료법인의 다른 회계와 구분하여 계산하여야 한다.
   1. 의료인과 의료관계자 양성이나 보수교육
   2. 의료나 의학에 관한 조사 연구
   3. 「노인복지법」에 따른 노인의료복지시설의 설치·운영
   4. 「장사 등에 관한 법률」에 따른 장례식장의 설치·운영
   5. 「주차장법」에 따른 부설주차장의 설치·운영
   6. 의료업 수행에 수반되는 의료정보시스템 개발·운영사업 중 대통령령으로 정하는 사업
   7. 그 밖에 휴게음식점영업, 일반음식점영업, 이용업, 미용업 등 환자 또는 의료법인이 개설한 의료기관 종사자 등의 편의를 위하여 보건복지부령으로 정하는 사업
② 「장사 등에 관한 법률」에 따른 장례식장의 설치·운영, 「주차장법」에 따른 부설주차장의 설치·운영 및 그 밖에 휴게음식점영업, 일반음식점영업, 이용업, 미용업 등 환자 또는 의료법인이 개설한 의료기관 종사자 등의 편의를 위하여 보건복지부령으로 정하는 사업의 부대사업을 하려는 의료법인은 타인에게 임대 또는 위탁하여 운영할 수 있다.
③ 부대사업을 하려는 의료법인은 보건복지부령으로 정하는 바에 따라 미리 의료기관의 소재지를 관할하는 시·도지사에게 신고하여야 한다. 신고사항을 변경하려는 경우에도 또한 같다.

**6** 「지역보건법」상 의료기관이 부득이한 사유로 의료기관 외의 장소에서 지역주민 다수를 대상으로 건강검진 등을 하려는 경우에는 그 지역을 관할하는 ( ㉮ )에게 신고하여야 한다. ㉮에 해당하는 기관은?

① 병원장
② 경찰서장
③ 보건소장
④ 소방서장

**7** 「의료법」상 의료기관 인증기준 및 방법 등에 대한 설명으로 가장 옳은 것은?

① 인증의 유효기간은 5년으로 한다.
② 인증기준은 의료서비스의 제공과정 및 성과와 관련한 사항을 포함한다.
③ 인증기준의 세부내용은 의료인증위원회가 정한다.
④ 인증등급은 인증, 불인증으로 구분한다.

**ANSWER** 6.③ 7.②

**6** 건강검진 등의 신고〈지역보건법 제23조 제2항〉… 의료기관이 「의료법」의 개설 등 규정의 어느 하나에 해당하는 사유로 의료기관 외의 장소에서 지역주민 다수를 대상으로 건강검진등을 하려는 경우에도 보건복지부령으로 정하는 바에 따라 건강검진등을 하려는 지역을 관할하는 보건소장에게 신고를 하여야 한다.

**7** 의료기관 인증기준 및 방법 등〈의료법 제58조의3〉
㉠ 의료기관 인증기준은 다음의 사항을 포함하여야 한다.
　1. 환자의 권리와 안전
　2. 의료기관의 의료서비스 질 향상 활동
　3. 의료서비스의 제공과정 및 성과
　4. 의료기관의 조직·인력관리 및 운영
　5. 환자 만족도
㉡ 인증등급은 인증, 조건부인증 및 불인증으로 구분한다.
㉢ 인증의 유효기간은 4년으로 한다. 다만, 조건부인증의 경우에는 유효기간을 1년으로 한다.
㉣ 조건부인증을 받은 의료기관의 장은 유효기간 내에 보건복지부령으로 정하는 바에 따라 재인증을 받아야 한다.
㉤ 인증기준의 세부 내용은 보건복지부장관이 정한다.

**8** 「의료법」상 의료기관 개설자가 폐업 또는 휴업할 때 해당 의료기관에 입원 중인 환자를 다른 의료기관으로 옮길 수 있도록 하는 등 환자의 권익보호조치를 정당한 사유 없이 하지 아니하는 경우의 벌칙은?

① 1년 이하의 징역이나 1천만 원 이하의 벌금

② 2년 이하의 징역이나 2천만 원 이하의 벌금

③ 3년 이하의 징역이나 3천만 원 이하의 벌금

④ 5년 이하의 징역이나 5천만 원 이하의 벌금

**9** 「국민건강보험법」상 요양기관이 요양급여비용을 최초로 청구하는 때에 요양기관의 시설·장비 및 인력 등에 대한 현황을 ( 가 )에게 신고하여야 한다. ㈎에 해당하는 기관은?

① 국민건강보험공단

② 건강보험심사평가원

③ 관할 보건소

④ 관할 시·군·구

---

**ANSWER** 8.① 9.②

**8** 의료기관 개설자는 의료업을 폐업 또는 휴업하는 경우 보건복지부령으로 정하는 바에 따라 해당 의료기관에 입원 중인 환자를 다른 의료기관으로 옮길 수 있도록 하는 등 환자의 권익을 보호하기 위한 조치를 하여야 한다. 이를 위반한 경우 의료법 제89조 제2호의 규정에 의해 1년 이하의 징역이나 1천만 원 이하의 벌금에 처한다.

**9** 요양기관은 요양급여비용을 최초로 청구하는 때에 요양기관의 시설·장비 및 인력 등에 대한 현황을 건강보험심사평가원에 신고하여야 한다〈국민건강보험법 제43조 제1항〉.

**10** 서울특별시 중구에서 의료기관을 개설하고 있는 의사가 의료업을 폐업하거나 1개월 이상 휴업(입원환자가 있는 경우에는 1개월 미만의 휴업도 포함)하려면 ( 가 )에게 신고하여야 한다. ㈎에 해당하는 기관은?

① 서울특별시 중구청장
② 서울특별시장
③ 보건복지부장관
④ 서울특별시 의사회장

**11** 「국민건강보험법」상 건강보험심사평가원에서 행하는 업무에 해당하는 것은?

① 요양급여비용의 심사
② 보험급여의 관리
③ 요양급여비용 계약
④ 요양급여의 비용효과 평가

................................................................................................................................................

**ANSWER** 10.① 11.①

**10** 의료기관 개설자는 의료업을 폐업하거나 1개월 이상 휴업(입원환자가 있는 경우에는 1개월 미만의 휴업도 포함)하려면 보건복지부령으로 정하는 바에 따라 관할 시장·군수·구청장에게 신고하여야 한다〈의료법 제40조 제1항〉.

**11** 건강보험심사평가원의 업무〈국민건강보험법 제63조 제1항〉
㉠ 요양급여비용의 심사
㉡ 요양급여의 적정성 평가
㉢ 심사기준 및 평가기준의 개발
㉣ ㉠~㉢의 규정에 따른 업무와 관련된 조사연구 및 국제협력
㉤ 다른 법률에 따라 지급되는 급여비용의 심사 또는 의료의 적정성 평가에 관하여 위탁받은 업무
㉥ 그 밖에 이 법 또는 다른 법령에 따라 위탁받은 업무
㉦ 건강보험과 관련하여 보건복지부장관이 필요하다고 인정한 업무
㉧ 그 밖에 보험급여 비용의 심사와 보험급여의 적정성 평가와 관련하여 대통령령으로 정하는 업무

**12** 「감염병의 예방 및 관리에 관한 법률」상 국가 및 지방자치단체가 감염병의 예방을 위하여 수행하는 책무에 해당하는 것은?

① 감염병 치료를 위한 전문인력의 양성

② 감염병의 치료 및 예방을 위한 약품개발

③ 감염병환자 등의 진료 및 보호

④ 감염병 관리 및 치료를 위한 감시시스템 구축 및 운영

---

**ANSWER** 12.③

**12** 국가 및 지방자치단체의 책무〈감염병의 예방 및 관리에 관한 법률 제4조〉
㉠ 국가 및 지방자치단체는 감염병환자 등의 인간으로서의 존엄과 가치를 존중하고 그 기본적 권리를 보호하며, 법률에 따르지 아니하고는 취업 제한 등의 불이익을 주어서는 아니 된다.
㉡ 국가 및 지방자치단체는 감염병의 예방 및 관리를 위하여 다음의 사업을 수행하여야 한다.
  1. 감염병의 예방 및 방역대책
  2. 감염병환자등의 진료 및 보호
  3. 감염병 예방을 위한 예방접종계획의 수립 및 시행
  4. 감염병에 관한 교육 및 홍보
  5. 감염병에 관한 정보의 수집·분석 및 제공
  6. 감염병에 관한 조사·연구
  7. 감염병병원체(감염병병원체 확인을 위한 혈액, 체액 및 조직 등 검체를 포함) 수집·검사·보존·관리 및 약제내성 감시(藥劑耐性 監視)
  8. 감염병 예방 및 관리 등을 위한 전문인력의 양성
  8의2. 감염병 예방 및 관리 등의 업무를 수행한 전문인력의 보호
  9. 감염병 관리정보 교류 등을 위한 국제협력
  10. 감염병의 치료 및 예방을 위한 의료·방역 물품의 비축
  11. 감염병 예방 및 관리사업의 평가
  12. 기후변화, 저출산·고령화 등 인구변동 요인에 따른 감염병 발생조사·연구 및 예방대책 수립
  13. 한센병의 예방 및 진료 업무를 수행하는 법인 또는 단체에 대한 지원
  14. 감염병 예방 및 관리를 위한 정보시스템의 구축 및 운영
  15. 해외 신종감염병의 국내 유입에 대비한 계획 준비, 교육 및 훈련
  16. 해외 신종감염병 발생 동향의 지속적 파악, 위험성 평가 및 관리대상 해외 신종감염병의 지정
  17. 관리대상 해외 신종감염병에 대한 병원체 등 정보 수집, 특성 분석, 연구를 통한 예방과 대응체계 마련, 보고서 발간 및 지침(매뉴얼을 포함한다) 고시
㉢ 국가·지방자치단체(교육감을 포함한다)는 감염병의 효율적 치료 및 확산방지를 위하여 질병의 정보, 발생 및 전파 상황을 공유하고 상호 협력하여야 한다.
㉣ 국가 및 지방자치단체는 「의료법」에 따른 의료기관 및 의료인단체와 감염병의 발생 감시·예방을 위하여 관련 정보를 공유하여야 한다.

**13** 「감염병의 예방 및 관리에 관한 법률」상 감염병 위기관리 및 대응에 대한 설명으로 가장 옳은 것은?

① 감염병 위기관리대책을 수립 및 시행하는 자는 질병관리본부장이다.

② 감염병관리기관은 의학적 소견에 따라 감염병환자등의 입소를 거부할 수 있다.

③ 일정규모 이상의 감염병관리기관은 감염병 전파를 막기 위하여 전실 및 음압시설 등을 갖춘 1인 병실을 설치하여야 한다.

④ 감염병 확산 시 공개된 정보는 그 중요성으로 인하여 사실과 다른 경우라 하더라도 당사자가 이의를 제기할 수 없다.

---

**13** ③ 감염병관리기관의 장은 감염병을 예방하고 감염병환자 등을 진료하는 시설을 설치하여야 한다. 이 경우 보건복지부령으로 정하는 일정규모 이상의 감염병관리기관에는 감염병의 전파를 막기 위하여 전실(前室) 및 음압시설(陰壓施設) 등을 갖춘 1인 병실을 보건복지부령으로 정하는 기준에 따라 설치하여야 한다〈감염병의 예방 및 관리에 관한 법률 제36조 제3항〉.

① 보건복지부장관 및 질병관리청장은 감염병의 확산 또는 해외 신종감염병의 국내 유입으로 인한 재난상황에 대처하기 위하여 위원회의 심의를 거쳐 감염병 위기관리대책을 수립·시행하여야 한다〈감염병의 예방 및 관리에 관한 법률 제34조 제1항〉.

② 감염병관리기관은 정당한 사유 없이 감염병환자등의 입소(入所)를 거부할 수 없다〈감염병의 예방 및 관리에 관한 법률 제38조〉.

④ 누구든지 공개된 사항이 사실과 다른 경우나 공개된 사항에 관하여 의견이 있는 경우에는 질병관리청장, 시·도지사 또는 시장·군수·구청장에게 서면이나 말로 또는 정보통신망을 이용하여 이의신청을 할 수 있다〈감염병의 예방 및 관리에 관한 법률 제34조의2 제3항〉.

**14** 「후천성면역결핍증 예방법」상 환자의 신고 및 보고에 대한 설명으로 가장 옳은 것은?

① 감염인을 진단하거나 감염인 시체를 검안한 의사는 시·도지사에게 신고해야 한다.

② 감염인이 사망한 경우 감염인의 세대주 또는 친족은 보건소장에게 신고해야 할 의무가 있다.

③ 감염인을 진단한 의사와 의료기관은 전파경로를 파악하기 위한 역학조사를 실시한다.

④ 학술연구 또는 혈액 및 혈액제제(血液製劑)에 대한 검사에 의하여 감염인을 발견한 사람이나 기관의 장은 질병관리청장에게 신고하여야 한다.

......................................................................................................................................................................................

**ANSWER** 14.④

**14** ④ 학술연구 또는 혈액 및 혈액제제(血液製劑)에 대한 검사에 의하여 감염인을 발견한 사람이나 해당 연구 또는 검사를 한 기관의 장은 보건복지부령으로 정하는 바에 따라 24시간 이내에 질병관리청장에게 신고하여야 한다〈후천성면역결핍증 예방법 제5조 제2항〉.

① 감염인을 진단하거나 감염인의 사체를 검안한 의사 또는 의료기관은 보건복지부령으로 정하는 바에 따라 24시간 이내에 진단·검안 사실을 관할 보건소장에게 신고하고, 감염인과 그 배우자(사실혼 관계에 있는 사람을 포함) 및 성 감염병의심자에게 후천성면역결핍증의 전파 방지에 필요한 사항을 알리고 이를 준수하도록 지도하여야 한다. 이 경우 가능하면 감염인의 의사(意思)를 참고하여야 한다〈후천성면역결핍증 예방법 제5조 제1항〉.

② 감염인이 사망한 경우 이를 처리한 의사 또는 의료기관은 보건복지부령으로 정하는 바에 따라 24시간 이내에 관할 보건소장에게 신고하여야 한다〈후천성면역결핍증 예방법 제5조 제3항〉.

③ 질병관리청장, 시·도지사, 시장·군수·구청장은 감염인 및 감염이 의심되는 충분한 사유가 있는 사람에 대하여 후천성면역결핍증에 관한 검진이나 전파 경로의 파악 등을 위한 역학조사를 할 수 있다〈후천성면역결핍증 예방법 제10조〉.

**15** 응급의료체계의 구축과 운영 및 관리를 위하여 「응급의료에 관한 법률」상 국가 및 지방자치단체의 책임
에 해당하지 않는 것은?

① 응급의료의 제공

② 응급의료정보통신망의 구축

③ 응급의료기본계획 및 연차별 시행계획의 수립

④ 응급의료종사자의 양성 기관의 설립·운영

....................................................................................................................................................................

**ANSWER** 15.④

**15**  ④ 「응급의료에 관한 법률」 제21조(기금의 사용) 제9호에 따라 응급의료종사자의 양성 등 지원은 기금으로 사용한다.
동법 제19조(응급의료기금의 설치 및 관리·운용)에 따라 보건복지부장관은 기금의 관리·운용을 대통령령으로 정하
는 의료 관련 기관 또는 의료 관련 단체에 위탁할 수 있다.
  ※ **국가 및 지방자치단체의 책임**〈응급의료에 관한 법률 제4장〉
  ㉠ 응급의료의 제공
  ㉡ 응급의료기본계획 및 연차별 시행계획의 수립
  ㉢ 지역응급의료시행계획의 수립
  ㉣ 응급의료계획에 대한 협조
  ㉤ 중앙응급의료위원회 설립·운영
  ㉥ 시·도응급의료위원회 설립·운영
  ㉦ 구조 및 응급처치에 관한 교육
  ㉧ 응급의료정보통신망의 구축
  ㉨ 비상대응매뉴얼
  ㉩ 재정 지원
  ㉪ 응급의료기관등에 대한 평가
  ㉫ 환자가 여러 명 발생한 경우의 조치

**16** 「혈액관리법」상 채혈금지대상자의 관리에 대한 설명으로 가장 옳은 것은?

① 혈액원은 보건복지부령으로 정하는 안전성검사를 통과한 채혈금지대상자라도 채혈을 할 수 없다.

② 혈액원은 질병관리본부장 또는 건강보험심사평가원장으로부터 감염병환자 또는 약물복용환자 등의 관련 정보를 받아 관리·유지하여야 한다.

③ 보건복지부장관은 채혈금지대상자 명부에 있는 사람에게 명부의 기재사항 등을 시·도지사가 정하는 바에 따라 개별적으로 알릴 수 있다.

④ 채혈금지대상자의 명부를 작성·관리하는 업무에 종사하는 사람 또는 종사하였던 사람은 업무상 알게 된 비밀을 정당한 사유 없이 누설하여서는 아니 된다.

---

**ANSWER** 16.④

**16**  ④ 채혈금지대상자의 명부를 작성·관리하는 업무에 종사하는 사람 또는 종사하였던 사람은 업무상 알게 된 비밀을 정당한 사유 없이 누설하여서는 아니 된다〈혈액관리법 제7조의2 제5항〉.
   ① 혈액원은 보건복지부령으로 정하는 안전성검사를 통과한 채혈금지대상자에 대하여는 채혈을 할 수 있다. 이 경우 그 결과를 보건복지부령으로 정하는 바에 따라 보건복지부장관에게 보고하여야 한다〈혈액관리법 제7조의2 제3항〉.
   ② 보건복지부령으로 정하는 바에 따라 혈액원 등이 제공받을 수 있는 정보의 범위는 감염병환자 및 약물복용환자 등의 주민등록번호 등 인적 사항, 진단명 또는 처방약물명, 진단일 또는 처방일이다〈혈액관리법 시행규칙 제6조 제6항〉.
   ③ 보건복지부장관은 채혈금지대상자 명부에 있는 사람에게 명부의 기재 사항 등을 대통령령으로 정하는 바에 따라 개별적으로 알릴 수 있다〈혈액관리법 제7조의2 제4항〉.

**17** 「의료법」상 보건복지부장관, 시·도지사 또는 시장·군수·구청장이 처분 전 처분 대상자에게 청문을 실시하지 않아도 되는 경우는?

① 의료기관 폐쇄 명령

② 의료기관 인증 취소

③ 의료인 면허 자격 정지

④ 의료법인 설립허가 취소

**18** 「국민건강보험법」상 국민건강보험 가입자의 자격 상실시기에 해당하지 않는 것은?

① 사망한 다음 날

② 국적을 잃은 다음 날

③ 교도소에 수용된 다음 날

④ 직장가입자의 피부양자가 된 날

---

**ANSWER** 17.③  18.③

**17** 청문〈의료법 제84조〉 ··· 보건복지부장관, 시·도지사 또는 시장·군수·구청장은 다음의 어느 하나에 해당하는 처분을 하려면 청문을 실시하여야 한다.
　　㉠ 인증의 취소
　　㉡ 설립 허가의 취소
　　㉢ 의료기관 인증 또는 조건부인증의 취소
　　㉣ 시설·장비 등의 사용금지 명령
　　㉤ 개설허가 취소나 의료기관 폐쇄 명령
　　㉥ 면허의 취소

**18** 자격의 상실 시기〈국민건강보험법 제10조 제1항〉
　　㉠ 사망한 날의 다음 날
　　㉡ 국적을 잃은 날의 다음 날
　　㉢ 국내에 거주하지 아니하게 된 날의 다음 날
　　㉣ 직장가입자의 피부양자가 된 날
　　㉤ 수급권자가 된 날
　　㉥ 건강보험을 적용받고 있던 사람이 유공자등 의료보호대상자가 되어 건강보험의 적용배제신청을 한 날

**19** 의료기사 등에 관한 법령상 의료기사가 마약류에 중독되어 면허가 취소된 후 마약류 중독이 완치되어 면허증을 재발급 받을 때 재발급신청을 할 수 있는 시기는?

① 바로 신청하면 재발급이 가능하다.

② 6개월이 경과해야 재발급이 가능하다.

③ 1년이 경과해야 재발급이 가능하다.

④ 2년이 경과해야 재발급이 가능하다.

**20** 후천성면역결핍증 예방법령상 수입혈액제제 또는 원료혈액제제를 수입하는 자가 인체면역결핍바이러스에 감염되어 있지 아니하다는 해당 제품 수출국가의 증빙서류를 첨부하지 않고 당해 제품을 수입한 경우 취해야 하는 조치로 가장 옳은 것은?

① 제품수출국가로 반환해야 한다.

② 통관 후 보건복지부장관의 허가를 받아야 한다.

③ 통관 후 식품의약품안전처장에게 신고해야 한다.

④ 통관 이전에 식품의약품안전처장의 검사를 받아야 한다.

....................................................................................................................................................................

**ANSWER** 19.① 20.④

**19** 「정신건강증진 및 정신질환자 복지서비스 지원에 관한 법률」에 따른 정신질환자, 「마약류 관리에 관한 법률」에 따른 마약류 중독자, 피성년후견인 및 피한정후견인의 사유로 면허가 취소된 경우에는 취소의 원인이 된 사유가 소멸되는 등 대통령으로 정하는 사유가 있다고 인정될 때에는 보건복지부장관은 그 면허증을 재발급할 수 있다〈의료기사 등에 관한 법률 제21조〉.

**20** 혈액·장기·조직등의 검사〈후천성면역결핍증 예방법 시행규칙 제8조〉
① 혈액원은 채혈된 모든 혈액에 대하여, 의사 또는 의료기관은 장기·조직 및 정액 기타 매개체에 대하여 각각 후천성면역결핍증 감염여부를 검사하고 감염이 의심되는 혈액·장기·조직·정액 및 매개체에 대하여는 확인검사기관의 장에게 검사를 의뢰하여 확인검사를 받아야 한다.
② 수입혈액제제 또는 원료혈액제제를 수입하는 자가 인체면역결핍바이러스에 감염되어 있지 아니하다는 해당 제품 수출국가의 증명서류를 첨부하지 아니하고 당해제품을 수입한 때에는 통관 이전에 식품의약품안전처장의 검사를 받아야 한다.

**1** 「마약류 관리에 관한 법률」상 마약류취급자가 되려는 자 중 총리령으로 정하는 바에 따라 특별자치시 장·시장·군수 또는 구청장의 허가를 받아야 하는 자는? [기출변형]

① 마약류도매업자

② 마약류수출입업자

③ 마약류제조업자

④ 마약류취급학술연구자

---

**ANSWER** 1.①

**1** 마약류취급자가 되려는 자로서 총리령으로 정하는 바에 따라 마약류수출입업자, 마약류제조업자 및 마약류원료사용자, 마약류취급학술연구자에 해당하는 자는 식품의약품안전처장의 허가를 받아야 하고, 마약류도매업자, 대마재배자에 해당 하는 자는 특별자치시장·시장·군수 또는 구청장의 허가를 받아야 한다. 허가받은 사항을 변경할 때에도 또한 같다〈마 약류 관리에 관한 법률 제6조 제1항〉.

**2** 회사에서 명예퇴직을 한 박 씨는 제2의 인생을 준비하기 위해 가족과 함께 호주로 이민을 갔다. 9월 5일 국적을 잃게 되었다면, 「국민건강보험법」상 가입자였던 박 씨의 국민건강보험 자격상실 시기는?

① 9월 4일                         ② 9월 5일

③ 9월 6일                         ④ 9월 7일

**3** 보건복지부장관이 해당 연도의 의료기사 보수 교육을 면제할 수 있는 경우는?

① 군병원에 근무 중인 임상병리사

② 해당 연도에 신규 면허를 받은 방사선사

③ 한국방송통신대학에 재학 중인 치과위생사

④ 해당 연도에 6개월 이상 업무에 종사하지 않은 물리치료사

---

**ANSWER** 2.③   3.②

**2** 9월 5일 국적을 잃게 되었으므로 국적을 잃은 날의 다음 날인 9월 6일에 그 자격을 잃는다.

※ 가입자 자격의 상실 시기〈국민건강보험법 제10조 제1항〉

    ㉠ 사망한 날의 다음 날

    ㉡ 국적을 잃은 날의 다음 날

    ㉢ 국내에 거주하지 아니하게 된 날의 다음 날

    ㉣ 직장가입자의 피부양자가 된 날

    ㉤ 수급권자가 된 날

    ㉥ 건강보험을 적용받고 있던 사람이 유공자등 의료보호대상자가 되어 건강보험의 적용배제신청을 한 날

**3** 해당 연도의 보수교육 면제대상〈의료기사 등에 관한 법률 시행규칙 제18조 제2항〉

    ㉠ 대학원 및 의학전문대학원·치의학전문대학원에서 해당 의료기사등의 면허에 상응하는 보건의료에 관한 학문을 전공하고 있는 사람

    ㉡ 군 복무 중인 사람(군에서 해당 업무에 종사하는 의료기사등은 제외한다)

    ㉢ 해당 연도에 의료기사등의 신규 면허를 받은 사람

    ㉣ 보건복지부장관이 해당 연도에 보수교육을 받을 필요가 없다고 인정하는 요건을 갖춘 사람

**4** 「의료법 시행규칙」상 진료기록부에 반드시 기재해야 할 사항이 아닌 것은?

① 진단명

② 환자의 인적사항

③ 환자의 병력

④ 진료일시


**5** 「의료법」상 의료인이 태아나 임부를 진찰하거나 검사하면서 알게 된 태아의 성(性)을 임부, 임부의 가족, 그 밖의 다른 사람에게 알려줘도 되는 가장 빠른 시기는?

① 임신 29주            ② 임신 31주

③ 임신 33주            ④ 임신 35주


---

**ANSWER** 4.③ 5.③

**4** 진료기록부 기재사항〈의료법 시행규칙 제14조 제1항 제1호〉
- ㉠ 진료를 받은 사람의 주소·성명·연락처·주민등록번호 등 인적사항
- ㉡ 주된 증상. 이 경우 의사가 필요하다고 인정하면 주된 증상과 관련한 병력(病歷)·가족력(家族歷)을 추가로 기록할 수 있다.
- ㉢ 진단결과 또는 진단명
- ㉣ 진료경과(외래환자는 재진환자로서 증상·상태, 치료내용이 변동되어 의사가 그 변동을 기록할 필요가 있다고 인정하는 환자만 해당한다)
- ㉤ 치료 내용(주사·투약·처치 등)
- ㉥ 진료 일시(日時)

**5** 태아 성 감별 행위 등 금지〈의료법 제20조〉
- ① 의료인은 태아 성 감별을 목적으로 임부를 진찰하거나 검사하여서는 아니 되며, 같은 목적을 위한 다른 사람의 행위를 도와서도 아니 된다.
- ② 의료인은 임신 32주 이전에 태아나 임부를 진찰하거나 검사하면서 알게 된 태아의 성(性)을 임부, 임부의 가족, 그 밖의 다른 사람이 알게 하여서는 아니 된다.

**6** 감염병의 예방 및 관리와 관련한 비용이나 경비에 대한 설명으로 가장 옳은 것은?

① 감염병 예방을 위한 전문인력의 양성에 드는 경비는 국가가 부담한다.

② 감염병환자 등의 가족 또는 동거인에게 시행하는 건강진단 또는 감염병 예방에 필요한 예방접종 등에 드는 경비는 국가가 부담한다.

③ 한센병의 예방 및 진료 업무를 수행하는 법인 또는 단체에 대한 지원 경비는 국가가 부담한다.

④ 전파위험이 높은 감염병을 가진 환자가 입원기간 중 본인의 지병이나 새롭게 발병한 질환의 진찰비, 치료비, 검사료에 대해서는 국가가 부담한다.

**7** 〈보기〉는 「모자보건법」상 난임에 대한 정의이다. ( ) 안에 들어갈 기간은?

─────── 〈보기〉 ───────

난임(難姙)이란 부부가 피임을 하지 아니한 상태에서 부부간 정상적인 성생활을 하고 있음에도 불구하고 ( )이 지나도 임신이 되지 아니하는 상태를 말한다.

① 6개월                                ② 1년

③ 2년                                  ④ 3년

.........................................................................................................

**ANSWER** 6.① 7.②

**6** ① 감염병 예방을 위한 전문인력의 양성에 드는 경비는 국가가 부담한다〈감염병의 예방 및 관리에 관한 법률 제67조 제3호〉.

② 감염병환자등의 가족 또는 동거인에게 시행하는 건강진단 또는 감염병 예방에 필요한 예방접종 등에 드는 경비는 시·도가 부담한다〈감염병의 예방 및 관리에 관한 법률 제65조 제5호〉.

③ 한센병의 예방 및 진료 업무를 수행하는 법인 또는 단체에 대한 지원 경비의 일부는 특별자치시·특별자치도와 시·군·구가 부담한다〈감염병의 예방 및 관리에 관한 법률 제64조 제1호〉.

④ 입원치료비 외에 본인의 지병이나 본인에게 새로 발병한 질환 등으로 입원, 진찰, 검사 및 치료 등에 드는 경비를 본인이나 그 보호자로부터 징수할 수 있다〈감염병의 예방 및 관리에 관한 법률 제69조〉.

**7** "난임(難姙)"이란 부부(사실상의 혼인관계에 있는 경우를 포함)가 피임을 하지 아니한 상태에서 부부간 정상적인 성생활을 하고 있음에도 불구하고 1년이 지나도 임신이 되지 아니하는 상태를 말한다〈모자보건법 제2조 제11호〉.

**8** 「모자보건법」에 근거할 때, 산후조리업자와 산후조리원에 근무하는 의료인 또는 간호조무사가 받아야 하는 예방접종 대상 질환은?

① 결핵                               ② 장티푸스

③ 백일해                            ④ 홍역

**9** 의료법령상 의료기관 개설에 관한 사항으로 가장 옳지 않은 것은?

① 한의사 면허와 내과 전문의 면허를 함께 가지고 있는 사람이 한 곳에서 한의원과 내과의원을 함께 개설하였다.

② 한 대형유통회사가 매장 직원 및 가족, 그리고 매장 손님들을 위해 소아과의원을 개설하였다.

③ 서울시가 재활전문병원을 개설하였다.

④ 한의사가 요양병원을 개설하였다.

---

**ANSWER** 8.③ 9.②

**8** 산후조리원에 근무하거나 근무하려는 의료인 또는 간호조무사가 받아야 하는 예방접종〈모자보건법 시행령 제16조 제4항〉
ㄱ 인플루엔자 예방접종 : 연 1회 실시
ㄴ 백일해(百日咳) 예방접종 : 산후조리원에 근무하기 2주 전까지 실시

**9** 다음의 어느 하나에 해당하는 자가 아니면 의료기관을 개설할 수 없다. 이 경우 의사는 종합병원 · 병원 · 요양병원 · 정신병원 또는 의원을, 치과의사는 치과병원 또는 치과의원을, 한의사는 한방병원 · 요양병원 또는 한의원을, 조산사는 조산원만을 개설할 수 있다〈의료법 제33조 제2항〉.
1. 의사, 치과의사, 한의사 또는 조산사
2. 국가나 지방자치단체
3. 의료업을 목적으로 설립된 법인
4. 「민법」이나 특별법에 따라 설립된 비영리법인
5. 「공공기관의 운영에 관한 법률」에 따른 준정부기관, 「지방의료원의 설립 및 운영에 관한 법률」에 따른 지방의료원, 「한국보훈복지의료공단법」에 따른 한국보훈복지의료공단

**10** 서울특별시 중구에서 병원을 개설하고자 하는 의사 갑(甲)이 진단용 방사선 발생장치를 설치·운영하고 자 할 때 누구에게 신고해야 하는가?

① 서울특별시장

② 국민건강보험공단

③ 국민보험심사평가원

④ 서울특별시 중구청장

**11** 「지역보건법」상 지방자치단체가 보건소의 업무 중에서 특별히 지역주민의 만성질환 예방 및 건강한 생 활습관 형성을 지원하기 위하여 지방자치단체의 조례로 설치할 수 있는 것은?

① 보건지소

② 건강증진센터

③ 주민건강지원센터

④ 건강생활지원센터

---

**ANSWER** 10.④ 11.④

**10** 진단용 방사선 발생장치〈의료법 제37조〉
① 진단용 방사선 발생장치를 설치·운영하려는 의료기관은 보건복지부령으로 정하는 바에 따라 시장·군수·구청장에 게 신고하여야 하며, 보건복지부령으로 정하는 안전관리기준에 맞도록 설치·운영하여야 한다.
② 의료기관 개설자나 관리자는 진단용 방사선 발생장치를 설치한 경우에는 보건복지부령으로 정하는 바에 따라 안전관 리책임자를 선임하고, 정기적으로 검사와 측정을 받아야 하며, 방사선 관계 종사자에 대한 피폭관리(被曝管理)를 하 여야 한다.
③ 제2항에 따라 안전관리책임자로 선임된 사람은 선임된 날부터 1년 이내에 질병관리청장이 지정하는 방사선 분야 관 련 단체가 실시하는 안전관리책임자 교육을 받아야 하며, 주기적으로 보수교육을 받아야 한다.
④ ①과 ②에 따른 진단용 방사선 발생장치의 범위·신고·검사·설치 및 측정기준 등에 필요한 사항은 보건복지부령으 로 정하고, ③에 따른 안전관리책임자 교육 및 안전관리책임자 교육기관의 지정에 필요한 사항은 질병관리청장이 정 하여 고시한다.

**11** 건강생활지원센터의 설치〈지역보건법 제14조〉… 지방자치단체는 보건소의 업무 중에서 특별히 지역주민의 만성질환 예방 및 건강한 생활습관 형성을 지원하는 건강생활지원센터를 대통령령으로 정하는 기준에 따라 해당 지방자치단체의 조례 로 설치할 수 있다.

**12** 「의료법」에 의하면 보건복지부령으로 정하는 병원급 의료기관에서는 간호 · 간병통합서비스를 제공하도록 노력해야 한다. 해당 기관이 아닌 것은?

① 종합병원

② 한방병원

③ 치과병원

④ 요양병원

........................................................................................................................................................

**ANSWER** 12.④

**12** ④ 「의료법」제4조의2 제4항에 따라 보건복지부령으로 정하는 병원급 의료기관은 병원, 치과병원, 한방병원 및 종합병원을 말한다〈의료법 시행규칙 제1조의4 제4항〉.

※ 간호 · 간병통합서비스 제공 등〈의료법 제4조의2〉

㉠ 간호 · 간병통합서비스란 보건복지부령으로 정하는 입원 환자를 대상으로 보호자 등이 상주하지 아니하고 간호사, 간호조무사 및 그 밖에 간병지원인력(간호 · 간병통합서비스 제공인력)에 의하여 포괄적으로 제공되는 입원서비스를 말한다.

㉡ 보건복지부령으로 정하는 병원급 의료기관은 간호 · 간병통합서비스를 제공할 수 있도록 노력하여야 한다.

㉢ 간호 · 간병통합서비스를 제공하는 병원급 의료기관(간호 · 간병통합서비스 제공기관)은 보건복지부령으로 정하는 인력, 시설, 운영 등의 기준(보건복지부령으로 정하는 병원급 의료기관 : 병원, 치과병원, 한방병원 및 종합병원)을 준수하여야 한다.

㉣ 「공공보건의료에 관한 법률」에 따른 공공보건의료기관 중 보건복지부령으로 정하는 병원급 의료기관은 간호 · 간병통합서비스를 제공하여야 한다. 이 경우 국가 및 지방자치단체는 필요한 비용의 전부 또는 일부를 지원할 수 있다.

㉤ 간호 · 간병통합서비스 제공기관은 보호자 등의 입원실 내 상주를 제한하고 환자 병문안에 관한 기준을 마련하는 등 안전관리를 위하여 노력하여야 한다.

㉥ 간호 · 간병통합서비스 제공기관은 간호 · 간병통합서비스 제공인력의 근무환경 및 처우 개선을 위하여 필요한 지원을 하여야 한다.

㉦ 국가 및 지방자치단체는 간호 · 간병통합서비스의 제공 · 확대, 간호 · 간병통합서비스 제공인력의 원활한 수급 및 근무환경 개선을 위하여 필요한 시책을 수립하고 그에 따른 지원을 하여야 한다.

**13** 「지역보건법」상 질병관리청장과 특별자치시장·특별자치도지사·시장·군수·구청장은 지역사회 건강실태조사를 실시하여야 한다. 지역사회 건강실태조사에 대한 설명으로 가장 옳은 것은? [기출변형]

① 격년제로 실시함

② 전수조사를 원칙으로 함

③ 사고 및 중독에 관한 사항 포함

④ 지역 내 전문기관이 조사의 주체임

---

**ANSWER** 13.③

**13**  ※ 지역사회 건강실태조사〈지역보건법 제4조〉

ⓐ 질병관리청장과 특별자치시장·특별자치도지사·시장·군수·구청장(구청장은 자치구의 구청장을 말하며, 이하 "시장·군수·구청장"이라 한다)은 지역주민의 건강 상태 및 건강 문제의 원인 등을 파악하기 위하여 매년 지역사회 건강실태조사를 실시하여야 한다.

ⓑ 질병관리청장은 ⓐ에 따라 지역사회 건강실태조사를 실시할 때에는 미리 보건복지부장관과 협의하여야 한다.

ⓒ ⓐ에 따른 지역사회 건강실태조사의 방법, 내용 등에 필요한 사항은 대통령령으로 정한다.

  ※ 지역사회 건강실태조사의 방법 및 내용〈지역보건법 시행령 제2조〉

ⓐ 질병관리청장은 보건복지부장관과 협의하여 「지역보건법」에 따른 지역사회 건강실태조사를 매년 지방자치단체의 장에게 협조를 요청하여 실시한다.

ⓑ 협조 요청을 받은 지방자치단체의 장은 매년 보건소(보건의료원을 포함)를 통하여 지역 주민을 대상으로 지역사회 건강실태조사를 실시하여야 한다. 이 경우 지방자치단체의 장은 지역사회 건강실태조사의 결과를 질병관리청장에게 통보하여야 한다.

ⓒ 지역사회 건강실태조사는 표본조사를 원칙으로 하되, 필요한 경우에는 전수조사를 할 수 있다.

ⓓ 지역사회 건강실태조사의 내용에는 다음의 사항이 포함되어야 한다.

  1. 흡연, 음주 등 건강 관련 생활습관에 관한 사항
  2. 건강검진 및 예방접종 등 질병 예방에 관한 사항
  3. 질병 및 보건의료서비스 이용 실태에 관한 사항
  4. 사고 및 중독에 관한 사항
  5. 활동의 제한 및 삶의 질에 관한 사항
  6. 그 밖에 지역사회 건강실태조사에 포함되어야 한다고 질병관리청장이 정하는 사항

**14** 「마약류 관리에 관한 법률」상 마약류의 관리에 대한 설명으로 가장 옳은 것은?

① 마약류관리자는 의사 4인 이상이 근무하는 의료기관에 지정된 의사이다.

② 향정신성의약품은 이중으로 잠금장치가 된 철제금고에 저장하여야 한다.

③ 마약은 의사가 원활한 조치를 목적으로 업무시간 중 조제대에 비치할 수 있다.

④ 의사는 진료기록부에 향정신성의약품 품명과 수량을 적고 환자에게 직접 투약할 있다.

---

**ANSWER** 14.④

**14** ① 4명 이상의 마약류취급의료업자가 의료에 종사하는 의료기관의 대표자는 그 의료기관에 마약류관리자를 두어야 한
다. 다만, 향정신성의약품만을 취급하는 의료기관의 경우에는 그러하지 아니하다〈마약류 관리에 관한 법률 제33조
제1항〉.

②③ 향정신성의약품, 예고임시마약류 또는 임시마약류는 잠금장치가 설치된 장소에 저장할 것. 다만, 마약류소매업
자·마약류취급의료업자 또는 마약류관리자가 원활한 조제를 목적으로 업무시간 중 조제대에 비치하는 향정신성의
약품은 제외한다〈마약류 관리에 관한 법률 시행규칙 제26조 제3호〉.

※ 처방전의 기재〈마약류 관리에 관한 법률 제32조〉

① 마약류취급의료업자는 처방전에 따르지 아니하고는 마약 또는 향정신성의약품을 투약하거나 투약하기 위하여 제
공하여서는 아니 된다. 다만, 다음의 어느 하나에 해당하는 경우에는 그러하지 아니하다.

1. 「약사법」에 따라 자신이 직접 조제할 수 있는 마약류취급의료업자가 진료기록부에 그가 사용하려는 마약 또는
향정신성의약품의 품명과 수량을 적고 이를 직접 투약하거나 투약하기 위하여 제공하는 경우

2. 「수의사법」에 따라 수의사가 진료부에 사용하려는 마약 또는 향정신성의약품의 품명과 수량을 적고 이를 동물
에게 직접 투약하거나 투약하기 위하여 제공하는 경우

② 마약류취급의료업자가 마약 또는 향정신성의약품을 기재한 처방전을 발급할 때에는 그 처방전에 발급자의 업소
소재지, 상호 또는 명칭, 면허번호와 환자나 동물의 소유자·관리자의 성명 및 주민등록번호를 기입하여 서명 또
는 날인하여야 한다.

③ 처방전 또는 진료기록부는 2년간 보존하여야 한다.

**15** 「혈액관리법 시행규칙」상 부적격혈액에 해당하지 않는 것은?

① 혈액용기의 표지가 파손된 혈액제제

② ALT가 90IU/L

③ HBsAg 검사가 양성인 자

④ HBV 핵산증폭검사 양성인 자

**16** 「노인장기요양보험법」에 의하면 장기요양인정의 갱신 결과 직전 등급과 같은 등급으로 판정된 경우, 등급과 유효기간이 옳게 짝지어진 것은?

① 장기요양 1등급의 경우 : 5년

② 장기요양 2등급의 경우 : 4년

③ 장기요양 3등급의 경우 : 3년

④ 장기요양 4등급의 경우 : 2년

---

**ANSWER** 15.② 16.③

**15** 간기능검사(ALT검사, 수혈용으로 사용되는 혈액만 해당) 101IU/L 이상인 경우 부적격기준에 해당한다〈혈액관리법 시행규칙 별표 1〉.

**16** 장기요양인정 유효기간〈노인장기요양보험법 시행령 제8조〉

㉠ 장기요양인정 유효기간은 2년으로 한다. 다만, 장기요양인정의 갱신 결과 직전 등급과 같은 등급으로 판정된 경우에는 그 갱신된 장기요양인정의 유효기간은 다음의 구분에 따른다.

1. 장기요양 1등급의 경우 : 4년
2. 장기요양 2등급부터 4등급까지의 경우 : 3년
3. 장기요양 5등급 및 인지지원등급의 경우 : 2년

㉡ 장기요양등급판정위원회는 ㉠에도 불구하고 장기요양 신청인의 심신상태 등을 고려하여 장기요양인정 유효기간을 6개월의 범위에서 늘리거나 줄일 수 있다.

**17** 「공공보건의료에 관한 법률」상 의료취약지를 지정할 수 있는 자는?

① 보건복지부장관

② 관할 시 · 도지사

③ 관할 시 · 군 · 구 단체장

④ 국립의료원장

**17** 의료취약지의 지정 · 고시〈공공보건의료에 관한 법률 제12조〉

　　⊙ 보건복지부장관은 주기적으로 국민의 의료 이용 실태 및 의료자원의 분포 등에 관한 다음의 사항을 평가 · 분석하여야 한다.

　　　　1. 인구 수, 성별 · 연령별 인구 분포, 소득 등에 따른 지역 내 국민의 의료 이용 실태에 관한 사항

　　　　2. 의료인력 · 의료기관의 수 등 지역 내 의료공급에 관한 사항

　　　　3. 지역적 특성 등을 고려한 의료기관 접근성에 관한 사항

　　　　4. 그 밖에 의료 이용 실태 및 의료자원 공급에 관한 사항으로서 보건복지부장관이 정하는 사항

　　⊙ 보건복지부장관은 평가 · 분석 결과 의료서비스의 공급이 현저하게 부족한 지역을 의료취약지로 지정 · 고시할 수 있다.

　　ⓒ 의료취약지를 지정할 때에는 부족한 의료서비스의 대상 및 종류에 따라 구분하여 지정할 수 있다.

　　ⓔ 보건복지부장관은 지정 · 고시된 의료취약지(이하 "의료취약지")에 대하여 보건의료 공급이 원활하게 이루어질 수 있도록 다음의 지원을 할 수 있다.

　　　　1. 보건의료 인력의 공급에 대한 지원

　　　　2. 「의료법」에 따른 의료기관의 설립 및 운영을 위한 비용의 보조 등

　　ⓜ 의료취약지 지정의 기준, 방법, 절차 및 기간 등에 관하여 필요한 사항은 보건복지부령으로 정한다.

**18** 〈보기〉가 설명하고 있는 것은?

---
〈보기〉
---

국가, 지방자치단체 및 보건의료기관이 지역·계층·분야에 관계없이 국민의 보편적인 의료 이용을 보장하고 건강을 보호·증진하는 모든 활동

① 공중보건업무  ② 공공보건의료
③ 국민건강증진  ④ 보건의료서비스

**19** 「감염병의 예방 및 관리에 관한 법률」상 강제처분으로서, 감염병 환자로 인정되는 자를 해당 공무원이 동행하여 치료받게 하거나 입원시킬 수 없는 질환은?

① 일본뇌염

② 홍역

③ A형간염

④ 중동 호흡기 증후군(MERS)

.....

**ANSWER** 18.② 19.①

**18** "공공보건의료"란 국가, 지방자치단체 및 보건의료기관이 지역·계층·분야에 관계없이 국민의 보편적인 의료 이용을 보장하고 건강을 보호·증진하는 모든 활동을 말한다〈공공보건의료에 관한 법률 제2조 제1호〉.

**19** 질병관리청장, 시·도지사 또는 시장·군수·구청장은 해당 공무원으로 하여금 다음의 어느 하나에 해당하는 감염병환자 등이 있다고 인정되는 주거시설, 선박·항공기·열차 등 운송수단 또는 그 밖의 장소에 들어가 필요한 조사나 진찰을 하게 할 수 있으며, 그 진찰 결과 감염병환자 등으로 인정될 때에는 동행하여 치료받게 하거나 입원시킬 수 있다〈감염병의 예방 및 관리에 관한 법률 제42조 제1항〉.
㉠ 제1급감염병
㉡ 제2급감염병 중 결핵, 홍역, 콜레라, 장티푸스, 파라티푸스, 세균성이질, 장출혈성대장균감염증, A형간염, 수막구균감염증, 폴리오, 성홍열 또는 질병관리청장이 정하는 감염병
㉢ 제3급감염병 중 질병관리청장이 정하는 감염병
㉣ 세계보건기구 감시대상 감염병

**20** 「국민건강증진법」상 금연구역으로 지정하여야 하는 곳은?

① 15인승 이하 승합차

② 「주택법」에 따른 공동주택

③ 도지사의 승인을 받은 군립공원

④ 「유아교육법」에 따른 유치원 시설 경계선으로부터 10미터 지점

---

**ANSWER** 20.④

**20** 특별자치시장·특별자치도지사·시장·군수·구청장은 흡연으로 인한 피해 방지와 주민의 건강 증진을 위하여 다음 각호에 해당하는 장소를 금연구역으로 지정하고, 금연구역임을 알리는 안내표지를 설치하여야 한다. 이 경우 금연구역 안내표지 설치 방법 등에 필요한 사항은 보건복지부령으로 정한다〈국민건강증진법 제9조〉

　1. 「유아교육법」에 따른 유치원 시설의 경계선으로부터 30미터 이내의 구역(일반 공중의 통행·이용 등에 제공된 구역을 말한다)

　2. 「영유아보육법」에 따른 어린이집 시설의 경계선으로부터 30미터 이내의 구역(일반 공중의 통행·이용 등에 제공된 구역을 말한다)

　3. 「초·중등교육법」에 따른 학교 시설의 경계선으로부터 30미터 이내의 구역(일반 공중의 통행·이용 등에 제공된 구역을 말한다)

**1** 「의료법」 및 동법 시행규칙상 의료인이나 의료기관 개설자가 진료기록부 등을 보존해야 하는 기간으로 가장 옳은 것은?

① 처방전 – 2년

② 수술기록 – 3년

③ 환자 명부 – 3년

④ 진료기록부 – 5년

---

**ANSWER** 1.①

**1** 진료기록부 등의 보존〈의료법 시행규칙 제15조〉

① 의료인이나 의료기관 개설자는 진료기록부 등을 다음 각 호에 정하는 기간 동안 보존하여야 한다. 다만, 계속적인 진료를 위하여 필요한 경우에는 1회에 한정하여 다음 각 호에 정하는 기간의 범위에서 그 기간을 연장하여 보존할 수 있다.

1. 환자 명부 : 5년

2. 진료기록부 : 10년

3. 처방전 : 2년

4. 수술기록 : 10년

5. 검사내용 및 검사소견기록 : 5년

6. 방사선 사진(영상물을 포함한다) 및 그 소견서 : 5년

7. 간호기록부 : 5년

8. 조산기록부 : 5년

9. 진단서 등의 부본(진단서 · 사망진단서 및 시체검안서 등을 따로 구분하여 보존할 것) : 3년

② 진료에 관한 기록은 마이크로필름이나 광디스크 등에 원본대로 수록하여 보존할 수 있다.

③ ②에 따른 방법으로 진료에 관한 기록을 보존하는 경우에는 필름촬영책임자가 필름의 표지에 촬영 일시와 본인의 성명을 적고, 서명 또는 날인하여야 한다.

**2** 「의료법」및 동법 시행령상 의료인의 면허자격을 정지시킬 수 있는 "의료인의 품위를 심하게 손상시키는 행위를 한 때"에 해당하는 경우로 가장 옳은 것은?

① 3회 이상 자격 정지 처분을 받은 경우

② 학문적으로 인정되지 아니하는 진료행위를 한 경우

③ 자신의 면허증을 다른 사람에게 빌려준 경우

④ 일회용 주사기를 재사용하여 사람의 생명 또는 신체에 중대한 위해를 발생하게 한 경우

----

**ANSWER** 2.②

**2** 의료인의 품위 손상 행위의 범위〈의료법 시행령 제32조〉
1. 학문적으로 인정되지 아니하는 진료행위(조산 업무와 간호 업무를 포함)
2. 비도덕적 진료행위
3. 거짓 또는 과대 광고행위
3의2. 「방송법」에 따른 방송, 「신문 등의 진흥에 관한 법률」에 따른 신문·인터넷 신문, 「잡지 등 정기간행물의 진흥에 관한 법률」에 따른 정기간행물 또는 「의료법 시행령」 제24조 제1항에 따른 인터넷 매체(이동통신단말장치에서 사용되는 애플리케이션 포함)에서 다음의 건강·의학정보(의학, 치의학, 한의학, 조산학 및 간호학의 정보)에 대하여 거짓 또는 과장하여 제공하는 행위
    가. 「식품위생법」에 따른 식품에 대한 건강·의학정보
    나. 「건강기능식품에 관한 법률」에 따른 건강기능식품에 대한 건강·의학정보
    다. 「약사법」의 규정에 따른 의약품, 한약, 한약제제 또는 의약외품에 대한 건강·의학정보
    라. 「의료기기법」에 따른 의료기기에 대한 건강·의학정보
    마. 「화장품법」의 규정에 따른 화장품, 기능성화장품 또는 유기농화장품에 대한 건강·의학정보
4. 불필요한 검사·투약(投藥)·수술 등 지나친 진료행위를 하거나 부당하게 많은 진료비를 요구하는 행위
5. 전공의(專攻醫)의 선발 등 직무와 관련하여 부당하게 금품을 수수하는 행위
6. 다른 의료기관을 이용하려는 환자를 영리를 목적으로 자신이 종사하거나 개설한 의료기관으로 유인하거나 유인하게 하는 행위
7. 자신이 처방전을 발급하여 준 환자를 영리를 목적으로 특정 약국에 유치하기 위하여 약국개설자나 약국에 종사하는 자와 담합하는 행위

**3** 「의료법」상 300병상을 초과하는 종합병원에서 반드시 갖추어야 하는 진료과목에 해당하는 것은?

① 치과, 정신건강의학과

② 영상의학과, 흉부외과

③ 마취통증의학과, 성형외과

④ 응급의학과, 진단검사의학과

---

**ANSWER** 3.①

**3** 종합병원〈의료법 제3조의3〉
　① 종합병원은 다음의 요건을 갖추어야 한다.
　　1. 100개 이상의 병상을 갖출 것
　　2. 100병상 이상 300병상 이하인 경우에는 내과·외과·소아청소년과·산부인과 중 3개 진료과목, 영상의학과, 마취
　　　통증의학과와 진단검사의학과 또는 병리과를 포함한 7개 이상의 진료과목을 갖추고 각 진료과목마다 전속하는 전
　　　문의를 둘 것
　　3. 300병상을 초과하는 경우에는 내과, 외과, 소아청소년과, 산부인과, 영상의학과, 마취통증의학과, 진단검사의학과
　　　또는 병리과, 정신건강의학과 및 치과를 포함한 9개 이상의 진료과목을 갖추고 각 진료과목마다 전속하는 전문의
　　　를 둘 것
　② 종합병원은 진료과목 외에 필요하면 추가로 진료과목을 설치·운영할 수 있다. 이 경우 필수진료과목 외의 진료과목
　　에 대하여는 해당 의료기관에 전속하지 아니한 전문의를 둘 수 있다.

**4** 「의료법」상 환자의 기록 열람을 제한하는 경우로 가장 옳은 것은?

① 환자의 부모가 기록 열람을 요청한 경우

② 환자가 지정한 대리인이 기록 열람을 요청한 경우

③ 환자의 출장 중인 배우자를 대신하여 형제 · 자매가 기록 열람을 요청한 경우

④ 국민건강보험공단에서 의료급여 수급권자 확인을 위해 기록 열람을 요청한 경우


**5** 「감염병의 예방 및 관리에 관한 법률」에 따라 감염병 환자가 대량으로 발생하거나 지정된 감염병관리기관만으로 감염병환자 등을 모두 수용하기 어려운 경우 보건복지부장관, 시 · 도지사 또는 시장 · 군수 · 구청장이 취할 수 있는 조치로 가장 옳지 않은 것은?

① 쉼터를 설치 · 운영할 수 있다.

② 격리소를 설치 · 운영할 수 있다.

③ 요양소 또는 진료소를 설치 · 운영할 수 있다.

④ 지정된 감염병관리기관이 아닌 의료기관을 일정 기간 동안 감염병관리기관으로 지정할 수 있다.

---

**ANSWER** 4.③  5.①

**4**  ① 「의료법」 제21조 제3항 제1호에 따라 환자의 배우자, 직계 존속 · 비속, 형제 · 자매(환자의 배우자 및 직계 존속 · 비속, 배우자의 직계존속이 모두 없는 경우에 한정한다) 또는 배우자의 직계 존속이 환자 본인의 동의서와 친족관계임을 나타내는 증명서 등을 첨부하는 등 보건복지부령으로 정하는 요건을 갖추어 요청한 경우 기록을 열람하게 하거나 그 사본을 교부하는 등 그 내용을 확인할 수 있게 하여야 한다.
  ② 「의료법」 제21조 제3항 제2호에 따라 환자가 지정하는 대리인이 환자 본인의 동의서와 대리권이 있음을 증명하는 서류를 첨부하는 등 보건복지부령으로 정하는 요건을 갖추어 요청한 경우 기록을 열람하게 하거나 그 사본을 교부하는 등 그 내용을 확인할 수 있게 하여야 한다.
  ④ 「의료법」 제21조 제3항 제5호에 따라 의료급여 수급권자 확인, 급여비용의 심사 · 지급, 사후관리 등 의료급여 업무를 위하여 보장기관(시 · 군 · 구), 국민건강보험공단, 건강보험심사평가원에 제공하는 경우 기록을 열람하게 하거나 그 사본을 교부하는 등 그 내용을 확인할 수 있게 하여야 한다.

**5**  감염병위기 시 감염병관리기관의 설치 등〈감염병의 예방 및 관리에 관한 법률 제37조〉
  ① 보건복지부장관, 질병관리청장, 시 · 도지사 또는 시장 · 군수 · 구청장은 감염병환자가 대량으로 발생하거나 지정된 감염병관리기관만으로 감염병환자등을 모두 수용하기 어려운 경우에는 다음의 조치를 취할 수 있다.
    1. 지정된 감염병관리기관이 아닌 의료기관을 일정 기간 동안 감염병관리기관으로 지정
    2. 격리소 · 요양소 또는 진료소의 설치 · 운영
  ② 지정된 감염병관리기관의 장은 보건복지부령으로 정하는 바에 따라 감염병관리시설을 설치하여야 한다.
  ③ 보건복지부장관, 질병관리청장, 시 · 도지사 또는 시장 · 군수 · 구청장은 시설의 설치 및 운영에 드는 비용을 감염병관리기관에 지원하여야 한다.
  ④ 지정된 감염병관리기관의 장은 정당한 사유없이 명령을 거부할 수 없다.
  ⑤ 보건복지부장관, 질병관리청장, 시 · 도지사 또는 시장 · 군수 · 구청장은 감염병 발생 등 긴급상황 발생 시 감염병관리기관에 진료개시 등 필요한 사항을 지시할 수 있다.

**6** 「감염병의 예방 및 관리에 관한 법률」에 따른 경비 중 국고 부담 경비에 해당하는 것으로 가장 옳은 것은?

① 식수 공급에 드는 경비

② 표본감시활동에 드는 경비

③ 관할 보건소를 통한 필수예방접종에 드는 경비

④ 내국인 감염병환자 등의 입원치료, 조사, 진찰 등에 드는 경비

---

**ANSWER** 6.②

**6** 국고 부담 경비〈감염병의 예방 및 관리에 관한 법률 제67조〉
ⓐ 감염병환자 등의 진료 및 보호에 드는 경비
ⓑ 감염병 교육 및 홍보를 위한 경비
ⓒ 감염병 예방을 위한 전문인력의 양성에 드는 경비
ⓓ 표본감시활동에 드는 경비
ⓔ 교육·훈련에 드는 경비
ⓕ 해부에 필요한 시체의 운송과 해부 후 처리에 드는 경비
ⓖ 시신의 장사를 치르는 데 드는 경비
ⓗ 예방접종약품의 생산 및 연구 등에 드는 경비
ⓘ 필수예방접종약품 등의 비축에 드는 경비
ⓙ 보건복지부장관 또는 질병관리청장이 지정한 감염병관리기관의 감염병관리시설의 설치·운영에 드는 경비
ⓚ 보건복지부장관 및 질병관리청장이 설치한 격리소·요양소 또는 진료소 및 같은 조에 따라 지정된 감염병관리기관의 감염병관리시설 설치·운영에 드는 경비
ⓛ 질병관리청장이 지정한 감염병의심자 격리시설의 설치·운영에 드는 경비
ⓜ 위원회의 심의를 거친 품목의 비축 또는 장기구매를 위한 계약에 드는 경비
ⓝ 국가가 의료인·의료업자·의료관계요원 등을 동원하는 데 드는 수당·치료비 또는 조제료
㉮ 국가가 동원한 의료기관 병상, 연수원·숙박시설 등 시설의 운영비 등 경비
㉯ 국가가 의료인 등을 방역업무에 종사하게 하는 데 드는 수당 등 경비
㉰ 국가가 실시하는 심리지원에 드는 경비
㉱ 국가가 위탁하여 관계 전문기관이 심리지원을 실시하는 데 드는 경비
㉲ 예방접종 등으로 인한 피해보상을 위한 경비

**7** 「감염병의 예방 및 관리에 관한 법률」상 감염병 유행에 대한 방역 조치로 가장 옳지 않은 것은?

① 감염병환자 등이 있는 장소나 감염병병원체에 오염되었다고 인정되는 장소에 대한 일시적인 폐쇄, 일반 공중의 출입금지 조치

② 감염병환자 등이 있는 의료기관에 대한 업무 범위 제한 조치

③ 감염병의심자를 적당한 장소에 일정한 기간 입원 또는 격리시키는 조치

④ 감염병병원체에 오염되었거나 오염되었다고 의심되는 물건의 세척을 금지하거나 태우거나 폐기처분하는 조치

---

**ANSWER** 7.②

**7** 감염병 유행에 대한 방역 조치〈감염병의 예방 및 관리에 관한 법률 제47조〉… 질병관리청장, 시·도지사 또는 시장·군수·구청장은 감염병이 유행하면 감염병 전파를 막기 위하여 다음에 해당하는 모든 조치를 하거나 그에 필요한 일부 조치를 하여야 한다.

ⓒ 감염병환자 등이 있는 장소나 감염병병원체에 오염되었다고 인정되는 장소에 대한 다음의 조치
  • 일시적 폐쇄
  • 일반 공중의 출입금지
  • 해당 장소 내 이동제한
  • 그 밖에 통행차단을 위하여 필요한 조치
ⓛ 의료기관에 대한 업무 정지
ⓒ 감염병의심자를 적당한 장소에 일정한 기간 입원 또는 격리시키는 것
ⓔ 감염병병원체에 오염되었거나 오염되었다고 의심되는 물건을 사용·접수·이동하거나 버리는 행위 또는 해당 물건의 세척을 금지하거나 태우거나 폐기처분하는 것
ⓜ 감염병병원체에 오염된 장소에 대한 소독이나 그 밖에 필요한 조치를 명하는 것
ⓗ 일정한 장소에서 세탁하는 것을 막거나 오물을 일정한 장소에서 처리하도록 명하는 것

**8** 「감염병의 예방 및 관리에 관한 법률」 및 동법 시행규칙상 감염병환자 등의 감염병의심자를 격리하기 위한 시설(이하 "감염병의심자 격리시설"이라 한다)에 대한 설명으로 가장 옳은 것은?

① 감염병의심자 격리시설의 규모는 시장·군수·구청장이 정한다.

② 감염병의심자 격리시설에서 샤워시설과 화장실은 공용으로 구비되어 있어야 한다.

③ 감염병의심자 격리시설은 독립된 건물로써 여러 개의 방으로 구획되어 있어야 한다.

④ 질병관리본부장은 감염병 발생 또는 유행 시 감염병의심자 격리시설을 지정하여야 한다.

---

**ANSWER** 8.③

**8** 감염병의심자 격리시설 지정 기준 등〈감염병의 예방 및 관리에 관한 법률 시행규칙 제31조의3〉
① 감염병의심자를 격리하기 위한 시설(이하 "감염병의심자 격리시설")의 지정 기준은 다음과 같다.
 1. 독립된 건물로서 여러 개의 방으로 구획되어 있을 것
 2. 구획된 각 방마다 샤워시설과 화장실이 모두 구비되어 있을 것
 3. 음압병상을 보유한 「의료법」에 따른 의료기관에 근접하여, 감염병의심자의 이송이 가능한 거리에 위치할 것
 4. 감염병의심자 격리시설의 규모는 해당 특별시·광역시·특별자치시도·특별자치도의 인구, 지리적 여건, 교통 등을 고려하여 정할 것
② 시·도지사는 감염병 확산을 방지하기 위하여 감염병의심자와 다른 사람과의 접촉을 차단하여야 하며, 격리기간 동안 감염병의심자의 생활에 불편함이 없도록 필요한 조치를 하여야 한다.

**9** 「국민건강증진법」에 따른 건강증진사업에 해당하지 않는 것은?

① 구강건강의 관리

② 질병의 치료사업

③ 질병의 조기발견을 위한 검진 및 처방

④ 지역사회의 보건문제에 관한 조사 · 연구

**10** 「국민건강증진법」 및 동법 시행령상 담배갑포장지에 담배 특이 니트로사민, 포름알데히드 등이 포함되어 있다는 내용의 경고그림 및 경고문구를 표기하여야 하는 담배로 가장 옳은 것은?

① 물담배                              ② 전자담배

③ 씹는 담배                            ④ 머금는 담배

........................................................................................................................................................

**ANSWER** 9.② 10.②

**9**  건강증진사업의 종류〈국민건강증진법 제19조 제2항〉
  ㉠ 보건교육 및 건강상담
  ㉡ 영양관리
  ㉢ 신체활동장려
  ㉣ 구강건강의 관리
  ㉤ 질병의 조기발견을 위한 검진 및 처방
  ㉥ 지역사회의 보건문제에 관한 조사 · 연구
  ㉦ 기타 건강교실의 운영등 건강증진사업에 관한 사항

**10**  전자담배 등에 대한 경고그림등의 표기내용 및 표기방법〈국민건강증진법 시행령 제16조의2 제2항〉 … 전자담배, 씹는 담배. 물담배, 머금는 담배의 담배갑포장지에 표기하는 경고그림 및 경고문구의 표기내용은 흡연의 폐해, 흡연이 니코틴 의존 및 중독을 유발시킬 수 있다는 사실과 담배 특성에 따른 다음의 구분에 따른 사실 등을 명확하게 알릴 수 있어야 한다.
  ㉠ **전자담배** : 담배 특이 니트로사민(tobacco specific nitrosamines), 포름알데히드(formaldehyde) 등이 포함되어 있다는 내용
  ㉡ **씹는 담배 및 머금는 담배** : 구강암 등 질병의 원인이 될 수 있다는 내용
  ㉢ **물담배** : 타르 검출 등 궐련과 동일한 위험성이 있다는 내용과 사용 방법에 따라 결핵 등 호흡기 질환에 감염될 위험성이 있다는 내용

**11** 「국민건강보험법」 및 동법 시행령에 따른 부가급여에 해당하는 것은?

① 요양비

② 건강검진

③ 장애인 보조기기

④ 임신 · 출산 진료비

**12** 「혈액관리법 시행규칙」상 채혈이 가능한 사람은?

① 수혈 후 3개월이 경과한 자

② 각막을 이식 받은 경험이 있는 자

③ 전혈채혈일로부터 1개월이 경과한 자

④ 분만 후 3주가 경과하여 자신이 출산한 아기에게 수혈하려는 자

---

**ANSWER** 11.④ 12.④

**11** 부가급여〈국민건강보험법 제50조〉… 공단은 이 법에서 정한 요양급여 외에 대통령령으로 정하는 바에 따라 임신 · 출산 진료비, 장제비, 상병수당, 그 밖의 급여를 실시할 수 있다.

**12** ④ 임신 중인 자, 분만 또는 유산 후 6개월 이내인 자는 채혈금지대상자이다. 다만, 본인이 출산한 신생아에게 수혈하고자 하는 경우에는 그러하지 아니하다〈혈액관리법 시행규칙 별표1의2〉.

① 수혈 후 1년이 경과하지 아니한 자는 채혈금지대상자이다〈혈액관리법 시행규칙 별표1의2〉.

② 과거 경막 또는 각막을 이식 받은 경험이 있는 자는 채혈금지대상자이다〈혈액관리법 시행규칙 별표1의2〉.

③ 전혈채혈일로부터 8주, 혈장성분채혈, 혈소판혈장성분채혈 및 두단위혈소판성분채혈일로부터 14일, 백혈구성분채혈 및 한단위혈소판성분채혈일로부터 72시간, 두단위적혈구성분채혈일로부터 16주가 경과하지 아니한 자는 채혈금지대상자이다〈혈액관리법 시행규칙 별표1의2〉.

**13** 「후천성면역결핍증 예방법」 위반 행위와 그에 따른 벌칙을 옳게 짝지은 것은?

① 혈액 또는 체액을 통하여 다른 사람에게 전파매개행위를 한 자 – 3년 이하의 징역

② 후천성면역결핍증에 관한 검진 또는 역학조사에 응하지 아니한 자 – 2년 이하의 징역 또는 2천만원 이하의 벌금

③ 감염인을 진단하고도 신고를 하지 아니하거나 거짓으로 신고를 한 자 – 2년 이하의 징역 또는 2천만원 이하의 벌금

④ 검진을 받지 아니한 사람을 취업이 제한되는 업소에 종사하도록 한 자 – 3년 이하의 징역 또는 3천만원 이하의 벌금

----

**ANSWER** 13.①

**13** ② 후천성면역결핍증에 관한 검진 또는 역학조사에 응하지 아니한 자 – 1년 이하의 징역 또는 1천만원 이하의 벌금
③ 감염인을 진단하고도 신고를 하지 아니하거나 거짓으로 신고를 한 자 – 1년 이하의 징역 또는 1천만원 이하의 벌금
④ 검진을 받지 아니한 사람을 취업이 제한되는 업소에 종사하도록 한 자 – 1년 이하의 징역 또는 1천만원 이하의 벌금
※ **벌칙**〈후천성면역결핍증 예방법 제25조〉… 다음의 어느 하나에 해당하는 사람은 3년 이하의 징역에 처한다.
　㉠ 혈액·장기·조직 등의 검사 규정을 위반하여 혈액·수입 혈액제제·장기·조직·정액 또는 매개체를 유통·판매하거나 사용한 사람
　㉡ 전파매개행위의 금지규정을 위반하여 전파매개행위를 한 사람

**14** 「지역보건법」상 지역보건의료계획의 수립시기와 주요 내용의 공고기간을 옳게 짝지은 것은?

    ① 4년마다 수립, 2주 이상 공고

    ② 5년마다 수립, 2주 이상 공고

    ③ 4년마다 수립, 4주 이상 공고

    ④ 5년마다 수립, 4주 이상 공고

**15** 「지역보건법 시행령」상 보건소장을 지휘·감독하는 자는?

    ① 질병관리청장

    ② 보건복지부장관

    ③ 식품의약품안전처장

    ④ 시장·군수·구청장

---

**ANSWER** 14.① 15.④

**14** ㉠ 시·도지사 또는 시장·군수·구청장은 지역주민의 건강 증진을 위하여 지역보건의료계획을 4년마다 수립하여야 한다〈지역보건법 제7조 제1항〉.

    ㉡ 시·도지사 또는 시장·군수·구청장은 지역보건의료계획을 수립하는 경우에 그 주요 내용을 시·도 또는 시·군·구의 홈페이지 등에 2주 이상 공고하여 지역주민의 의견을 수렴하여야 한다〈지역보건법 시행령 제5조 제3항〉.

**15** 보건소장은 시장·군수·구청장의 지휘·감독을 받아 보건소의 업무를 관장하고 소속 공무원을 지휘·감독하며, 관할 보건지소, 건강생활지원센터 및 「농어촌 등 보건의료를 위한 특별조치법」에 따른 보건진료소의 직원 및 업무에 대하여 지도·감독한다〈지역보건법 시행령 제13조 제3항〉.

**16** 「지역보건법」에 따른 건강생활지원센터의 업무로 가장 옳은 것은?

① 건강 친화적인 지역사회 여건의 조성

② 정신건강증진 및 생명존중에 관한 지역보건의료서비스 제공

③ 만성질환 예방 및 건강한 생활습관 형성 지원

④ 감염병의 예방 및 관리에 관한 지역보건의료서비스 제공

**17** 「검역법 시행규칙」상 세계보건기구(WHO)가 「국제보건규칙(IHR)」에 따라 검역감염병 발생 정보를 제공한 지역을 오염지역으로 지정할 수 있는 자는?

① 대통령      ② 법무부장관

③ 질병관리청장      ④ 보건복지부장관

---

**ANSWER** 16.③ 17.③

**16** 건강생활지원센터의 설치〈지역보건법 제14조〉 … 지방자치단체는 보건소의 업무 중에서 특별히 지역주민의 만성질환 예방 및 건강한 생활습관 형성을 지원하는 건강생활지원센터를 대통령령으로 정하는 기준에 따라 해당 지방자치단체의 조례로 설치할 수 있다.

**17** 검역관리지역 등의 지정 절차 등〈검역법 시행규칙 제2조〉

① 질병관리청장은 〈검역법 제5조 검역관리지역 등의 지정 및 해제〉에 따라 다음의 어느 하나에 해당하는 지역을 검역관리지역 및 중점검역관리지역으로 지정할 수 있다.

1. 세계보건기구(WHO)가 「국제보건규칙(IHR)」에 따라 검역감염병 발생 정보를 제공한 국가 또는 지역

2. 검역감염병이 유행하거나 유행할 우려가 있어 국내로 검역감염병을 유입·확산시킬 가능성이 있는 국가 또는 지역

3. 치명적이고 감염력이 높은 검역감염병이 발생하거나 발생할 우려가 있어 집중적인 검역이 필요한 국가 또는 지역

② 질병관리청장은 ①에 따라 지정한 검역관리지역 등의 지정 사유가 소멸되었을 때에는 그 지정을 해제해야 한다.

③ 질병관리청장은 ① 또는 ②에 따라 검역관리지역 등을 지정하거나 지정 해제한 경우에는 질병관리청 인터넷 홈페이지에 그 사실을 게시해야 한다.

**18** 「후천성면역결핍증 예방법」 및 동법 시행령에 따른 후천성면역결핍증의 검진에 대한 설명으로 가장 옳은 것은?

① 사업주는 근로자에게 후천성면역결핍증에 관한 검진결과서를 제출하도록 요구할 수 없다.

② 후천성면역결핍증에 관한 검진을 하는 자는 검진 대상자가 익명검진을 신청하는 경우에는 검진을 하지 않아야 한다.

③ 보건복지부장관, 시·도지사, 시장·군수·구청장은 후천성면역결핍증에 관한 정기검진 대상자에 대하여 3개월 간격으로 1년에 4회 검진을 실시한다.

④ 후천성면역결핍증에 관한 검진을 한 자는 검진 결과를 검진 대상자 본인, 세대주 또는 법정대리인에게 통보한다.

---

**ANSWER** 18.①

**18** ① 후천성면역결핍증 예방법 제8조의2 제3항

② 후천성면역결핍증에 관한 검진을 하는 자는 검진 전에 검진 대상자에게 이름·주민등록번호·주소 등을 밝히지 아니하거나 가명을 사용하여 검진 할 수 있다는 사실을 알려 주어야 하고, 익명검진을 신청하는 경우에도 검진을 하여야 한다〈후천성면역결핍증 예방법 제8조 제4항〉.

③ 질병관리청장, 특별시장·광역시장·특별자치시장·도지사 또는 특별자치도지사, 시장·군수·구청장은 공중(公衆)과 접촉이 많은 업소에 종사하는 사람으로서 검진 대상이 되는 사람에 대하여 후천성면역결핍증에 관한 정기검진(정기검진은 6개월 간격으로 1년에 2회 실시) 또는 수시검진을 하여야 한다〈후천성면역결핍증 예방법 제8조 제1항〉.

④ 후천성면역결핍증에 관한 검진을 한 자는 검진 대상자 본인 외의 사람에게 검진 결과를 통보할 수 없다. 다만, 검진 대상자가 군(軍), 교정시설 등 공동생활자인 경우에는 해당 기관의 장에게 통보하고, 미성년자, 심신미약자, 심신상실자인 경우에는 그 법정대리인에게 통보한다〈후천성면역결핍증 예방법 제8조의2 제1항〉.

**19** 「의료기사 등에 관한 법률」상 3년 이하의 징역 또는 3천만원 이하의 벌금에 해당하는 행위를 한 자는?

① 시정명령을 이행하지 아니한 자

② 업무상 알게 된 비밀을 누설한 자

③ 실태와 취업 생활을 허위로 신고한 자

④ 의료기사등의 면허 없이 의료기사등의 명칭 또는 이와 유사한 명칭을 사용한 자

---

**ANSWER** 19.②

**19** 벌칙〈의료기사 등에 관한 법률 제30조〉
① 다음의 어느 하나에 해당하는 사람은 3년 이하의 징역 또는 3천만원 이하의 벌금에 처한다.
　　1. 의료기사 등의 면허 없이 의료기사 등의 업무를 한 사람
　　2. 다른 사람에게 면허를 대여한 사람
　　2의2. 면허를 대여받거나 면허 대여를 알선한 사람
　　3. 업무상 알게 된 비밀을 누설한 사람
　　4. 치과기공사의 면허 없이 치과기공소를 개설한 자. 다만, 개설등록을 한 치과의사는 제외한다.
　　5. 치과의사가 발행한 치과기공물제작의뢰서에 따르지 아니하고 치과기공물제작등 업무를 행한 자
　　6. 안경사의 면허 없이 안경업소를 개설한 사람
② 업무상 알게 된 비밀을 누설한 사람에 대한 죄는 고소가 있어야 공소를 제기할 수 있다.

**20** 「보건의료기본법」상이 보건의료에 관한 국민의 알 권리에 대한 설명으로 가장 옳은 것은?

① 자신의 건강보호에 필요한 비용을 부담하는 것

② 보건의료인의 정당한 보건의료서비스에 협조하는 것

③ 자신의 질병에 대한 치료 방법 등에 관한 충분한 설명을 들은 후 이에 관한 동의 여부를 결정하는 것

④ 국가와 지방자치단체의 보건의료시책에 관한 내용의 공개를 청구하는 것

---

**ANSWER** 20.④

**20** 보건의료에 관한 알 권리〈보건의료기본법 제11조〉
① 모든 국민은 관계 법령에서 정하는 바에 따라 국가와 지방자치단체의 보건의료시책에 관한 내용의 공개를 청구할 권리를 가진다.
② 모든 국민은 관계 법령에서 정하는 바에 따라 보건의료인이나 보건의료기관에 대하여 자신의 보건의료와 관련한 기록 등의 열람이나 사본의 교부를 요청할 수 있다. 다만, 본인이 요청할 수 없는 경우에는 그 배우자·직계존비속 또는 배우자의 직계존속이, 그 배우자·직계존비속 및 배우자의 직계존속이 없거나 질병이나 그 밖에 직접 요청을 할 수 없는 부득이한 사유가 있는 경우에는 본인이 지정하는 대리인이 기록의 열람 등을 요청할 수 있다.

**1** 「의료법」 및 동법 시행령상 의료광고가 가능한 경우로 가장 옳은 것은?

① 신문 등을 이용하여 전문가의 의견 형태로 표현되는 광고

② 환자의 치료경험담이나 6개월 이하의 임상경력에 대한 광고

③ 다른 의료인 등의 기능 또는 진료 방법과 비교하는 내용의 광고

④ 세계보건기구와 협력을 맺은 국제평가기구로부터 받은 인증을 표시한 광고

---

**ANSWER** 1.④

**1** 의료인 등은 다음에 해당하는 의료광고를 하지 못한다〈의료법 제56조 제2항〉.
㉠ 제53조에 따른 평가를 받지 아니한 신의료기술에 관한 광고
㉡ 환자에 관한 치료경험담 등 소비자로 하여금 치료 효과를 오인하게 할 우려가 있는 내용의 광고
㉢ 거짓된 내용을 표시하는 광고
㉣ 다른 의료인 등의 기능 또는 진료 방법과 비교하는 내용의 광고
㉤ 다른 의료인 등을 비방하는 내용의 광고
㉥ 수술 장면 등 직접적인 시술행위를 노출하는 내용의 광고
㉦ 의료인 등의 기능, 진료 방법과 관련하여 심각한 부작용 등 중요한 정보를 누락하는 광고
㉧ 객관적인 사실을 과장하는 내용의 광고
㉨ 법적 근거가 없는 자격이나 명칭을 표방하는 내용의 광고
㉩ 신문, 방송, 잡지 등을 이용하여 기사(記事) 또는 전문가의 의견 형태로 표현되는 광고
㉠ 법에 따른 심의를 받지 아니하거나 심의받은 내용과 다른 내용의 광고
㉤ 법에 따라 외국인환자를 유치하기 위한 국내광고
㉤ 소비자를 속이거나 소비자로 하여금 잘못 알게 할 우려가 있는 방법으로 제45조에 따른 비급여 진료비용을 할인하거나 면제하는 내용의 광고
㉤ 각종 상장·감사장 등을 이용하는 광고 또는 인증·보증·추천을 받았다는 내용을 사용하거나 이와 유사한 내용을 표현하는 광고. 다만, 다음 각 목의 어느 하나에 해당하는 경우는 제외한다.
• 제58조에 따른 의료기관 인증을 표시한 광고
• 「정부조직법」의 규정에 따른 중앙행정기관·특별지방행정기관 및 그 부속기관, 「지방자치법」에 따른 지방자치단체 또는 「공공기관의 운영에 관한 법률」에 따른 공공기관으로부터 받은 인증·보증을 표시한 광고
• 다른 법령에 따라 받은 인증·보증을 표시한 광고
• 세계보건기구와 협력을 맺은 국제평가기구로부터 받은 인증을 표시한 광고 등 대통령령으로 정하는 광고
㉰ 그 밖에 의료광고의 방법 또는 내용이 국민의 보건과 건전한 의료경쟁의 질서를 해치거나 소비자에게 피해를 줄 우려가 있는 것으로서 대통령령으로 정하는 내용의 광고

**2** 「지역보건법」에서 국가와 지방자치단체가 지역주민의 건강 상태 및 건강 문제의 원인 등을 파악하기 위하여 실시하는 '지역사회 건강실태조사'의 주기는?

① 6개월

② 1년

③ 2년

④ 4년

**3** 「국민건강증진법」상 담배의 제조자등이 경고그림을 표기할 때 담배갑포장지 앞면, 뒷면 각각의 넓이의 얼마 이상의 크기로 하여야 하는가?

① 100분의 10 이상

② 100분의 20 이상

③ 100분의 25 이상

④ 100분의 30 이상

---

**ANSWER** 2.② 3.④

**2** ② 질병관리청장과 특별자치시장·특별자치도지사·시장·군수·구청장(구청장은 자치구의 구청장)은 지역주민의 건강 상태 및 건강 문제의 원인 등을 파악하기 위하여 매년 지역사회 건강실태조사를 실시하여야 한다〈지역보건법 제4조 제1항〉.

**3** ④ 경고그림과 경고문구는 담배갑포장지의 경우 그 넓이의 100분의 50 이상에 해당하는 크기로 표기하여야 한다. 이 경우 경고그림은 담배갑포장지 앞면, 뒷면 각각의 넓이의 100분의 30 이상에 해당하는 크기로 하여야 한다〈국민건강증진법 제9조의2 제2항〉.

**4** 「공공보건의료에 관한 법률」상 시·도지사가 공공보건의료에 관한 업무 수행을 지원하기 위해 설치·운영할 수 있는 것은?

① 공공보건의료 지원단　　　　　② 공공보건의료 지원센터

③ 공공보건의료 수행기관　　　　④ 공공보건의료 교육·훈련센터

**5** 「감염병의 예방 및 관리에 관한 법률」상 전파가능성을 고려하여 발생 또는 유행 시 24시간 이내에 신고하여야 하고, 격리가 필요한 감염병에 해당하는 것은?

① 파상풍　　　　　　　　　　　② 백일해

③ 일본뇌염　　　　　　　　　　④ 디프테리아

**4** 보건복지부장관은 공공보건의료에 관한 업무 중 다음 각 호의 업무 수행을 지원하게 하기 위하여 공공보건의료 지원센터를 설치·운영할 수 있다〈공공보건의료에 관한 법률 제21조 제1항〉.
　㉠ 공공보건의료 수행기관에 대한 기술 및 경영개선 지원
　㉡ 공공의료분야 지침 개발 및 보급 지원
　㉢ 공공보건의료 인력에 대한 교육·훈련 프로그램의 개발 및 보급
　㉣ 공공보건의료와 관련된 정보·통계의 수집 및 분석
　㉤ 법에 따른 공공보건의료계획의 시행결과 평가
　㉥ 법에 따른 공공보건의료사업의 시행결과 평가
　㉦ 법에 따른 공공보건의료 지원단 간의 교류·협력 지원
　㉧ 그 밖에 보건복지부장관이 정하는 공공보건의료에 관한 업무

**5** ② "제2급감염병"이란 전파가능성을 고려하여 발생 또는 유행 시 24시간 이내에 신고하여야 하고, 격리가 필요한 다음 각 목의 감염병을 말한다〈감염병의 예방 및 관리에 관한 법률 제2조〉.

| | | |
|---|---|---|
| ㉠ 결핵(結核) | ㉪ A형간염 | ㉰ 한센병 |
| ㉡ 수두(水痘) | ㉫ 백일해(百日咳) | ㉱ 성홍열 |
| ㉢ 홍역(紅疫) | ㉬ 유행성이하선염(流行性耳下腺炎) | ㉲ 반코마이신내성황색포도알균(VRSA) 감염증 |
| ㉣ 콜레라 | ㉭ 풍진(風疹) | ㉳ 카바페넴내성장내세균속균종(CRE) 감염증 |
| ㉤ 장티푸스 | ㉮ 폴리오 | ㉴ E형간염 |
| ㉥ 파라티푸스 | ㉯ 수막구균 감염증 | |
| ㉦ 세균성이질 | ㉠ b형헤모필루스인플루엔자 | |
| ㉧ 장출혈성대장균감염증 | ㉡ 폐렴구균 감염증 | |

①③ 제3급감염병
④ 제1급감염병

**6** 「의료기사 등에 관한 법률」상 의료기사등의 면허자격정지 요건에 해당하는 것은?

① 다른 사람에게 면허를 대여한 경우

② 3회 이상 면허효력정지 처분을 받은 경우

③ 개설등록을 하지 아니하고 치과기공소를 개설·운영한 때

④ 치과기공사가 아닌 자로 하여금 치과기공사의 업무를 하게 한 때


**7** 「국민건강증진법」 및 동법 시행령상 국민건강증진정책심의위원회에 대한 설명으로 가장 옳은 것은?

① 위원회는 위원장 1인을 포함하여 7인 이상 15인 이내의 위원으로 구성한다.

② 위원회는 국민건강증진기금의 연도별 운용계획안과 결산 및 평가를 심의한다.

③ 위원장은 보건복지부장관이 된다.

④ 위원의 임기는 3년이며, 연임할 수 있다.

**6** 자격의 정지〈의료기사 등에 관한 법률 제22조〉 ··· 보건복지부장관은 의료기사 등이 다음 어느 하나에 해당하는 경우에는 6개월 이내의 기간을 정하여 그 면허자격을 정지시킬 수 있다.

㉠ 품위를 현저히 손상시키는 행위를 한 경우

㉡ 치과기공소 또는 안경업소의 개설자가 될 수 없는 사람에게 고용되어 치과기공사 또는 안경사의 업무를 한 경우

㉡의2. 치과진료를 행하는 의료기관 또는 법에 따라 등록한 치과기공소가 아닌 곳에서 치과기공사의 업무를 행한 때

㉡의3. 치과기공소의 개설등록 등의 제3항을 위반하여 개설등록을 하지 아니하고 치과기공소를 개설·운영한 때

㉡의4. 치과기공사 등의 준수사항 제2항을 위반하여 치과기공물제작의뢰서를 보존하지 아니한 때

㉡의5. 치과기공사 등의 준수사항 제3항을 위반한 때

㉢ 그 밖에 이 법 또는 이 법에 따른 명령을 위반한 경우

**7** ① 위원회는 위원장 1인 및 부위원장 1인을 포함한 15인 이내의 위원으로 구성한다.

③ 위원장은 보건복지부차관이 된다.

④ 위원의 임기는 2년으로 하되, 연임할 수 있다.

**8** 「국민건강보험법」상 요양기관에 해당하는 것을 〈보기〉에서 모두 고른 것은?

───────────────── 〈보기〉 ─────────────────

　　⊙ 약국　　　　　　　　　　　　　ⓛ 보건의료원

　　ⓒ 보건진료소　　　　　　　　　　ⓔ 한국희귀·필수의약품센터

─────────────────────────────────────────

① ⊙, ⓒ　　　　　　　　　　　② ⓛ, ⓔ

③ ⊙, ⓛ, ⓒ　　　　　　　　　④ ⊙, ⓛ, ⓒ, ⓔ


**9** 「의료법 시행규칙」상 감염관리실의 업무로 가장 옳지 않은 것은?

① 병원감염의 발생 감시

② 병원감염관리 실적의 분석 및 평가

③ 병원의 전반적인 위생관리에 관한 사항

④ 직원의 감염관리교육 및 감염과 관련된 직원의 건강관리에 관한 사항


· · · · · · · · · · · · · · · · · · · · · · · · · · · · · · · · · · · · · · · · · · · · · · · · · · · · · · · · · · · · · · · · · · · · · · · · · · · · · · · · · · · · · · ·

**ANSWER** 8.④　9.③

**8**　요양기관〈국민건강보험법 제42조〉
　　⊙ 「의료법」에 따라 개설된 의료기관
　　ⓛ 「약사법」에 따라 등록된 약국
　　ⓒ 「약사법」 제91조에 따라 설립된 한국희귀·필수의약품센터
　　ⓔ 「지역보건법」에 따른 보건소·보건의료원 및 보건지소
　　ⓜ 「농어촌 등 보건의료를 위한 특별조치법」에 따라 설치된 보건진료소

**9**　감염관리실의 업무〈의료법 시행규칙 제43조 제3항〉
　　⊙ 의료관련감염의 발생 감시
　　ⓛ 의료관련감염관리 실적의 분석 및 평가
　　ⓒ 직원의 감염관리교육 및 감염과 관련된 직원의 건강관리에 관한 사항
　　ⓔ 그 밖에 감염 관리에 필요한 사항

**10** 「감염병의 예방 및 관리에 관한 법률」상 보건복지부 장관이 감염병을 예방하기 위해 할 수 있는 조치로 가장 옳은 것은?

① 건강진단, 시체 검안 또는 해부를 실시하는 것

② 감염병 유행기간 중 의료기관 병상, 연수원·숙박시설 등 시설을 동원하는 것

③ 감염병 매개의 중간 숙주가 되는 동물류의 생식을 금지하는 것

④ 감염병 전파의 매개가 되는 물건의 소지·이동을 제한·금지하는 것

---

**ANSWER** 10.②

**10** 감염병의 예방 조치〈감염병의 예방 및 관리에 관한 법률 제49조 제1항〉
㉠ 관할 지역에 대한 교통의 전부 또는 일부를 차단하는 것
㉡ 흥행, 집회, 제례 또는 그 밖의 여러 사람의 집합을 제한하거나 금지하는 것
㉡의2. 감염병 전파의 위험성이 있는 장소 또는 시설의 관리자·운영자 및 이용자 등에 대하여 출입자 명단 작성, 마스크 착용 등 방역지침의 준수를 명하는 것
㉡의3. 버스·열차·선박·항공기 등 감염병 전파가 우려되는 운송수단의 이용자에 대하여 마스크 착용 등 방역지침의 준수를 명하는 것
㉡의4. 감염병 전파가 우려되어 지역 및 기간을 정하여 마스크 착용 등 방역지침 준수를 명하는 것
㉢ 건강진단, 시체 검안 또는 해부를 실시하는 것
㉣ 감염병 전파의 위험성이 있는 음식물의 판매·수령을 금지하거나 그 음식물의 폐기나 그 밖에 필요한 처분을 명하는 것
㉤ 인수공통감염병 예방을 위하여 살처분(殺處分)에 참여한 사람 또는 인수공통감염병에 드러난 사람 등에 대한 예방조치를 명하는 것
㉥ 감염병 전파의 매개가 되는 물건의 소지·이동을 제한·금지하거나 그 물건에 대하여 폐기, 소각 또는 그 밖에 필요한 처분을 명하는 것
㉦ 선박·항공기·열차 등 운송 수단, 사업장 또는 그 밖에 여러 사람이 모이는 장소에 의사를 배치하거나 감염병 예방에 필요한 시설의 설치를 명하는 것
㉧ 공중위생에 관계있는 시설 또는 장소에 대한 소독이나 그 밖에 필요한 조치를 명하거나 상수도·하수도·우물·쓰레기장·화장실의 신설·개조·변경·폐지 또는 사용을 금지하는 것
㉨ 쥐, 위생해충 또는 그 밖의 감염병 매개동물의 구제(驅除) 또는 구제시설의 설치를 명하는 것
㉩ 일정한 장소에서의 어로(漁撈)·수영 또는 일정한 우물의 사용을 제한하거나 금지하는 것
㉪ 감염병 매개의 중간 숙주가 되는 동물류의 포획 또는 생식을 금지하는 것
㉫ 감염병 유행기간 중 의료인·의료업자 및 그 밖에 필요한 의료관계요원을 동원하는 것
㉫의2. 감염병 유행기간 중 의료기관 병상, 연수원·숙박시설 등 시설을 동원하는 것
㉬ 감염병병원체에 오염되었거나 오염되었을 것으로 의심되는 시설 또는 장소에 대한 소독이나 그 밖에 필요한 조치를 명하는 것
㉭ 감염병의심자를 적당한 장소에 일정한 기간 입원 또는 격리시키는 것

**11** 「검역법」상 검역감염병 환자를 격리하였을 경우, 격리 사실을 격리 대상자가 지정한 사람에게 알려야
하는 자는?

① 검역소장

② 시 · 도지사

③ 질병관리청장

④ 시장 · 군수 · 구청장

**12** 「노인장기요양보험법」상 장기요양보험사업의 보험자는?

① 국민연금공단

② 근로복지공단

③ 국민건강보험공단

④ 건강보험심사평가원

---

**ANSWER** 11.① 12.③

**11**  ① 검역소장은 검역감염병 환자등을 격리하였을 때에는 보건복지부령으로 정하는 바에 따라 격리 사실을 격리 대상자
및 격리 대상자의 가족, 보호자 또는 격리 대상자가 지정한 사람에게 알려야 한다〈검역법 제16조 제6항〉.

**12**  ③ 장기요양보험사업의 보험자는 공단으로 한다〈노인장기요양보험법 제7조 제2항〉.

**13** 「감염병의 예방 및 관리에 관한 법률」상 국가 및 지방자치단체가 감염병의 예방 및 관리를 위해 수행하여야 하는 사업에 해당하지 않는 것은?

① 감염병의 예방 및 방역대책

② 감염병병원체 약제내성 감시

③ 병원체보유자에 대한 지속적 감시

④ 한센병의 예방 및 진료 업무를 수행하는 법인 또는 단체에 대한 지원

---

**ANSWER** 13.③

**13** 국가 및 지방자치단체는 감염병의 예방 및 관리를 위하여 다음 각 호의 사업을 수행하여야 한다〈감염병의 예방 및 관리에 관한 법률 제4조 제2항〉.

㉠ 감염병의 예방 및 방역대책

㉡ 감염병환자 등의 진료 및 보호

㉢ 감염병 예방을 위한 예방접종계획의 수립 및 시행

㉣ 감염병에 관한 교육 및 홍보

㉤ 감염병에 관한 정보의 수집 · 분석 및 제공

㉥ 감염병에 관한 조사 · 연구

㉦ 감염병병원체(감염병병원체 확인을 위한 혈액, 체액 및 조직 등 검체를 포함한다) 수집 · 검사 · 보존 · 관리 및 약제내성 감시(藥劑耐性 監視)

㉧ 감염병 예방 및 관리 등을 위한 전문인력의 양성

㉧의2. 감염병 예방 및 관리 등의 업무를 수행한 전문인력의 보호

㉨ 감염병 관리정보 교류 등을 위한 국제협력

㉩ 감염병의 치료 및 예방을 위한 의료 · 방역 물품의 비축

㉪ 감염병 예방 및 관리사업의 평가

㉫ 기후변화, 저출산 · 고령화 등 인구변동 요인에 따른 감염병 발생조사 · 연구 및 예방대책 수립

㉬ 한센병의 예방 및 진료 업무를 수행하는 법인 또는 단체에 대한 지원

㉭ 감염병 예방 및 관리를 위한 정보시스템의 구축 및 운영

㉮ 해외 신종감염병의 국내 유입에 대비한 계획 준비, 교육 및 훈련

㉯ 해외 신종감염병 발생 동향의 지속적 파악, 위험성 평가 및 관리대상 해외 신종감염병의 지정

㉰ 관리대상 해외 신종감염병에 대한 병원체 등 정보 수집, 특성 분석, 연구를 통한 예방과 대응체계 마련, 보고서 발간 및 지침(매뉴얼을 포함한다) 고시

**14** 「마약류 관리에 관한 법률」상 〈보기〉의 위반행위에 대한 벌칙으로 가장 옳은 것은?

──────── 〈보기〉 ────────

대마를 제조하거나 매매·매매의 알선을 한 자 또는 그러할 목적으로 대마를 소지·소유한 자

① 1년 이상의 유기징역

② 무기 또는 5년 이상의 징역

③ 10년 이하의 징역 또는 1억원 이하의 벌금

④ 5년 이하의 징역 또는 5천만원 이하의 벌금


**15** 「후천성면역결핍증 예방법」상 의사 또는 의료기관 등의 신고에 대한 설명으로 가장 옳은 것은?

① 의사는 감염인을 진단할 경우 질병관리청장에게 7일 이내에 신고하여야 한다.

② 혈액제제에 대한 검사에 의해 감염인을 발견한 사람은 7일 이내에 관할 보건소장에게 신고하여야 한다.

③ 감염인이 사망한 경우 이를 처리한 의료기관은 관할 보건소장에게 24시간 이내에 신고하여야 한다.

④ 학술연구에 의하여 감염인을 발견한 사람은 24시간 이내에 관할 보건소장에게 신고하여야 한다.

---

**ANSWER** 14.① 15.③

**14** ① 대마를 제조하거나 매매·매매의 알선을 한 자 또는 그러할 목적으로 대마를 소지·소유한 자는 1년 이상의 유기징역에 처한다〈마약류 관리에 관한 법률 제59조 제1항〉.

**15** ① 감염인을 진단하거나 감염인의 사체를 검안한 의사 또는 의료기관은 보건복지부령으로 정하는 바에 따라 24시간 이내에 진단·검안 사실을 관할 보건소장에게 신고하고, 감염인과 그 배우자(사실혼 관계에 있는 사람을 포함한다.) 및 성 감염병의심자에게 후천성면역결핍증의 전파 방지에 필요한 사항을 알리고 이를 준수하도록 지도하여야 한다. 이 경우 가능하면 감염인의 의사(意思)를 참고하여야 한다〈후천성면역결핍증 제5조 제1항〉.
②④ 학술연구 또는 법에 따른 혈액 및 혈액제제(血液製劑)에 대한 검사에 의하여 감염인을 발견한 사람이나 해당 연구 또는 검사를 한 기관의 장은 보건복지부령으로 정하는 바에 따라 24시간 이내에 질병관리청장에게 신고하여야 한다〈후천성면역결핍증 제5조 제2항〉.

**16** 「응급의료에 관한 법률」상 〈보기〉의 응급의료업무를 담당하는 곳은?

┌─────────────────── 〈보기〉 ───────────────────┐
│                                                          │
│  • 중증응급환자 중심의 진료                               │
│  • 재난 대비 및 대응 등을 위한 거점병원으로서 보건복지부령으로 정하는 업무  │
│                                                          │
└──────────────────────────────────────────────┘

① 중앙응급의료센터

② 권역응급의료센터

③ 응급의료지원센터

④ 지역응급의료기관

- - - - - - - - - - - - - - - - - - - - - - - - - - - - - - - - - - - - - - - - - - - - - - - - - - - - - - -

**ANSWER** 16.②

**16** 권역응급의료센터〈응급의료에 관한 법률 제26조 제1항〉 … 보건복지부장관은 응급의료에 관한 다음의 업무를 수행하게 하기 위하여 「의료법」에 따른 상급종합병원 또는 같은 법에 따른 300병상을 초과하는 종합병원 중에서 권역응급의료센터를 지정할 수 있다.
ⓐ 중증응급환자 중심의 진료
ⓑ 재난 대비 및 대응 등을 위한 거점병원으로서 보건복지부령으로 정하는 업무
ⓒ 권역(圈域) 내에 있는 응급의료종사자에 대한 교육·훈련
ⓓ 권역 내 다른 의료기관에서 제11조에 따라 이송되는 중증응급환자에 대한 수용
ⓔ 그 밖에 보건복지부장관이 정하는 권역 내 응급의료 관련 업무

**17** 「지역보건법 시행규칙」상 인구 30만명 미만인 시의 보건소에 두어야 하는 최소 배치 기준에 포함되는 전문인력은?

① 보건의료정보관리사

② 언어재활사

③ 응급구조사

④ 보건교육사

........................................................................................................................

**ANSWER** 17.④

**17** 전문인력의 면허 또는 자격의 종류에 따른 최소 배치 기준〈지역보건법 시행규칙 별표2〉

(단위 : 명)

| 구분 <br><br> 직종별 | 특별시의 구 | 광역시의 구, 인구 50만명 이상인 시의 구 및 인구 30만명 이상인 시 | 인구 30만명 미만인 시 | 도농복합형태의 시 | 군 | 보건의료원이 설치된 군 |
|---|---|---|---|---|---|---|
| 의사 | 3 | 3 | 2 | 2 | 1 | 6 |
| 치과의사 | 1 | 1 | 1 | 1 | 1 | 1 |
| 한의사 | 1 | 1 | 1 | 1 | 1 | 1 |
| 조산사 | (1) | (1) | (1) | (1) | (1) | (1) |
| 간호사 | 18 | 14 | 10 | 14 | 10 | 23 |
| 약사 | 3 | 2 | 1 | 1 | 1 | 2 |
| 임상병리사 | 4 | 4 | 3 | 4 | 2 | 4 |
| 방사선사 | 2 | 2 | 2 | 2 | 2 | 3 |
| 물리치료사 | 1 | 1 | 1 | 1 | 1 | 2 |
| 작업치료사 | 1 | 1 | 1 | 1 | 1 | 2 |
| 치과위생사 | 1 | 1 | 1 | 1 | 1 | 1 |
| 영양사 | 1 | 1 | 1 | 1 | 1 | 2 |
| 간호조무사 | (2) | (2) | (2) | (2) | (2) | (6) |
| 보건의료정보관리사 | – | – | – | – | – | 1 |
| 위생사 | (3) | (3) | (2) | (2) | (2) | (2) |
| 보건교육사 | 1 | 1 | 1 | 1 | 1 | 1 |
| 정신건강전문요원 | 1 | 1 | 1 | 1 | 1 | 1 |
| 정보처리기사 및 정보처리기능사 | (1) | (1) | (1) | (1) | (1) | (1) |
| 응급구조사 | – | – | – | – | (1) | 1 |

**18** 「의료법 시행규칙」상 의료기관이 실시하는 가정간호의 범위가 아닌 것은?

① 이송                      ② 주사

③ 투약                      ④ 검체의 채취 및 운반

**19** 「보건의료기본법 시행령」상 보건의료정책심의위원회에 포함되는 구성원으로 가장 옳은 것은?

① 식품의약품안전처 차장        ② 국가보훈처 차장

③ 국무조정실 국무2차장         ④ 교육부 차관

---

**ANSWER** 18.① 19.④

**18** 가정간호의 범위〈의료법 시행규칙 제24조 제1항〉.
　㉠ 간호
　㉡ 검체의 채취(보건복지부장관이 정하는 현장검사를 포함한다. 이하 같다) 및 운반
　㉢ 투약
　㉣ 주사
　㉤ 응급처치 등에 대한 교육 및 훈련
　㉥ 상담
　㉦ 다른 보건의료기관 등에 대한 건강관리에 관한 의뢰

**19** 보건의료정책심의위원회의 구성〈보건의료기본법 시행령 제4조〉
　㉠ 기획재정부차관
　㉡ 교육부차관
　㉢ 과학기술정보통신부차관
　㉣ 행정안전부차관
　㉤ 환경부차관
　㉥ 고용노동부차관
　㉦ 식품의약품안전처장

**20** 「감염병의 예방 및 관리에 관한 법률 시행령」상 감염병 예방에 필요한 소독을 해야 하는 시설은?

① 60명을 수용하는 유치원

② 연면적 900제곱미터인 학원

③ 객석 수 250석인 공연장

④ 연면적 200제곱미터인 식품접객업소

---

**ANSWER** 20.①

**20** 소독을 해야 하는 시설〈감염병의 예방 및 관리에 관한 법률 시행령 제24조〉
ⓐ 「공중위생관리법」에 따른 숙박업소(객실 수 20실 이상인 경우만 해당한다), 「관광진흥법」에 따른 관광숙박업소
ⓑ 「식품위생법 시행령」에 따른 식품접객업 업소 중 연면적 300제곱미터 이상의 업소
ⓒ 「여객자동차 운수사업법」에 따른 시내버스·농어촌버스·마을버스·시외버스·전세버스·장의자동차, 「항공안전법」에 따른 항공기 및 「공항시설법」에 따른 공항시설, 「해운법」에 따른 여객선, 「항만법」에 따른 연면적 300제곱미터 이상의 대합실, 「철도사업법」 및 「도시철도법」에 따른 여객운송 철도차량과 역사(驛舍) 및 역 시설
ⓓ 「유통산업발전법」에 따른 대형마트, 전문점, 백화점, 쇼핑센터, 복합쇼핑몰, 그 밖의 대규모 점포와 「전통시장 및 상점가 육성을 위한 특별법」에 따른 전통시장
ⓔ 「의료법」에 따른 병원급 의료기관
ⓕ 「식품위생법」에 따른 집단급식소(한 번에 100명 이상에게 계속적으로 식사를 공급하는 경우만 해당한다.)
ⓕ의2. 「식품위생법 시행령」에 따른 위탁급식영업을 하는 식품접객업소 중 연면적 300제곱미터 이상의 업소
ⓖ 「건축법 시행령」 별표1에 따른 기숙사
ⓖ의2. 「소방시설 설치 및 관리에 관한 법률 시행령」에 따른 합숙소(50명 이상을 수용할 수 있는 경우만 해당한다.)
ⓗ 「공연법」에 따른 공연장(객석 수 300석 이상인 경우만 해당한다.)
ⓘ 「초·중등교육법」 및 「고등교육법」에 따른 학교
ⓙ 「학원의 설립·운영 및 과외교습에 관한 법률」에 따른 연면적 1천제곱미터 이상의 학원
ⓚ 연면적 2천제곱미터 이상의 사무실용 건축물 및 복합용도의 건축물
ⓛ 「영유아보육법」에 따른 어린이집 및 「유아교육법」에 따른 유치원(50명 이상을 수용하는 어린이집 및 유치원만 해당한다.)
ⓜ 「공동주택관리법」에 따른 공동주택(300세대 이상인 경우만 해당한다.)

**1** 「의료법」상 의료기관의 개설에 대한 설명으로 가장 옳지 않은 것은?

① 한의사는 종합병원을 개설할 수 없다.

② 조산사는 의료기관을 개설할 수 없다.

③ 지방자치단체는 의료기관을 개설할 수 있다.

④ 「민법」에 따라 설립된 비영리법인은 의료기관을 개설할 수 있다.

---

**ANSWER** 1.②

**1** ② 조산사는 의료법상 의료기관(조산원)을 개설할 수 있다〈의료법 제33조 제2항 제2호〉.

※ **개설 등** … 다음 어느 하나에 해당하는 자가 아니면 의료기관을 개설할 수 없다. 이 경우 의사는 종합병원·병원·요양병원·정신병원 또는 의원을, 치과의사는 치과병원 또는 치과의원을, 한의사는 한방병원·요양병원 또는 한의원을, 조산사는 조산원만을 개설할 수 있다〈의료법 제33조 제2항〉.

㉠ 의사, 치과의사, 한의사, 조산사

㉡ 국가나 지방자치단체

㉢ 의료업을 목적으로 설립된 법인

㉣ 「민법」이나 특별법에 따라 설립된 비영리법인

㉤ 「공공기관의 운영에 관한 법률」에 따른 준정부기관, 「지방의료원의 설립 및 운영에 관한 법률」에 따른 지방의료원, 「한국보훈복지의료공단법」에 따른 한국보훈복지의료공단

**2** 「감염병의 예방 및 관리에 관한 법률」상 실험실 검사 등을 통하여 감염병병원체를 확인할 수 있는 기관에 해당하지 않는 것은?

① 질병관리청

② 보건소

③ 국립장기조직혈액관리원

④ 국립검역소

**3** 「마약류 관리에 관한 법률」상 마약류취급의료업자의 처방전 또는 진료기록부 보존 기간은?

① 1년          ② 2년

③ 3년          ④ 5년

---

**ANSWER** 2.③ 3.②

**2** ③ 국립장기조직혈액관리원은 감염병병원체 확인기관에 해당되지 않는다.

※ **감염병병원체 확인기관** … 다음의 각 기관은 실험실 검사 등을 통해 감염병병원체를 확인할 수 있다〈감염병의 예방 및 관리에 관한 법률 제16조의2 제1항〉.

㉠ 질병관리청

㉡ 질병대응센터

㉢ 보건환경연구원

㉣ 보건소

㉤ 진단검사의학과 전문의가 상근하는 기관

㉥ 진단검사의학과가 개설된 의과대학

㉦ 대한결핵협회(결핵환자의 병원체를 확인하는 경우만 해당)

㉧ 한센병 환자 등의 치료·재활을 지원할 목적으로 설립된 기관(한센병 환자의 병원체를 확인하는 경우만 해당)

㉨ 인체에서 채취한 검사물에 대한 검사를 국가, 지방자치단체, 의료기관 등으로부터 위탁받아 처리하는 기관 중 진단검사의학과 전문의가 상근하는 기관

**3** ② 마약류취급의료업자의 처방전 또는 진료기록부는 2년간 보존하여야 한다〈마약류 관리에 관한 법률 제32조 제3항〉.

**4** 「국민건강보험법 시행령」상 읍·면지역에 소재하는 정신병원의 일반환자 외래진료의 본인일부부담금은?(단, 임신부 및 1세 미만 영유아는 제외한다.)

① 요양급여비용 총액 × 25/100

② 요양급여비용 총액 × 30/100

③ 요양급여비용 총액 × 35/100

④ 요양급여비용 총액 × 40/100

**ANSWER** 4.③

**4** ③ 읍·면 지역에 소재하는 정신병원의 일반 환자 외래진료의 본인일부부담금은 '요양급여비용 총액×35/100'이다.

※ 비용의 본인부담〈국민건강보험법 시행령 제19조 제1항의 별표2〉… 동 지역에 소재하는 병원, 치과병원, 한방병원, 요양병원, 정신병원의 일반환자 외래진료의 본인일부부담금은 '요양급여비용 총액×40/100'이며, 읍·면 지역에 소재하는 경우 본인일부부담금은 '요양급여비용 총액×35/100'이다.

**5** 「국민건강증진법」상 국민건강증진기금을 사용할 수 있는 사업에 해당하지 않는 것은?

① 보건교육 및 그 자료의 개발

② 구강건강관리사업

③ 보건통계의 작성 · 보급과 보건의료관련 조사 · 연구 및 개발에 관한 사업

④ 정신건강예방 및 연구활동

---

**ANSWER** 5.④

**5** ④ 정신건강예방 및 연구활동은 국민건강증진기금 사용처에 해당하지 않는다.

※ 기금의 사용 ··· 국민건강증진기금은 다음의 사업에 사용할 수 있다〈국민건강증진법 제25조 제1항〉.

ㄱ 금연교육 및 광고, 흡연피해 예방 및 흡연피해자 지원 등 국민건강관리사업

ㄴ 건강생활의 지원사업

ㄷ 보건교육 및 그 자료의 개발

ㄹ 보건통계의 작성 · 보급과 보건의료관련 조사 · 연구 및 개발에 관한 사업

ㅁ 질병의 예방 · 검진 · 관리 및 암의 치료를 위한 사업

ㅂ 국민영양관리사업

ㅅ 신체활동장려사업

ㅇ 구강건강관리사업

ㅈ 시 · 도지사 및 시장 · 군수 · 구청장이 행하는 건강증진사업

ㅊ 공공보건의료 및 건강증진을 위한 시설 · 장비의 확충

ㅋ 기금의 관리 · 운용에 필요한 경비

ㅌ 그 밖에 국민건강증진사업에 소요되는 경비로서 대통령령이 정하는 사업

**6** 「감염병의 예방 및 관리에 관한 법률」상 감염병에 관한 강제처분 대상에 해당하지 않는 것은?

① 제1급감염병

② 세계보건기구 감시대상 감염병

③ 제2급감염병 중 결핵, 홍역, 콜레라, 장티푸스, 세균성이질, A형간염

④ 제4급감염병 중 질병관리청장이 정하는 감염병

**ANSWER** 6.④

**6**　　④ 제3급감염병 중 질병관리청장이 정하는 감염병이 이에 해당한다.

　　※ 감염병에 관한 강제처분〈감염병의 예방 및 관리에 관한 법률 제42조 제1항〉… 질병관리청장, 시·도지사 또는 시장·군수·구청장은 해당 공무원으로 하여금 다음 중 하나에 해당하는 감염병 환자 등이 있다고 인정되는 주거시설, 선박·항공기·열차 등 운송수단 또는 그 밖의 장소에 들어가 필요한 조사나 진찰을 하게 할 수 있으며, 그 진찰 결과 감염병 환자 등으로 인정될 때에는 동행하여 치료받게 하거나 입원시킬 수 있다.

　　　㉠ 제1급감염병

　　　㉡ 제2급감염병 중 결핵, 홍역, 콜레라, 장티푸스, 파라티푸스, 세균성이질, 장출혈성대장균감염증, A형간염, 수막구균 감염증, 폴리오, 성홍열 또는 질병관리청장이 정하는 감염병

　　　㉢ 제3급감염병 중 질병관리청장이 정하는 감염병

　　　㉣ 세계보건기구 감시대상 감염병

**7** 「검역법」상 검역조사의 대상이 되는 자동차의 경우 반드시 검역조사를 해야 하는 사항은?

① 감염병 매개체의 서식 유무와 번식 상태

② 운송수단의 식품 보관 상태

③ 출입국자의 검역감염병 감염 · 위험요인 여부 및 예방 관리에 관한 사항

④ 운송수단 및 화물의 보건 · 위생 상태에 대한 경과와 현황



**8** 감염병의 예방 및 관리에 관한 법령상 식품접객업에 종사하는 감염병환자가 일시적으로 업무 종사의 제한을 받는 감염병에 해당하지 않는 것은?

① 결핵            ② 세균성이질

③ A형간염       ④ 장티푸스

---

**ANSWER** 7.③   8.①

**7** ③ 출입국자의 검역감염병 감염 · 위험요인 여부 및 예방관리에 관한 사항은 검역조사의 대상이 되는 자동차의 경우 반드시 실시해야 하는 항목이다.

※ 검역조사〈검역법 제12조 제1항〉… 검역소장은 다음 각 호의 사항에 대하여 검역조사를 한다. 다만, 자동차의 경우에는 ⓛ 외의 사항을 생략할 수 있다.

ⓐ 운송수단 및 화물의 보건 · 위생 상태에 대한 경과와 현황

ⓑ 출입국자의 검역감염병 감염 · 위험요인 여부 및 예방관리에 관한 사항

ⓒ 운송수단의 식품 보관 상태

ⓓ 감염병 매개체의 서식 유무와 번식 상태

**8** ① 결핵은 업무 종사의 일시 제한을 받는 감염병에 해당하지 않는다.

※ 업무 종사의 일시 제한

ⓐ 감염병 환자등은 보건복지부령으로 정하는 바에 따라 업무의 성질상 일반인과 접촉하는 일이 많은 직업에 종사할 수 없고, 누구든지 감염병 환자등을 그러한 직업에 고용할 수 없다〈감염병의 예방 및 관리에 관한 법률 제45조 제1항〉.

ⓑ 일시적으로 업무 종사의 제한을 받는 감염병 환자 등은 다음 각 호의 감염병에 해당하는 감염병환자등으로 하고, 그 제한 기간은 감염력이 소멸되는 날까지로 한다〈감염병의 예방 및 관리에 관한 법률 시행규칙 제33조 제1항〉.

- 콜레라        • 장티푸스
- 파라티푸스     • 세균성 이질
- 장출혈성대장균감염증    • A형간염

**9** 「의료법」 제3조에 따른 의료기관 및 「지역보건법」 제10조에 따른 보건소가 「건강검진기본법」상 국가 건강검진을 수행하기 위하여 검진기관으로 지정을 받고자 하는 경우, 지정주체는?

① 질병관리청장

② 보건복지부장관

③ 국무총리

④ 시 · 도지사

**10** 「혈액관리법」상 혈액관리업무를 할 수 있는 자에 해당하지 않는 것은?

① 「의료법」에 따른 의료기관

② 보건복지부령으로 정하는 혈액제제 제조업자

③ 「대한적십자사 조직법」에 따른 대한적십자사

④ 「의료법」에 따른 보건소

........................................................

**ANSWER** 9.② 10.④

**9** ② 보건소가 국가건강검진을 수행하고자 하는 경우에는 보건복지부장관으로부터 검진기관으로 지정을 받아야 한다.
  ※ 검진기관의 지정〈건강검진기본법 제14조 제1항〉 … 「의료법」 제3조에 따른 의료기관 및 「지역보건법」 제10조에 따른 보건소(보건의료원을 포함한다)가 국가건강검진을 수행하고자 하는 경우에는 보건복지부장관으로부터 검진기관으로 지정을 받아야 한다.

**10** ④ 보건소는 혈액관리업무를 할 수 없다.
  ※ 혈액관리업무〈혈액관리법 제6조 제1항〉 … 혈액관리업무는 다음의 어느 하나에 해당하는 자만이 할 수 있다. 다만, ⓒ 에 해당하는 자는 혈액관리업무 중 채혈을 할 수 없다.
    ㉠ 「의료법」에 따른 의료기관
    ㉡ 「대한적십자사 조직법」에 따른 대한적십자사
    ㉢ 보건복지부령으로 정하는 혈액제제 제조업자

**11** 「의료법」상 의료기관에서 의료관련감염 예방에 대한 설명으로 가장 옳지 않은 것은?

① 보건복지부령으로 정하는 일정 규모 이상의 병원급 의료기관의 장은 의료관련감염 예방을 위하여 감염관리위원회와 감염관리실을 설치·운영하여야 한다.

② 질병관리청장은 의료관련감염의 발생·원인 등에 대한 의과학적인 감시를 위하여 의료관련감염 감시 시스템을 구축·운영할 수 있다.

③ 의료관련감염이 발생한 사실을 알게 된 의료기관의 장, 의료인, 의료기관 종사자 또는 환자 등은 보건복지부령으로 정하는 바에 따라 보건복지부장관에게 그 사실을 보고할 수 있다.

④ 자율 보고한 사람이 해당 의료관련감염과 관련하여 관계 법령을 위반한 사실이 있는 경우에는 그에 따른 행정처분을 감경하거나 면제할 수 있다.

**ANSWER** 11.③

**11** ③ 의료관련감염이 발생한 사실을 알게 된 의료기관의 장, 의료인, 의료기관 종사자 또는 환자 등은 보건복지부령으로 정하는 바에 따라 질병관리청장에게 그 사실을 보고할 수 있다〈의료법 제47조 제8항〉.

**12** 「의료법 시행규칙」상 의사나 치과의사가 환자에게 처방전을 발급하는 경우에 기재 사항이 아닌 것은?

① 조제자의 면허종류 및 성명

② 의약품 조제시 참고 사항

③ 환자의 주민등록번호

④ 의료인 성명·면허종류 및 번호

**13** 「응급의료에 관한 법률」상 응급의료에 관한 주요 시책을 심의하기 위하여 보건복지부에 중앙응급의료 위원회를 둔다. 중앙응급의료위원회의 당연직 위원을 〈보기〉에서 모두 고른 것은?

───── 〈보기〉 ─────

ⓒ 소방청장                 ⓛ 국토교통부차관

ⓒ 교육부차관            ⓔ 기획재정부차관

① ㉠, ㉡                             ② ㉢, ㉣

③ ㉠, ㉡, ㉣                   ④ ㉠, ㉡, ㉢, ㉣

**14** 「지역보건법」상 지역보건의료심의위원회에서 심의하는 사항이 아닌 것은?

① 지역보건의료기관의 설치 · 운영에 관한 사항의 규정

② 지역보건의료계획 및 연차별 시행계획의 수립 · 시행 및 평가에 관한 사항

③ 지역보건의료계획의 효율적 시행을 위하여 보건의료관련기관 · 단체, 학교 직장 등과의 협력이 필요한 사항

④ 지역사회 건강실태조사 등 지역보건의료의 실태조사에 관한 사항

---

**ANSWER** 13.④    14.①

**13** ④ 보기 모두 해당한다.

※ **중앙응급의료위원회**〈응급의료에 관한 법률 제13조의5 제4항〉 ··· 응급의료에 관한 주요 시책을 심의하기 위하여 보건복지부에 중앙응급의료위원회를 둔다. 당연직 위원은 다음의 사람으로 한다.

㉠ 기획재정부차관

㉡ 교육부차관

㉢ 국토교통부차관

㉣ 소방청장

㉤ 제25조에 따른 중앙응급의료센터의 장

**14** **지역보건의료심의위원회**〈지역보건법 제6조 제1항〉 ··· 지역보건의료심의위원회는 다음의 사항을 심의한다.

㉠ 지역사회 건강실태조사 등 지역보건의료의 실태조사에 관한 사항

㉡ 지역보건의료계획 및 연차별 시행계획의 수립 · 시행 및 평가에 관한 사항

㉢ 지역보건의료계획의 효율적 시행을 위하여 보건의료 관련기관 · 단체, 학교, 직장 등과의 협력이 필요한 사항

㉣ 그 밖에 지역보건의료시책의 추진을 위하여 필요한 사항

**15** 의료기사 등에 관한 법령상 의료기사등의 국가시험에 대한 설명으로 가장 옳은 것은?

① 보건복지부령으로 정하는 바에 따라 해마다 1회 이상 실시한다.

② 보건복지부장관이 필요하다고 인정하는 경우에는 필기시험과 실기시험을 병합하여 실시할 수 있다.

③ 시험이 정지되거나 합격이 무효가 된 사람에 대하여 그 다음에 치러지는 국가시험 응시를 2회의 범위에서 제한할 수 있다.

④ 보건복지부령으로 정하는 바에 따라 한국보건의료인 국가시험원으로 하여금 국가시험을 관리하게 할 수 있다.

**16** 「보건의료기본법」상 국민의 건강을 보호·증진하기 위하여 지구온난화 등 기후변화가 국민건강에 미치는 영향을 5년마다 조사·평가하여 그 결과를 공표하고, 기후보건영향평가에 필요한 기초자료 확보 및 통계의 작성을 위하여 실태조사를 실시할 수 있는 자는?

① 대통령        ② 기상청장

③ 보건복지부장관        ④ 질병관리청장

---

**ANSWER** 15.② 16.④

**15** ① 대통령령으로 정하는 바에 따라 해마다 1회 이상 보건복지부장관이 실시한다〈의료기사 등에 관한 법률 제6조 제1항〉.

③ 시험이 정지되거나 합격이 무효가 된 사람에 대하여 그 다음에 치러지는 국가시험 응시를 3회의 범위에서 제한할 수 있다〈의료기사 등에 관한 법률 제7조 제3항〉.

④ 보건복지부장관은 대통령령으로 정하는 바에 따라 한국보건의료인국가시험원으로 하여금 국가시험을 관리하게 할 수 있다〈의료기사 등에 관한 법률 제6조 제2항〉.

**16** ④ 질병관리청장은 국민의 건강을 보호·증진하기 위하여 지구온난화 등 기후변화가 국민건강에 미치는 영향을 5년마다 조사·평가하여 그 결과를 공표하고 정책수립의 기초자료로 활용하여야 한다〈보건의료기본법 제37조의2 제1항〉.

**17** 「감염병의 예방 및 관리에 관한 법률」상 고위험병원체의 안전관리에 대한 설명으로 가장 옳은 것은?

① 고위험병원체 취급시설을 설치·운영하려는 자는 고위험병원체 취급시설의 안전관리 등급별로 질병관리청장의 허가를 받거나 질병관리청장에게 신고하여야 한다.

② 고위험병원체를 검사, 보유, 관리 및 이동하려는 자는 필요시 그 검사, 보유, 관리 및 이동에 필요한 시설을 설치·운영할 수 있다.

③ 고위험병원체 취급시설 설치·운영의 허가를 받거나 신고한 자는 고위험병원체 취급시설의 안전관리 등급에 따라 보건복지부령으로 정하는 안전관리 준수사항을 지켜야 한다.

④ 고위험병원체 취급시설의 안전관리 등급, 설치·운영 허가 및 신고의 기준과 절차, 폐쇄 신고의 기준과 절차 등에 필요한 사항은 보건복지부령으로 정한다.

**18** 「지역보건법」상 지역보건의료서비스 제공의 실시 여부를 결정할 때, 서비스대상자와 그 부양의무자의 소득·재산 수준이 보건복지부장관이 정하는 기준 이하인 경우에 관련 조사의 일부를 생략하고 서비스 제공의 실시를 결정할 수 있는 자는?

① 대통령                          ② 보건복지부장관
③ 시·도지사                       ④ 시장·군수·구청장

---

**ANSWER** 17.① 18.④

**17** ① 고위험병원체 취급시설을 설치·운영하려는 자는 고위험병원체 취급시설의 안전관리 등급별로 질병관리청장의 허가를 받거나 질병관리청장에게 신고하여야 한다〈감염병의 예방 및 관리에 관한 법률 제23조 제2항〉.

② 고위험병원체를 검사, 보유, 관리 및 이동하려는 자는 그 검사, 보유, 관리 및 이동에 필요한 시설을 설치·운영하거나 고위험병원체 취급시설을 설치·운영하고 있는 자와 고위험병원체 취급시설을 사용하는 계약을 체결하여야 한다〈감염병의 예방 및 관리에 관한 법률 제23조 제1항〉.

③ 고위험병원체 취급시설을 설치·운영의 허가를 받거나 신고한 자는 고위험병원체 취급시설의 안전관리 등급에 따라 대통령령으로 정하는 안전관리 준수사항을 지켜야 한다〈감염병의 예방 및 관리에 관한 법률 제23조 제7항〉.

④ 고위험병원체 취급시설의 안전관리 등급, 설치·운영 허가 및 신고의 기준과 절차, 폐쇄 신고의 기준과 절차 등에 필요한 사항은 대통령령으로 정한다〈감염병의 예방 및 관리에 관한 법률 제23조 제9항〉.

**18** ④ 시장·군수·구청장은 지역보건의료서비스 제공의 실시 여부를 결정할 때 조사한 자료·정보의 전부 또는 일부를 통하여 평가한 서비스대상자와 그 부양의무자의 소득·재산 수준 및 건강상태가 보건복지부장관이 정하는 기준 이하인 경우에는 관련 조사의 일부를 생략하고 서비스 제공의 실시를 결정할 수 있다〈지역보건법 제21조 제2항〉.

**19** 「노인장기요양보험법」상 노인 등에 대한 장기요양급여 제공의 기본원칙에 대한 설명으로 가장 옳지 않은 것은?

① 장기요양급여는 노인 등이 자신의 의사와 능력에 따라 최대한 자립적으로 일상생활을 수행할 수 있도록 제공하여야 한다.

② 장기요양급여는 노인 등의 심신상태 · 생활환경과 노인등 및 그 가족의 욕구 · 선택을 종합적으로 고려하여 제공하여야 한다.

③ 장기요양급여는 노인 등이 요양기관에 입소하여 신체활동 지원 및 심신기능의 유지 · 향상을 위한 교육을 받는 시설급여를 우선적으로 제공하여야 한다.

④ 장기요양급여는 노인 등의 심신상태나 건강 등이 악화 되지 아니하도록 의료서비스와 연계하여 이를 제공하여야 한다.

**20** 「의료법 시행규칙」상 한지(限地) 의료인이 그 허가지역을 다른 시 · 도로 변경하려는 경우 허가를 받아야 하는 대상은?

① 대통령

② 보건복지부장관

③ 시 · 도지사

④ 시장 · 군수 · 구청장

......................................................................................................

**ANSWER** 19.③  20.②

**19** ③ 장기요양급여는 노인등이 가족과 함께 생활하면서 가정에서 장기요양을 받는 재가급여를 우선적으로 제공하여야 한다〈노인장기요양보험법 제3조 제3항〉.

**20** 한지 의료인이 그 허가지역을 변경하려는 경우에는 그 소재지를 관할하는 시 · 도지사의 허가를 받아야 한다. 다만, 다른 시 · 도로 변경하거나 2개 시 · 도 이상에 걸쳐있는 지역으로 변경하려는 경우에는 보건복지부장관의 허가를 받아야 한다〈의료법 시행규칙 제75조 제1항〉.

**1** 「의료법」상 정당한 접근 권한 없이 또는 허용된 접근 권한을 넘어 진료기록보관시스템에 보관된 정보를 훼손 멸실 변경 위조 유출하거나 검색 복제한 사람에게 적용될 수 있는 최대 벌칙으로 옳은 것은?

① 5년 이하의 징역이나 5천만원 이하의 벌금

② 3년 이하의 징역이나 3천만원 이하의 벌금

③ 2년 이하의 징역이나 2천만원 이하의 벌금

④ 1년 이하의 징역이나 1천만원 이하의 벌금

**1** 벌칙 … 다음의 어느 하나에 해당하는 자는 5년 이하의 징역이나 5천만 원 이하의 벌금에 처한다〈의료법 제87조의2〉
ⓐ 면허를 대여한 사람
ⓑ 면허를 대여받거나 면허 대여를 알선한 사람
ⓒ 다음 사항을 위반한 자
- 누구든지 의료기관의 의료용 시설·기재·약품, 그 밖의 기물 등을 파괴·손상하거나 의료기관을 점거하여 진료를 방해하여서는 아니 되며, 이를 교사하거나 방조하여서는 아니 된다.
- 누구든지 의료행위가 이루어지는 장소에서 의료행위를 행하는 의료인, 법에 따른 간호조무사 및 「의료기사 등에 관한 법률」에 따른 의료기사 또는 의료행위를 받는 사람을 폭행·협박하여서는 아니 된다.(피해자의 명시한 의사에 반하여 공소를 제기할 수 없다.)
- 업무를 위탁받은 전문기관은 다음의 사항을 준수하여야 한다.
  - 진료기록전송지원시스템이 보유한 정보의 누출, 변조, 훼손 등을 방지하기 위하여 접근 권한자의 지정, 방화벽의 설치, 암호화 소프트웨어의 활용, 접속기록 보관 등 대통령령으로 정하는 바에 따라 안전성 확보에 필요한 기술적·관리적 조치를 할 것
  - 진료기록전송지원시스템 운영 업무를 다른 기관에 재위탁하지 아니할 것
  - 진료기록전송지원시스템이 보유한 정보를 제3자에게 임의로 제공하거나 유출하지 아니할 것
- 누구든지 정당한 사유 없이 진료기록전송지원시스템에 저장된 정보를 누출·변조 또는 훼손하여서는 아니 된다.
- 누구든지 정당한 사유 없이 전자의무기록에 저장된 개인정보를 탐지하거나 누출·변조 또는 훼손하여서는 아니 된다.
- 의료인이 아니면 누구든지 의료행위를 할 수 없으며 의료인도 면허된 것 이외의 의료행위를 할 수 없다.
- 다음의 어느 하나에 해당하는 자가 아니면 의료기관을 개설할 수 없다. 이 경우 의사는 종합병원·병원·요양병원·정신병원 또는 의원을, 치과의사는 치과병원 또는 치과의원을, 한의사는 한방병원·요양병원 또는 한의원을, 조산사는 조산원만을 개설할 수 있다.
  - 의사, 치과의사, 한의사 또는 조산사
  - 국가나 지방자치단체
  - 의료업을 목적으로 설립된 법인
  - 「민법」이나 특별법에 따라 설립된 비영리법인
  - 「공공기관의 운영에 관한 법률」에 따른 준정부기관, 「지방의료원의 설립 및 운영에 관한 법률」에 따른 지방의료원, 「한국보훈복지의료공단법」에 따른 한국보훈복지의료공단
- 의사, 치과의사, 한의사 또는 조산사는 어떠한 명목으로도 둘 이상의 의료기관을 개설·운영할 수 없다. 다만, 2 이상의 의료인 면허를 소지한 자가 의원급 의료기관을 개설하려는 경우에는 하나의 장소에 한하여 면허 종별에 따른 의료기관을 함께 개설할 수 있다.
- 의료기관을 개설·운영하는 의료법인 등은 다른 자에게 그 법인의 명의를 빌려주어서는 아니 된다.
ⓓ 의료인이 아닌 자에게 의료행위를 하게 하거나 의료인에게 면허 사항 외의 의료행위를 하게 한 자
ⓔ 촬영한 영상정보를 열람하게 하거나 제공한 자
ⓕ 촬영한 영상정보를 탐지하거나 누출·변조 또는 훼손한 자
ⓖ 촬영한 영상정보를 이 법에서 정한 목적 외의 용도로 사용한 자
ⓗ 직접 보관한 진료기록부등 외 진료기록보관시스템에 보관된 정보를 열람하는 등 그 내용을 확인한 사람
ⓘ 정당한 접근 권한 없이 또는 허용된 접근 권한을 넘어 진료기록보관시스템에 보관된 정보를 훼손·멸실·변경·위조·유출하거나 검색·복제한 사람

**2** 「의료법」상 상급종합병원의 지정 요건을 〈보기〉에서 모두 고른 것은?

─────────── 〈보기〉 ───────────

㉠ 전문의가 되려는 자를 수련시키는 기관일 것
㉡ 보건복지부령으로 정하는 인력·시설·장비 등을 갖출 것
㉢ 보건복지부령으로 정하는 20개 이상의 진료과목을 갖추고 각 진료과목마다 전속하는 전문의를
  둘 것
㉣ 특정 질환별·진료과목별 환자의 구성비율 등이 보건복지부령으로 정하는 기준에 해당할 것

① ㉠, ㉢                                    ② ㉡, ㉣
③ ㉠, ㉡, ㉢                                ④ ㉠, ㉡, ㉢, ㉣

**3** 「의료법」상 의사·치과의사 또는 한의사가 사람의 생명 또는 신체에 중대한 위해를 발생하게 할 우려가
있는 수술, 수혈, 전신마취를 하는 경우 거쳐야 하는 사항으로 가장 옳지 않은 것은?

① 환자가 의사결정능력이 없는 경우 환자의 법정대리인에게 설명하고 서면(전자문서를 포함함)으로 그
  동의를 받아야 한다.
② 환자는 의사·치과의사 또는 한의사에게 동의서 사본의 발급을 요청할 수 있다.
③ 환자에게 동의를 받은 사항 중 수술의 방법 및 내용이 변경된 경우에는 변경 사유와 내용을 환자에
  게 구두로 알려야 한다.
④ 환자에게 설명하고 동의를 받아야 하는 사항에는 환자에게 설명을 하는 의사·치과의사 또는 한의사
  및 수술 등에 참여하는 주된 의사·치과의사 또는 한의사의 성명이 포함된다.

........................................................................................................................

**ANSWER** 2.③  3.③

**2** 상급종합 병원의 지정 요건〈의료법 제3조의4 제1항〉
  ㉠ 보건복지부령으로 정하는 20개 이상의 진료과목을 갖추고 각 진료과목마다 전속하는 전문의를 둘 것
  ㉡ 법에 따라 전문의가 되려는 자를 수련시키는 기관일 것
  ㉢ 보건복지부령으로 정하는 인력·시설·장비 등을 갖출 것
  ㉣ 질병군별(疾病群別) 환자구성 비율이 보건복지부령으로 정하는 기준에 해당할 것

**3** ③ 수술 등의 방법 및 내용, 수술 등에 참여한 주된 의사, 치과의사 또는 한의사가 변경된 경우에는 변경 사유와 내용
  을 환자에게 서면으로 알려야 한다〈의료법 제24조의2 제4항〉.

**4** 「의료법」상 신의료기술의 안전성 · 유효성 등에 관한 평가를 하여야 하는 자는?

① 시 · 도지사

② 시장 · 군수 · 구청 장

③ 건강보험심사평가원의 장

④ 보건복지부장관

**5** 「의료법 시행규칙」상 의료인이나 의료기관 개설자가 10년 동안 보존해야 하는 기록물을 〈보기〉에서 모두 고른 것은?(단, 기간을 연장하지 않은 경우이다.)

─────────────── 〈보기〉 ───────────────
| | |
|---|---|
| ㉠ 수술기록 | ㉡ 간호기록부 |
| ㉢ 진료기록부 | ㉣ 검사소견기록 |

① ㉠, ㉢

② ㉡, ㉣

③ ㉠, ㉡, ㉢

④ ㉡, ㉢, ㉣

............................................................................................................

**ANSWER** 4.④  5.①

**4** ④ 보건복지부장관은 국민건강을 보호하고 의료기술의 발전을 촉진하기 위하여 대통령령으로 정하는 바에 따라 법에 따른 신의료기술평가위원회의 심의를 거쳐 신의료기술의 안전성 · 유효성 등에 관한 평가를 하여야 한다〈의료법 제53조 제1항〉.

**5** 진료기록부 등의 보존〈의료법 시행규칙 제15조〉
㉠ 환자 명부 : 5년
㉡ 진료기록부 : 10년
㉢ 처방전 : 2년
㉣ 수술기록 : 10년
㉤ 검사내용 및 검사소견기록 : 5년
㉥ 방사선 사진(영상물을 포함한다) 및 그 소견서 : 5년
㉦ 간호기록부 : 5년
㉧ 조산기록부 : 5년
㉨ 진단서 등의 부본(진단서 · 사망진단서 및 시체검안서 등을 따로 구분하여 보존할 것) : 3년

**6** 「감염병의 예방 및 관리에 관한 법률 시행규칙」상 소독을 하여야 하는 시설 중 소독횟수 기준이 다른 곳은?

① 「유통산업발전법」에 따른 대형마트, 백화점, 쇼핑센터

② 「공연법에 따른 객석 수 300석 이상의 공연장

③ 「공중위생관리법」에 따른 객실 수 20실 이상의 숙박업소

④ 「철도사업법」 및 「도시철도법」에 따른 여객운송 철도 차량과 역사 및 역 시설

---

**ANSWER** 6.②

**6** 소독횟수 기준 감염병의 예방 및 관리에 관한 법률 시행규칙 별표 7

| 소독을 해야 하는 시설의 종류 | 소독횟수 | |
|---|---|---|
| | 4월부터 9월까지 | 10월부터 3월까지 |
| 1. 「공중위생관리법」에 따른 숙박업소(객실 수 20실 이상인 경우만 해당한다), 「관광진흥법」에 따른 관광숙박업소 | 1회 이상/ 1개월 | 1회 이상/ 2개월 |
| 2. 「식품위생법 시행령」 제21조 제8호(마목은 제외한다)에 따른 식품접객업 업소(이하 "식품접객업소"라 한다) 중 연면적 300제곱미터 이상의 업소 | | |
| 3. 「여객자동차 운수사업법」에 따른 시내버스·농어촌버스·마을버스·시외버스·전세버스·장의자동차, 「항공법」에 따른 항공기와 공항시설, 「해운법」에 따른 여객선, 「항만법」에 따른 연면적 300제곱미터 이상의 대합실, 「철도사업법」 및 「도시철도법」에 따른 여객운송 철도차량과 역사(驛舍) 및 역 시설 | | |
| 4. 「유통산업발전법」에 따른 대형마트, 전문점, 백화점, 쇼핑센터, 복합쇼핑몰, 그 밖의 대규모 점포와 「전통시장 및 상점가 육성을 위한 특별법」에 따른 전통시장 | | |
| 5. 「의료법」 제3조 제2항 제3호에 따른 병원급 의료기관 | | |
| 6. 「식품위생법」 제2조 제12호에 따른 집단급식소(한 번에 100명 이상에게 계속적으로 식사를 공급하는 경우만 해당한다) | 1회 이상/ 2개월 | 1회 이상/ 3개월 |
| 6의2. 「식품위생법 시행령」 제21조 제8호 마목에 따른 위탁급식영업을 하는 식품접객업소 중 연면적 300제곱미터 이상의 업소 | | |
| 7. 「건축법 시행령」 별표 1 제2호 라목에 따른 기숙사 | | |
| 7의2. 「소방시설 설치·유지 및 안전관리에 관한 법률 시행령」 별표 2 제8호 가목에 따른 합숙소(50명 이상을 수용할 수 있는 경우만 해당한다) | | |
| 8. 「공연법」에 따른 공연장(객석 수 300석 이상인 경우만 해당한다) | | |
| 9. 「초·중등교육법」 제2조 및 「고등교육법」 제2조에 따른 학교 | | |
| 10. 「학원의 설립·운영 및 과외교습에 관한 법률」에 따른 연면적 1천제곱미터 이상의 학원 | | |
| 11. 연면적 2천제곱미터 이상의 사무실용 건축물 및 복합용도의 건축물 | | |
| 12. 「영유아보육법」에 따른 어린이집 및 「유아교육법」에 따른 유치원(50명 이상을 수용하는 어린이집 및 유치원만 해당한다) | | |
| 13. 「주택법」에 따른 공동주택(300세대 이상인 경우만 해당한다) | 1회 이상/ 3개월 | 1회 이상/ 6개월 |

**7** 감염병의 예방 및 관리에 관한 법령상 감염병관리기관의 지정에 대한 설명으로 가장 옳은 것은?

① 감염병관리기관 지정은 행정안전부장관이 한다.
② 감염병관리기관은 「의료법」에 따른 병원 및 종합병원 중에서 지정한다.
③ 감염병관리기관으로 지정받은 의료기관이 감염병관리 시설을 설치·운영하는 경우 그 설치·운영에 드는 비용은 지정받은 의료기관이 부담한다.
④ 감염병관리기관으로 지정받은 의료기관은 감염병관리 시설을 설치하지 않고 기존에 있는 의료기관의 시설을 이용하여 감염병 환자를 진료할 수 있다.

**8** 「감염병의 예방 및 관리에 관한 법률」상 감염병이 발생하여 유행할 우려가 있거나, 감염병 여부가 불분명하나 발병원인을 조사할 필요가 있다고 인정할 때 지체 없이 역학조사를 실시하여야 하는 사람에 해당하지 않는 것은?

① 질병관리청장
② 시·도지사
③ 시장·군수·구청장
④ 진단검사의학과가 개설된 의료기관의 장

........................................................................................................

**ANSWER** 7.② 8.④

**7**  ① 보건복지부장관, 질병관리청장 또는 시·도지사는 보건복지부령으로 정하는 바에 따라 「의료법」에 따른 의료기관을 감염병관리기관으로 지정하여야 한다〈감염병의 예방 및 관리에 관한 법률 제36조 제1항〉.
　　③ 보건복지부장관, 질병관리청장, 시·도지사 또는 시장·군수·구청장은 감염병관리시설의 설치 및 운영에 드는 비용을 감염병관리기관에 지원하여야 한다〈감염병의 예방 및 관리에 관한 법률 제36조 제4항〉.
　　④ 제1항 제1호에 따라 지정된 감염병관리기관의 장은 보건복지부령으로 정하는 바에 따라 감염병관리시설을 설치하여야 한다〈감염병의 예방 및 관리에 관한 법률 제36조 제2항〉.

**8**  ④ 질병관리청장, 시·도지사 또는 시장·군수·구청장은 감염병이 발생하여 유행할 우려가 있거나, 감염병 여부가 불분명하나 발병원인을 조사할 필요가 있다고 인정하면 지체 없이 역학조사를 하여야 하고, 그 결과에 관한 정보를 필요한 범위에서 해당 의료기관에 제공하여야 한다. 다만, 지역확산 방지 등을 위하여 필요한 경우 다른 의료기관에 제공하여야 한다〈감염병의 예방 및 관리에 관한 법률 제18조 제1항〉.

**9** 「국민건강증진법 시행령」상 담배갑포장지의 경고그림 및 경고문구의 구체적 표기내용을 정기 고시하는 주기는?

① 12개월                                   ② 24개월
③ 36개월                                   ④ 48개월

**10** 「국민건강증진법」상 국민건강증진정책심의 위원회의 위원장은?

① 대통령
② 질병관리청장
③ 보건복지부장관
④ 보건복지부차관

**11** 「국민건강보험법」상 피부양자가 될 수 없는 사람은?

① 직장가입자의 배우자
② 직장가입자의 직계존비속
③ 직장가입자 배우자의 직계존속
④ 직장가입자 배우자의 형제 · 자매

---

**ANSWER** 9.② 10.④ 11.④

**9**  담배갑포장지에 대한 경고그림 등의 표기〈국민건강증진법 시행령 제16조 제3항〉
ⓐ 정기 고시 : 10개 이하의 경고그림 및 경고문구를 24개월 마다 고시한다.
ⓑ 수시 고시 : 경고그림 및 경고문구의 표기내용을 새로 정하거나 변경하는 경우에는 수시로 고시한다.

**10**  ④ 위원장은 보건복지부차관이 되고, 부위원장은 위원장이 공무원이 아닌 위원 중에서 지명한 자가 된다〈국민건강증진법 제5조의2 제2항〉.

**11**  피부양자〈국민건강보험법 제5조 제2항〉
ⓐ 직장가입자의 배우자
ⓑ 직장가입자의 직계존속(배우자의 직계존속을 포함한다)
ⓒ 직장가입자의 직계비속(배우자의 직계비속을 포함한다)과 그 배우자
ⓓ 직장가입자의 형제 · 자매

**12** 「마약류 관리에 관한 법률」상 마약류 중독자의 치료 보호에 대한 설명으로 가장 옳은 것은? [기출변형]

① 마약류 사용자에 대하여 마약류 중독 여부의 판별검사 또는 마약류 중독자로 판명된 사람에 대한 치료보호를 하려면 식품의약품안전처장에게 통보하여야 한다.

② 식품의약품안전처장은 마약류 사용자의 마약류 중독 여부를 판별하거나 마약류 중독자로 판명된 사람을 치료보호하기 위하여 치료보호기관을 설치·운영하거나 지정할 수 있다.

③ 마약류 사용자에 대하여 마약류 중독 여부의 판별 검사 또는 마약류 중독자로 판명된 사람에 대한 치료 보호에 관한 사항을 심의하기 위하여 치료보호기관에 치료보호심사위원회를 둔다.

④ 마약류 사용자에 대하여 치료보호기관에서 마약류 중독 여부의 판별검사를 받게 하는 경우 판별검사 기간은 1개월 이내로 하고, 마약류 중독자로 판명된 사람에 대하여 치료보호를 받게 하는 경우 치료 보호 기간은 12개월 이내로 한다.


**13** 「지역보건법 시행령」상 보건소장에 대한 설명으로 가장 옳지 않은 것은?

① 보건복지부장관의 지휘·감독을 받는다.

② 보건진료소의 직원 및 업무에 대하여 지도·감독한다.

③ 보건소의 업무를 관장하고 소속 공무원을 지휘·감독한다.

④ 관할 보건지소, 건강생활지원센터의 직원 및 업무에 대하여 지도·감독한다.

**12** ④ 「마약류 관리에 관한 법률」 제40조 제7항
① 시·도지사가 제1항에 따라 치료보호기관을 설치·운영하거나 지정한 경우에는 이를 보건복지부장관에게 통보하여야 한다〈마약류 관리에 관한 법률 제40조 제3항〉.
② 보건복지부장관 또는 시·도지사는 마약류 사용자의 마약류 중독 여부를 판별하거나 마약류 중독자로 판명된 사람을 치료보호하기 위하여 치료보호기관을 설치·운영하거나 지정할 수 있다〈마약류 관리에 관한 법률 제40조 제1항〉.
③ 판별검사 및 치료보호에 관한 사항을 심의하기 위하여 보건복지부에 중앙치료보호심사위원회를 두고, 특별시, 광역시, 특별자치시, 도 및 특별자치도에 지방치료보호심사위원회를 둔다〈마약류 관리에 관한 법률 제40조 제9항〉.

**13** 보건소장은 시장·군수·구청장의 지휘·감독을 받아 보건소의 업무를 관장하고 소속 공무원을 지휘·감독하며, 관할 보건지소, 건강생활지원센터 및 「농어촌 등 보건의료를 위한 특별조치법」 제2조 제4호에 따른 보건진료소의 직원 및 업무에 대하여 지도·감독한다〈지역보건법 시행령 제13조 제3항〉.

**14** 「혈액관리법 시행규칙」상 채혈금지 대상자에 해당하지 않는 사람은?

① 수축기혈압이 100밀리미터(수은주압) 미만 또는 160밀리미터(수은주압) 이상인 자

② 체온이 섭씨 37.5도를 초과하는 자

③ 풍진, 수두 예방접종 또는 BCG 접종을 받은 날부터 4주가 경과하지 않은 사람

④ 수혈 후 1년이 경과하지 아니한 자

........................................................................................................

**ANSWER** 14.①

**14**  ① 수축기혈압이 90밀리미터(수은주압) 미만 또는 180밀리미터(수은주압)이상인 자
   ※ 채혈금지 대상자〈혈액관리법 시행규칙 별표 1의2〉
   ㉠ 건강진단관련 요인
   • 체중이 남자는 50킬로그램 미만, 여자는 45킬로그램 미만인 자
   • 체온이 섭씨 37.5도를 초과하는 자
   • 수축기혈압이 90밀리미터(수은주압) 미만 또는 180밀리미터(수은주압)이상인 자
   • 이완기혈압이 100밀리미터(수은주압) 이상인 자
   • 맥박이 1분에 50회 미만 또는 100회를 초과하는 자
   ㉡ 질병관련 요인
   • 감염병
   -만성 B형간염, C형간염, 후천성면역결핍증, 바베스열원충증, 샤가스병 또는 크로이츠펠트-야콥병 등 「감염병의
    예방 및 관리에 관한 법률」 제2조에 따른 감염병 중 보건복지부장관이 지정하는 혈액 매개 감염병의 환자, 의사
    환자, 병원체보유자
   -일정기간 채혈금지 대상자
   가) 말라리아 병력자로 치료종료 후 3년이 경과하지 아니한 자
   나) 브루셀라증 병력자로 치료종료 후 2년이 경과하지 아니한 자
   다) 매독 병력자로 치료종료 후 1년이 경과하지 아니한 자
   라) 급성 B형간염 병력자로 완치 후 6개월이 경과하지 아니한 자
   마) 그 밖에 보건복지부장관이 정하는 혈액매개 감염병환자 또는 병력자
   • 그 밖의 질병
   -발열, 인후통, 설사 등 급성 감염성 질환이 의심되는 증상이 없어진지 3일이 경과하지 아니한 자
   -암환자, 만성폐쇄성폐질환 등 호흡기질환자, 간경변 등 간질환자, 심장병환자, 당뇨병환자, 류마티즘 등 자가면역
    질환자, 신부전 등 신장질환자, 혈우병, 적혈구증다증 등 혈액질환자, 한센병환자, 성병환자(매독환자는 제외한
    다), 알콜중독자, 마약중독자 또는 경련환자. 다만, 의사가 헌혈가능하다고 판정한 경우에는 그러하지 아니하다.

## ANSWER

ⓒ 약물 또는 예방접종 관련 요인
• 약물
-혈소판 기능에 영향을 주는 약물인 아스피린을 투여 받은 후 3일, 티클로피딘 등을 투여받은 후 2주가 경과하지 아니한 자(혈소판 헌혈의 경우에 한한다)
-이소트레티노인, 피나스테라이드 성분의 약물을 투여 받고 4주가 경과하지 아니한 자
-두타스테라이드 성분의 약물을 투여 받고 6개월이 경과하지 아니한 자
-B형간염 면역글로불린, 태반주사제를 투여 받고 1년이 경과하지 아니한 자
-아시트레틴 성분의 약물을 투여 받고 3년이 경과하지 아니한 자
-제9조 제2호 마목에 따라 보건복지부장관이 인정하여 고시하는 약물의 투여자로서 해당 약물의 성격, 효과 및 유해성 등을 고려하여 보건복지부장관이 정하는 기간을 경과하지 아니한 자
-과거에 에트레티네이트 성분의 약물을 투여 받은 적이 있는 자, 소에서 유래한 인슐린을 투여 받은 적이 있는 자, 뇌하수체 유래 성장호르몬을 투여 받은 적이 있는 자, 변종크로이츠펠트-야콥병의 위험지역에서 채혈된 혈액의 혈청으로 제조된 진단시약 등 투여자, 제9조제1호마목에 따라 보건복지부장관이 인정하여 고시하는 약물의 투여자는 영구 금지
• 예방접종
-콜레라, 디프테리아, 인플루엔자, A형간염, B형간염, 주사용 장티푸스, 주사용 소아마비, 파상풍, 백일해, 일본뇌염, 신증후군출혈열(유행성출혈열), 탄저, 공수병 예방접종을 받은 후 24시간이 경과하지 않은 사람
-홍역, 유행성이하선염, 황열, 경구용 소아마비, 경구용 장티푸스 예방접종을 받은 날부터 2주가 경과하지 않은 사람
-풍진, 수두 예방접종 또는 BCG 접종을 받은 날부터 4주가 경과하지 않은 사람
ⓓ 진료 및 처치 관련 요인
• 임신 중인 자, 분만 또는 유산 후 6개월 이내인 자. 다만, 본인이 출산한 신생아에게 수혈하고자 하는 경우에는 그러하지 아니하다.
• 수혈 후 1년이 경과하지 아니한 자
• 전혈채혈일로부터 8주, 혈장성분채혈, 혈소판혈장성분채혈 및 두단위혈소판성분채혈일로부터 14일, 백혈구성분채혈 및 한단위혈소판성분채혈일로부터 72시간, 두단위적혈구성분채혈일로부터 16주가 경과하지 아니한 자
• 과거 경막 또는 각막을 이식 받은 경험이 있는 자
ⓔ 선별검사결과 부적격 요인 : 과거 헌혈검사에서 B형간염검사, C형간염검사, 후천성면역결핍증검사, 인체(T)림프영양성바이러스검사(혈장성분헌혈의 경우는 제외한다) 및 그 밖에 보건복지부장관이 별도로 정하는 혈액검사 결과 부적격 기준에 해당되는 자
ⓕ 그 밖의 요인
• 제6조 제2항 제2호의 문진 결과 헌혈불가로 판정된 자
• 그 밖에 의사의 진단에 의하여 건강상태가 불량하거나 채혈이 부적당하다고 인정되는 자

**15** 「지역보건법」상 보건소가 수행하는 지역주민의 건강증진 및 질병예방·관리를 위한 '지역보건의료서비스'에 해당하는 것은?

① 전문인력의 교육

② 감염병의 예방 및 관리

③ 지역보건의료계획의 수립

④ 지역보건의료업무의 전자화

**16** 「보건의료기본법」상 평생국민건강관리체계에 해당하지 않는 것은?

① 정신 보건의료

② 환경 보건의료

③ 식품위생·영양

④ 노인의 건강 증진

**ANSWER** 15.② 16.①

**15** ② "지역보건의료서비스"란 지역주민의 건강을 증진하고 질병을 예방·관리하기 위하여 지역보건의료기관이 직접 제공하거나 보건의료 관련기관·단체를 통하여 제공하는 서비스로서 보건의료인이 행하는 모든 활동을 말한다〈지역보건법 제2조 제2호〉.

**16** 평생국민건강관리체계〈보건의료기본법 제2절〉
㉠ 평생국민건강관리사업
㉡ 여성과 어린이의 건강 증진
㉢ 노인의 건강 증진
㉣ 장애인의 건강 증진
㉤ 학교 보건의료
㉥ 산업 보건의료
㉦ 환경 보건의료
㉧ 기후변화에 따른 국민건강영향평가 등
㉨ 전담기관이 지정 등
㉩ 식품위생·영양

**17** 의료기사 등에 관한 법령상 실태 등의 신고시기로 가장 옳은 것은?

① 보건복지부장관의 지시나 명이 있는 때

② 의료기사 등의 취업 후 1개월 이내

③ 최초로 면허를 받은 후부터 3년마다

④ 보건복지부장관이 보건의료시책 상 필요하다고 인정하여 공고하는 경우

**18** 「후천성면역결핍증 예방법」상 감염인의 치료 및 보호 조치를 강제할 수 있는 경우로 가장 옳은 것은?

① 익명검진을 신청하여 검진결과 감염인으로 밝혀진 경우

② 검진 결과 감염인으로 판명된 사람으로서 검진을 받아야 할 업소에 종사하는 경우

③ 생계유지 능력이 없고, 다른 사람에 의하여 부양 또는 보호를 받고 있지 아니한 감염인

④ 치료 권고에 따르지 않고, 주의 능력과 주위 환경으로 보아 다른 사람에게 감염시킬 우려가 있다고 인정되는 감염인

**19** 「응급의료에 관한 법률」상 응급의료에 해당하지 않는 것은?

① 상담                    ② 교육

③ 이송                    ④ 구조

---

**ANSWER** 17.③  18.④  19.②

**17** ③ 의료기사 등은 대통령령으로 정하는 바에 따라 최초로 면허를 받은 후부터 3년마다 그 실태와 취업상황을 보건복지부장관에게 신고하여야 한다〈의료기사 등에 관한 법률 제11조 제1항〉.

**18** ④ 질병관리청장, 시·도지사 또는 시장·군수·구청장은 법에 따른 치료 권고에 따르지 아니하는 감염인 중 감염인의 주의 능력과 주위 환경 등으로 보아 다른 사람에게 감염시킬 우려가 높다고 인정되는 감염인에 대하여는 치료 및 보호조치를 강제할 수 있다〈후천성면역결핍증 예방법 제15조 제1항〉.

**19** ② "응급의료"란 응급환자가 발생한 때부터 생명의 위험에서 회복되거나 심신상의 중대한 위해가 제거되기까지의 과정에서 응급환자를 위하여 하는 상담·구조(救助)·이송·응급처치 및 진료 등의 조치를 말한다〈응급의료에 관한 법률 제2조 제2호〉.

**20** 공공보건의료에 관한 법령상 대통령령으로 정하는 공공단체를 〈보기〉에서 모두 고른 것은?

---
〈보기〉
---

ㄱ 국립중앙의료원                    ㄴ 국립재활원
ㄷ 한국원자력의학원                  ㄹ 대한적십자사
ㅁ 국립암센터                        ㅂ 국립경찰병원

① ㄱ, ㄴ, ㄷ

② ㄱ, ㄷ, ㄹ, ㅁ

③ ㄴ, ㄹ, ㅂ

④ ㄷ, ㄹ, ㅁ, ㅂ

**ANSWER** 20.②

**20**  공공단체의 범위〈공공보건의료에 관한 법률 시행령 제2조〉
ㄱ 「국립대학병원 설치법」에 따른 국립대학병원
ㄴ 「국립대학치과병원 설치법」에 따른 국립대학치과병원
ㄷ 「국립중앙의료원의 설립 및 운영에 관한 법률」에 따른 국립중앙의료원
ㄹ 「국민건강보험법」에 따른 국민건강보험공단
ㅁ 「대한적십자사 조직법」에 따른 대한적십자사
ㅂ 「방사선 및 방사성동위원소 이용진흥법」에 따른 한국원자력의학원
ㅅ 「산업재해보상보험법」에 따른 근로복지공단
ㅇ 「서울대학교병원 설치법」에 따른 서울대학교병원
ㅈ 「서울대학교치과병원 설치법」에 따른 서울대학교치과병원
ㅊ 「지방의료원의 설립 및 운영에 관한 법률」에 따른 지방의료원
ㅋ 「암관리법」에 따른 국립암센터
ㅌ 「한국보훈복지의료공단법」에 따른 한국보훈복지의료공단

**1** 노인장기요양보험 법령에 따라 장기요양기관으로 지정을 받을 수 있는 시설로 가장 옳은 것은?

① 「노인복지법」에 따른 재가노인복지시설  　　② 「의료법」에 따른 병원급 의료기관

③ 「의료법」에 따른 종합병원  　　④ 「국민건강보험법」에 따른 요양기관

**2** 「국민건강보험법」 제76조에서 〈보기〉의 (개), (내), (대)에 들어갈 내용으로 옳은 것은?

─────── 〈보기〉 ───────

　직장가입자가 교직원으로서 사립학교에 근무하는 교원이면 보험료액은 그 직장가입자가 100분의 (개) 을, 사용자가 100분의 (내) 을, 국가가 100분의 (대) 을 각각 부담한다.

| | (개) | (내) | (대) |
|---|---|---|---|
| ① | 60 | 10 | 30 |
| ② | 50 | 40 | 10 |
| ③ | 50 | 30 | 20 |
| ④ | 50 | 20 | 30 |

---

**ANSWER** 1.① 2.③

**1**　「노인장기요양보험법」 제31조(장기요양기관의 지정) 제2항에 따라 장기요양기관으로 지정을 받을 수 있는 시설은 「노인복지법」 제31조에 따른 노인복지시설(노인주거복지시설, 노인의료복지시설, 노인여가복지시설, 재가노인복지시설, 노인보호전문기관) 중 대통령령으로 정하는 시설로 한다.

**2**　직장가입자가 교직원으로서 사립학교에 근무하는 교원이면 보험료액은 그 직장가입자가 (개) 100분의 50을, 제3조제2호 다목에 해당하는 사용자가 (내) 100분의 30을, 국가가 (대) 100분의 20을 각각 부담한다.

**3** 응급의료에 관한 법령상 응급의료기관 등에 관한 설명으로 옳지 않은 것은?

① 권역응급의료센터 및 지역응급의료센터의 장은 24시간을 초과하여 응급실에 체류하는 환자의 비율을 연 100분의 10 미만으로 유지하여야 한다.

② 응급의료기관 및 권역외상센터, 지역외상센터가 응급의료에 관한 법률에 따른 명령을 위반한 경우에는 보건복지부장관, 시·도지사 또는 시장·군수·구청장 중 해당 지정권자가 그 지정을 취소할 수 있다.

③ 시장·군수·구청장은 응급환자의 진료를 수행하게 하기 위하여 종합병원 중에서 지역응급의료기관을 지정할 수 있다.

④ 응급의료기관은 응급환자를 위한 예비병상을 확보하여야 하며 예비병상을 응급환자가 아닌 사람이 사용하게 하여서는 아니 된다.

**4** 「지역보건법」 제10조에서 〈보기〉의 ㈎에 들어갈 내용으로 가장 옳은 것은?

――――――――――――― 〈보기〉 ―――――――――――――

지역주민의 건강을 증진하고 질병을 예방·관리하기 위하여 시·군·구에 1개소의 보건소(보건의료원을 포함한다. 이하 같다)를 설치한다. 다만, 시·군·구의 인구가 <u>㈎</u> 명을 초과하는 등 지역주민의 보건의료를 위하여 특별히 필요하다고 인정되는 경우에는 대통령령으로 정하는 기준에 따라 해당 지방자치단체의 조례로 보건소를 추가로 설치할 수 있다.

① 10만
② 20만
③ 30만
④ 50만

**ANSWER** 3.① 4.③

**3** ① 권역응급의료센터 및 지역응급의료센터의 장은 24시간을 초과하여 응급실에 체류하는 환자의 비율을 보건복지부령으로 정하는 기준인 연 100분의 5 미만으로 유지하여야 한다.

**4** 역주민의 건강을 증진하고 질병을 예방·관리하기 위하여 시·군·구에 1개소의 보건소(보건의료원을 포함)를 설치한다. 다만, 시·군·구의 인구가 ㈎ 30만 명을 초과하는 등 지역주민의 보건의료를 위하여 특별히 필요하다고 인정되는 경우에는 대통령령으로 정하는 기준에 따라 해당 지방자치단체의 조례로 보건소를 추가로 설치할 수 있다〈지역보건법 제10조(보건소의 설치) 제1항〉.

**5** 의료법령상 환자의 거동이 현저히 곤란하고 동일한 상병(傷病)에 대하여 장기간 동일한 처방이 이루어지는 경우로서 해당 환자 및 의약품에 대한 안전성이 인정되는 경우 처방전을 대리하여 수령할 수 있는 자로 가장 옳지 않은 것은?

① 환자의 배우자

② 환자의 배우자의 직계존속

③ 환자의 직계비속

④ 환자의 형제자매의 배우자

**6** 「의료법」상 의료인이 정당한 사유 없이 진료를 중단하거나 의료기관 개설자가 집단으로 휴업하거나 폐업하여 환자진료에 막대한 지장을 초래하거나 초래할 우려가 있다고 인정할 만한 상당한 이유가 있을 때, 그 의료인이나 의료기관 개설자에게 업무개시명령을 할 수 있는 사람을 〈보기〉에서 모두 고른 것은?

─────────────── 〈보기〉 ───────────────
ㄱ 시장·군수·구청장          ㄴ 시·도지사
ㄷ 보건복지부장관            ㄹ 질병관리청장

① ㄱ, ㄴ                    ② ㄷ, ㄹ

③ ㄱ, ㄴ, ㄷ                ④ ㄱ, ㄴ, ㄹ

.......................................................................................................................................

**ANSWER** 5.④  6.③

**5** 「의료법 시행령」 제10조의2(대리수령자의 범위)에 따라 처방전을 대리하여 수령할 수 있는 자는 환자의 직계존속·비속 및 직계비속의 배우자, 환자의 배우자 및 배우자의 직계존속, 환자의 형제자매, 「노인복지법」 제34조에 따른 노인의료복지시설에서 근무하는 사람, 「장애인복지법」 제58조 제1항 제1호의 장애인 거주시설에서 근무하는 사람, 그 밖에 환자의 계속적인 진료를 위해 필요한 경우로서 보건복지부장관이 인정하는 사람이다.

**6** 보건복지부장관, 시·도지사 또는 시장·군수·구청장은 의료인이 정당한 사유 없이 진료를 중단하거나 의료기관 개설자가 집단으로 휴업하거나 폐업하여 환자 진료에 막대한 지장을 초래하거나 초래할 우려가 있다고 인정할 만한 상당한 이유가 있으면 그 의료인이나 의료기관 개설자에게 업무개시 명령을 할 수 있다〈의료법 제59조(지도와 명령) 제2항〉.

**7** 「보건의료기본법」상 보건의료발전계획을 수립하여야 하는 자로 가장 옳은 것은?

① 대통령
② 보건복지부장관
③ 시·도지사
④ 시장·군수·구청장

**8** 「마약류 관리에 관한 법률」상 서울특별시 중구 소재 병원의 마약류취급의료업자가 보관중이던 마약류가 도난당한 사실을 알았을 때 지체 없이 그 사유를 보고 해야 하는 대상은?

① 질병관리청장
② 식품의약품안전처장
③ 서울특별시장
④ 서울특별시 중구청장

**9** 「감염병의 예방 및 관리에 관한 법률」상 의료기관에 소속된 의사가 예방접종 후 이상반응자를 진단한 경우 보고해야 하는 대상으로 가장 옳은 것은? (단, 제4급감염병으로 인한 경우는 제외한다.)

① 소속 의료기관의 장
② 관할 보건소장
③ 시장·군수·구청장
④ 질병관리청장

---

**ANSWER** 7.② 8.③ 9.①

**7** 보건복지부장관은 관계 중앙행정기관의 장과의 협의와 제20조에 따른 보건의료정책심의위원회의 심의를 거쳐 보건의료 발전계획을 5년마다 수립하여야 한다〈보건의료기본법 제15조(보건의료발전계획의 수립 등) 제1항〉.

**8** 마약류취급자 또는 마약류취급승인자가 도난을 사고마약류의 보고를 하려는 경우에는 그 사유가 발생한 것을 안 날부터 5일 이내에 별지 제25호 서식에 따른 보고서(전자문서로 된 보고서를 포함)에 그 사실을 증명하는 서류(전자문서를 포함)를 첨부하여 지방식품의약품안전청장, 특별시장·광역시장·특별자치시장·도지사 또는 특별자치도지사 또는 시장·군수·구청장에게 제출해야 한다.

**9** 의사, 치과의사 또는 한의사는 예방접종 후 이상반응자를 진단하거나 그 사체를 검안한 경우 소속 의료기관의 장에게 보고한다〈감염병의 예방 및 관리에 관한 법률 제11조(의사 등의 신고) 제1항〉.

**10** 의료법령상 의료관련감염 예방을 위해 감염관리위원회와 감염관리실을 설치 · 운영해야 하는 의료기관에 해당하는 것을 〈보기〉에서 모두 고른 것은?

─────────────── 〈보기〉 ───────────────

　㉠ 200병상의 요양병원　　　　　　　㉡ 150병상의 종합병원
　㉢ 100병상의 정신병원　　　　　　　㉣ 50병상의 병원

① ㉠, ㉢　　　　　　　　　　　　　　② ㉡, ㉣

③ ㉠, ㉡, ㉢　　　　　　　　　　　　④ ㉠, ㉡, ㉢, ㉣

**11** 「학교보건법」상 감염병으로부터 학생과 교직원을 보호하기 위하여 감염병예방대책을 마련하여야 하는 자로 가장 옳은 것은?

① 질병관리청장　　　　　　　　　　　② 교육부장관

③ 시 · 도지사　　　　　　　　　　　　④ 학교의 장

····························································································································································

**ANSWER** 10.③　11.②

**10** 100개 이상의 병상을 갖춘 병원급 의료기관의 장은 의료관련감염 예방을 위하여 감염관리위원회와 감염관리실을 설치 · 운영하고 보건복지부령으로 정하는 바에 따라 감염관리 업무를 수행하는 전담 인력을 두는 등 필요한 조치를 하여야 한다〈의료법 제47조(의료관련감염 예방) 제1항〉.

**11** 교육부장관은 감염병으로부터 학생과 교직원을 보호하기 위하여 감염병예방대책을 마련하여야 한다〈학교보건법 제14조의3(감염병예방대책의 마련 등) 제1항〉.

**12** 「공공보건의료에 관한 법률」상 보건복지부장관, 시·도지사 또는 시장·군수·구청장이 소속 공무원으로 하여금 공공보건의료사업에 관한 업무·회계 및 재산에 관한 사항을 조사하게 할 수 있는 공공보건의료 수행기관으로 가장 옳지 않은 것은?

① 「공공보건의료에 관한 법률」 제16조 제2항에 따라 보건복지부장관과 협약을 체결한 의료기관
② 「심뇌혈관질환의 예방 및 관리에 관한 법률」 제12조에 따른 중앙심뇌혈관질환센터
③ 「공공보건의료에 관한 법률」 제13조에 따른 의료취약지거점의료기관
④ 「암관리법」 제19조에 따른 지역암센터

**13** 지역보건법령상 지역보건의료계획의 수립·시행에 관한 설명으로 가장 옳지 않은 것은?

① 시·도지사 또는 시장·군수·구청장은 지역주민의 건강증진을 위하여 지역보건의료계획을 4년마다 수립하여야 한다.
② 시장·군수·구청장은 지역보건의료계획을 수립하는데에 필요하다고 인정하는 경우에는 보건의료 관련 기관·단체, 학교, 직장 등에 중복·유사 사업의 조정 등에 관한 의견을 듣거나 자료의 제공 및 협력을 요청할 수 있다.
③ 시·도지사 또는 시장·군수·구청장은 매년 지역보건의료계획에 따라 연차별 시행계획을 수립하여야 한다.
④ 시·도지사는 지역보건의료계획을 수립하는 경우에 그 주요 내용을 시·도의 홈페이지 등에 10일 이상 공고하여 지방의회의 의견을 청취하여야 한다.

----

**ANSWER** 12.① 1.④

**12** 「공공보건의료에 관한 법률」 제2조(정의) 제4호에 따라 공공보건의료 수행기관은 다음과 같다. 공공보건의료기관, 제13조에 따른 의료취약지 거점의료기관, 제14조에 따른 공공전문진료센터, 제14조의2에 따른 책임의료기관, 「심뇌혈관질환의 예방 및 관리에 관한 법률」 제12조에 따른 중앙심뇌혈관질환센터와 제13조에 따른 권역심뇌혈관질환센터 및 지역심뇌혈관질환센터, 「응급의료에 관한 법률」 제2조제5호에 따른 응급의료기관, 제30조의2에 따른 권역외상센터 및 제30조의3에 따른 지역외상센터, 「암관리법」 제19조에 따른 지역암센터, 그 밖에 공공보건의료의 제공을 위하여 필요하다고 인정하여 보건복지부령으로 정하는 기관이다. 「공공보건의료에 관한 법률」 제24조(조사·검사) 제1항에 따라 공공보건의료 수행기관에서 제16조제2항에 따라 보건복지부장관, 특별시장·광역시장·도지사·특별자치도지사 또는 시장·군수·구청장(자치구의 구청장을 말한다. 이하 같다)과 협약을 체결한 의료기관은 제외된다.

**13** ④ 시·도지사 또는 시장·군수·구청장은 지역보건의료계획을 수립하는 경우에 그 주요 내용을 시·도 또는 시·군·구의 홈페이지 등에 2주 이상 공고하여 지역주민의 의견을 수렴하여야 한다〈지역보건법 시행령 제5조(지역보건의료계획의 수립 방법 등) 제3항〉.

**14** 의료법령상 환자의 보호자가 전신마취 등 환자의 의식이 없는 상태에서 폐쇄회로 텔레비전으로 수술하는 장면의 촬영을 요청한 경우, 의료기관의 장이나 의료인이 이를 거부할 수 있는 정당한 사유로 옳지 않은 것은?

① 수술이 지체되면 환자의 심신에 중대한 장애를 가져오는 응급 수술을 시행하는 경우

② 환자의 생명을 구하기 위하여 적극적 조치가 필요한 위험도 높은 수술을 시행하는 경우

③ 통신장애로 촬영이 불가능한 경우

④ 해당 수술에 참여하는 의료인이 동의하지 않는 경우

**15** 「의료기사 등에 관한 법률 시행령」상 물리치료사의 업무 범위로 가장 옳지 않은 것은?

① 도수치료

② 팔보조기를 사용한 훈련

③ 마사지

④ 관절가동범위 검사

---

**ANSWER** 14.④  15.②

**14** 「의료법」 제38조의2(수술실 내 폐쇄회로 텔레비전의 설치·운영) 제2항에 해당하는 정당한 사유는 다음과 같아. 수술이 지체되면 환자의 생명이 위험하여지거나 심신상의 중대한 장애를 가져오는 응급 수술을 시행하는 경우, 환자의 생명을 구하기 위하여 적극적 조치가 필요한 위험도 높은 수술을 시행하는 경우, 「전공의의 수련환경 개선 및 지위 향상을 위한 법률」 제2조 제2호에 따른 수련병원등의 전공의 수련 등 그 목적 달성을 현저히 저해할 우려가 있는 경우, 그 밖에 제1호부터 제3호까지의 규정에 준하는 경우로서 보건복지부령으로 정하는 사유가 있는 경우이다.

**15** 물리치료사 업무 범위〈의료기사 등에 관한 법률 시행령 [별표 1 의료기사, 보건의료정보관리사 및 안경사의 업무 범위]〉
㉠ 물리요법적 기능훈련·재활훈련
㉡ 기계·기구를 이용한 물리요법적 치료
㉢ 도수치료 : 기구나 약물을 사용하지 않고 손으로 하는 치료
㉣ 도수근력(손근력)·관절가동범위 검사
㉤ 마사지
㉥ 물리요법적 치료에 필요한 기기·약품의 사용·관리
㉦ 신체 교정운동
㉧ 온열·전기·광선·수(水)치료
㉨ 물리요법적 교육

**16** 국민건강증진법령상 주류광고가 가능한 경우로 가장 옳은 것은?

① 택시 승하차 구역에 주류 광고판을 설치한 경우

② 알코올분 16도 주류를 23시에 텔레비전에서 광고하는 경우

③ 주류 판매 촉진을 위해 경품 제공 내용이 포함된 광고물을 배포하는 경우

④ 알코올분 25도 지역 특산주를 정오에 지역 라디오에서 광고하는 경우

**17** 「혈액관리법」상 혈액원과 관련한 설명으로 가장 옳지 않은 것은?

① 혈액원은 채혈한 혈액을 안전하고 신속하게 공급하기 위하여 혈액 공급 차량을 운영할 수 있다.

② 혈액원에는 1명 이상의 의사를 두고 혈액의 검사·제조·보존 등 혈액제제 제조업무를 관리하게 하여야 한다.

③ 혈액원의 개설자가 그 업무를 휴업하려는 경우 보건복지부장관에게 신고하여야 한다.

④ 의료기관은 혈액원으로 허가받지 않았어도 혈액원 또는 이와 유사한 명칭을 사용할 수 있다.

**18** 「국민건강증진법」상 제조자 등이 판매하는 담배에 보건복지부장관이 부과·징수하는 부담금의 액수가 가장 많은 경우로 옳은 것은?

① 50그램 인 파이프담배

② 30그램인 엽궐련(葉卷煙)

③ 5그램인 물담배

④ 8그램인 머금는 담배

---

**ANSWER** 16.② 17.④ 18.③

**16** ① 「택시운송사업의 발전에 관한 법률」 제2조 제1호에 따른 택시운송사업에 사용되는 자동차 또는 해당 자동차에 승객을 승차·하차시키거나 승객을 태우기 위해 대기하는 장소 또는 구역에는 광고를 하면 안된다〈국민건강증진법 시행령 [별표 1 주류광고의 기준]〉.

③ 음주자에게 주류의 품명·종류 및 특징을 알리는 것 외에 주류의 판매촉진을 위하여 경품 및 금품을 제공한다는 내용을 표시하지 아니할 것〈국민건강증진법 제8조의2(주류광고의 제한·금지 특례) 제2항 제1호〉

④ 알코올분 17도 이상의 주류를 방송광고하지 않을 것〈국민건강증진법 시행령 [별표 1 주류광고의 기준]〉.

**17** ④ 혈액원을 개설하려는 자는 보건복지부령으로 정하는 바에 따라 보건복지부장관의 허가를 받아야 한다〈혈액관리법 제6조(혈액관리업무) 제3항〉.

**18** ③ 5그램인 물담배 : 1그램당 1050.1원

① 50그램 인 파이프담배 : 1그램당 30.2원

② 30그램인 엽궐련(葉卷煙) : 1그램당 85.8원

④ 8그램인 머금는 담배 : 1그램당 534.5원

**19** 감염병의 예방 및 관리에 관한 법령상 「가축전염병예방법」에 따라 신고대상 가축의 소재지를 관할하는 시장·군수·구청장이 신고받은 후 즉시 질병관리청장에게 통보해야 하는 인수공통감염병에 해당하지 않는 것은?

① 탄저                                    ② 말라리아
③ 동물인플루엔자                          ④ 고병원성조류인플루엔자

**20** 감염병의 예방 및 관리에 관한 법령상 제4급감염병에 해당하는 감염병은?

① 뎅기열
② 엠폭스(MPOX)
③ 지카바이러스 감염증
④ 코로나바이러스감염증-19

........................................................................................................................

**ANSWER** 19.② 20.④

**19** 「감염병의 예방 및 관리에 관한 법률」제14조(인수공통감염병의 통보) 제1항에 따라 신고대상 가축의 소재지를 관할하는 시장·군수·구청장이 신고받은 후 즉시 질병관리청장에게 통보해야 하는 인수공통감염병은 탄저, 고병원성조류인플루엔자, 광견병, 동물인플루엔자에 해당한다.

**20** 「감염병의 예방 및 관리에 관한 법률」제2조(정의) 제5호에 따른 제4급감염병은 인플루엔자, 회충증, 편충증, 요충증, 간흡충증, 폐흡충증, 장흡충증, 수족구병, 임질, 클라미디아감염증, 연성하감, 성기단순포진, 첨규콘딜롬, 반코마이신내성장알균(VRE) 감염증, 메티실린내성황색포도알균(MRSA) 감염증, 다제내성녹농균(MRPA) 감염, 다제내성아시네토박터바우마니균(MRAB) 감염증, 장관감염증, 급성호흡기감염증, 해외유입기생충감염증, 엔테로바이러스감염증, 사람유두종바이러스 감염증에 해당한다.

## 공중보건 기준 법령

- 의료법[시행 2024. 8. 1.]
- 의료법 시행령[시행 2023. 11. 20.]
- 의료법 시행규칙[시행 2024. 8. 1.]
- 농어촌 등 보건의료를 위한 특별조치법 (약칭 : 농어촌의료법)[시행 2024. 8. 21.]
- 산업안전보건법[시행 2024. 5. 17.]
- 산업안전보건법 시행령[시행 2025. 1. 1.]
- 산업안전보건법 시행규칙[시행 2025. 1. 1.]
- 근로자 건강진단 실시기준[시행 2023. 2. 10.
- 감염병의 예방 및 관리에 관한 법률 (약칭 : 감염병예방법)[시행 2024. 9. 15.]
- 감염병의 예방 및 관리에 관한 법률 시행령 (약칭 : 감염병예방법 시행령)[시행 2024. 6. 1.]
- 감염병의 예방 및 관리에 관한 법률 시행규칙 (약칭 : 감염병예방법 시행규칙)[시행 2024. 7. 24.]
- 보건의료기본법[시행 2024. 8. 7.]
- 보건의료기본법 시행령[시행 2024. 8. 7.]
- 지역보건법[시행 2024. 7. 3.]
- 지역보건법 시행령[시행 2024. 7. 3.]
- 정신건강증진 및 정신질환자 복지서비스 지원에 관한 법률 (약칭 : 정신건강복지법)[시행 2024. 7. 24.]
- 노인장기요양보험법[시행 2025. 1. 3.]
- 국민건강증진법[시행 2024. 8. 17.]
- 국민건강보험법[시행 2024. 8. 21.]
- 산업재해보상보험법 (약칭 : 산재보험법)[시행 2024. 2. 9.]
- 검역법[시행 2024. 5. 21.]
- 검역법 시행령[시행 2024. 5. 21.]
- 검역법 시행규칙[시행 2024. 7. 25.]
- 식품위생법[시행 2025. 2. 21.]
- 식품위생법 시행령[시행 2024. 11. 15.]
- 식품위생법 시행규칙[시행 2025. 1. 1.]
- 학교보건법[시행 2022. 6. 29.]
- 학교보건법 시행령[시행 2023. 2. 14.]
- 학교보건법 시행규칙[시행 2022. 6. 29.]
- 환경정책기본법[시행 2025. 1. 1.]
- 환경정책기본법 시행령[시행 2023. 7. 4.]
- 교육환경 보호에 관한 법률 (약칭 : 교육환경법)[시행 2024. 5. 7.]
- 모자보건법[시행 2025. 1. 3.]
- 모자보건법 시행령[시행 2023. 12. 12.]
- 모자보건법 시행규칙[시행 2024. 7. 19.]
- 근로기준법[시행 2021. 11. 19.]

## 공중보건 기준 법령

- 근로기준법 시행령[시행 2021. 11. 19.]
- 먹는물 수질기준 및 검사 등에 관한 규칙 (약칭 : 먹는물검사규칙 )[시행 2023. 11. 17.]
- 대기환경보전법[시행 2024. 7. 24.]
- 실내공기질 관리법 (약칭 : 실내공기질법 )[시행 2024. 3. 15.]
- 실내공기질 관리법 시행령 (약칭 : 실내공기질법 시행령)[시행 2024. 3. 15.]
- 실내공기질 관리법 시행규칙 (약칭 : 실내공기질법 시행규칙)[시행 2024. 3. 15.]
- 의료급여법[시행 2024. 7. 17.]
- 의료급여법 시행령[시행 2024. 7. 17.]
- 의료급여법 시행규칙[시행 2024. 7. 19.]
- 응급의료에 관한 법률(약칭 : 응급의료법)[시행 2022. 12. 27.] [법률 제19124호, 2022. 12. 27., 일부개정]
- 암관리법 시행령[시행 2022. 11. 8.] [대통령령 제32982호, 2022. 11. 8., 일부개정]
- 국민건강보험 요양급여의 기준에 관한 규칙(약칭 : 건강보험요양급여규칙)[시행 2022. 10. 13.] [보건복지부령 제914호, 2022. 10. 13., 일부개정]
- 의료기사 등에 관한 법률(약칭 : 의료기사법)[시행 2020. 12. 15.] [법률 제17643호, 2020. 12. 15., 일부개정]

## 의료관계법규 기준법령

- 국민건강증진법[시행 2024. 7. 10.]
- 공공보건의료에 관한 법률(약칭 : 공공보건의료법)[시행 2023. 6. 11.]
- 공공보건의료에 관한 법률 시행령(약칭 : 공공보건의료법 시행령)[시행 2023. 6. 5.]
- 공공보건의료에 관한 법률 시행규칙(약칭 : 공공보건의료법 시행규칙)[시행 2022. 2. 18.]
- 감염병의 예방 및 관리에 관한 법률(약칭 : 감염병예방법)[시행 2024. 9. 15.]
- 감염병의 예방 및 관리에 관한 법률 시행령(약칭 : 감염병예방법 시행령)[시행 2024. 6. 1.]
- 감염병의 예방 및 관리에 관한 법률 시행규칙(약칭 : 감염병예방법 시행규칙)[시행 2024. 7. 24.]
- 의료기사 등에 관한 법률(약칭 : 의료기사법)[시행 2024. 11. 1.]
- 의료기사 등에 관한 법률 시행령(약칭 : 의료기사법 시행령)[시행 2022. 12. 20.]
- 의료기사 등에 관한 법률 시행규칙(약칭 : 의료기사법 시행규칙)[시행 2019. 9. 27.]
- 국민건강보험법[시행 2024. 8. 21.]
- 국민건강보험법 시행령[시행 2024. 7. 10.]
- 의료법[시행 2024. 8. 1.]
- 의료법 시행령[시행 2023. 11. 20.]
- 의료법 시행규칙[시행 2024. 8. 1.]
- 검역법[시행 2024. 5. 21.]
- 노인장기요양보험법[시행 2025. 2. 7.]
- 마약류 관리에 관한 법률(약칭 : 마약류관리법)[시행 2025. 2. 7.]
- 후천성면역결핍증 예방법(약칭 : 에이즈예방법 )[시행 2020. 9. 12.]
- 후천성면역결핍증 예방법 시행령(약칭 : 에이즈예방법 시행령)[시행 2020. 9. 12.]
- 후천성면역결핍증 예방법 시행규칙 (약칭 : 에이즈예방법 시행규칙)[시행 2024. 5. 30.]
- 응급의료에 관한 법률(약칭 : 응급의료법)[시행 2024. 7. 31.]
- 응급의료에 관한 법률 시행령(약칭 : 응급의료법 시행령)[시행 2024. 2. 17.]
- 응급의료에 관한 법률 시행규칙(약칭 : 응급의료법 시행규칙)[시행 2024. 7. 31.]
- 지역보건법[시행 2024. 7. 3.]
- 지역보건법 시행령[시행 2024. 7. 3.]
- 지역보건법 시행규칙[시행 2024. 6. 15.]
- 보건의료기본법[시행 2024. 8. 7.]
- 보건의료기본법 시행령[시행 2024. 8. 7.]
- 국민건강증진법[시행 2024. 8. 17.]
- 국민건강증진법 시행령[시행 2023. 9. 29.]
- 국민건강증진법 시행규칙[시행 2024. 7. 10.]
- 혈액관리법[시행 2023. 6. 22.]
- 혈액관리법 시행령[시행 2023. 6. 22.]
- 혈액관리법 시행규칙[시행 2024. 5. 7.]
- 건강검진기본법[시행 2020. 9. 12.]

## 의료관계법규 기준법령

- 결핵예방법[시행 2023. 12. 14.]
- 건강검진기본법[시행 2020. 9. 12.]
- 교육환경 보호에 관한 법률(약칭 : 교육환경법)[시행 2024. 5. 7.]
- 모자보건법[시행 2025. 1. 3.]
- 의료기관세탁물 관리규칙[시행 2021. 8. 11.]
- 진단용 방사선 발생장치의 안전관리에 관한 규칙[시행 2022. 12. 19.]
- 정신건강증진 및 정신질환자 복지서비스 지원에 관한 법률(약칭 : 정신건강복지법)[시행 2024. 7. 24.]
- 산업안전보건법[시행 2024. 5. 17.] [법률 제19591호, 2023. 8. 8., 타법개정]
- 산업안전보건법 시행규칙[시행 2024. 12. 29.] [고용노동부령 제419호, 2024. 6. 28., 일부개정]
- 환경정책기본법 시행령[시행 2023. 7. 4.] [대통령령 제33591호, 2023. 6. 27., 일부개정]
- 근로기준법[시행 2021. 11. 19.] [법률 제18176호, 2021. 5. 18., 일부개정]
- 근로기준법 시행령[시행 2021. 11. 19.] [대통령령 제32130호, 2021. 11. 19., 일부개정]

# MEMO

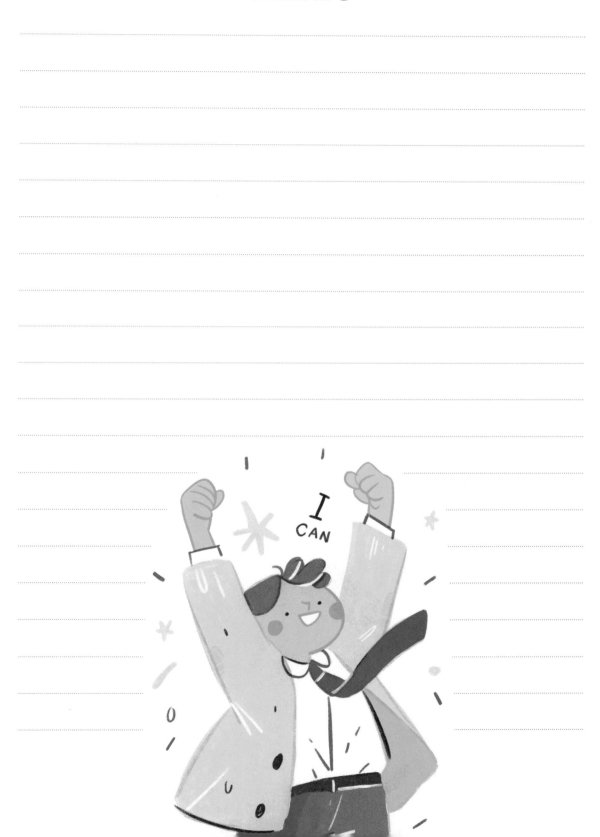

# MEMO